国家出版基金项目
NATIONAL PUBLICATION FOUNDATION

雅斯贝尔斯著作集

# 普通心理病理学

## （中册）

徐献军 程旦亮　译

Psychopathologie über die Tatsachen und die Gesichtspunkte dieser Wissenschaft, geben, und es will dem Interessierten weiterhin einen Zugang zur Literatur eröffnen.

Statt dogmatisch behauptete Resultate darzustellen, möchte es vorwiegend in die Probleme, Fragestellungen, Methoden einführen; statt ein System auf Grund einer Theorie möchte es eine Ordnung auf Grund methodologischer Besinnung bringen.

In der Psychopathologie gibt es eine Reihe von Betrachtungsweisen, eine Reihe von Wegen nebeneinander, die in sich berechtigt sind, sich ergänzen, aber sich gegenseitig nicht stören. Auf Sonderung dieser Wege, auf reinliche Scheidung, ebenso wie auf die Darstellung der Vielseitigkeit unserer Wissenschaft waren meine Bemühungen gerichtet. Es wurde der

华东师范大学出版社
·上海·

# 目　录

---

## 第二部分
## 心灵生命的可理解关联(理解心理学)

---

# 第三部分
## 心灵生命的因果关联（说明心理学）

**第一章　周围世界和身体对心灵生命的作用**……667

第二部分

# 心灵生命的可理解关联
## （理解心理学）

在第一部分，我们了解到了个别的事实构成。我们或是把这些个别事实构成重现为直观的、现实体验的、主观的心灵生命给予性（现象学），或是把它们理解为感官上可把握的机能，心灵的躯体症状，在表达、世界与作品中的感性事实构成（客观心理病理学）。我们感兴趣的重点在于对事实构成的描述。但是，问题是无处不在的：这些显现的源头是什么？与这些显现相关联的显现是什么？我们需要诉诸心灵的关联。迄今为止，我们科学的大部分领域只能通过描述来通达。现在，我们要在第二与第三部分呈现迄今为止我们所知的关联。

在这里，必须像在主观心理病理学（现象学）与客观心理病理学之间的关联那样，去设定根本的区别。1. 我们通过设身处地（Hineinversetzen）于心灵之中，在发生学上理解了心灵事件如何从心灵事件中产生出来。2. 我们通过大量事实与反复经验基础上的恒常性的客观联结，在因果上说明了心灵事件。人们还把由其他心灵事件出发去理解心灵事件，称为心理学说明。只依赖感性知觉与因果说明的自然科学研究者，在心理学说明应当取代他们的工作时，表达出了对于心理学说明的可理解与合理的厌恶。人们也把心灵事件的可理解关联称为内在因果性，并把这种关联作为不可逾越的深渊（内在因果性只能以类比的方式称为因果性，而真正因果的关联是在外在因果性中的）。我们在第二部分涉及的是可理解的关联，而在第三部分涉及的是因果关联。首先有必要的是，在方法论上解释这两个领域之间的原则分界线以及它们彼此的关系。①

**a) 理解与说明。** 在自然科学中,我们只能找到这种关联,即因果关联。我们通过观察、实验或许多案例的收集,去发现事件的规律。我们可以在高级层次上发现规律,在一些物理及化学领域达到理想,并在数学上用因果方程去表达因果规律。我们在心理病理学中也在追求同样的目标。我们发现了个别的因果关联,但还是不能知道这些因果关

---

① 自古以来,理解就是一个方法论意识的精神科学基础行为。参见 *Joachim Wach*: Das Verstehen, 3 Bde. Tübingen 1926 – 1933.

德罗伊森(Johann Gustav Droysen)区分了作为解释与理解的自然科学及历史学方法(Historik 1867),狄尔泰(Wilhelm Dilthey)说到了与解释心理学相对的描述及解析心理学,斯普朗格(Eduard Spranger)说到了精神科学心理学,我说到了理解心理学。"理解心理学"这个名称已经得到了接受。我对于理解的方法论意识,首先与韦伯(Max Weber)的伟大传统相联结(Roscher und Knies usw. in Schmollers Jahrbüchern 27, 29, 30 (1903 – 1906), wieder abgedruckt in Gesammelte Aufsätze zur Wissenschaftslehre, Tübingen 1922);然后,我还得到了狄尔泰(Ideen über eine beschreibende und zergliernde Psychologie, Berliner Akademie, S. ber. 1894(dazu die Kritik von Ebbinghaus in Z. Psychol. 9)) 与西美尔(Georg Simmel)(Probleme der Geschichtsphilosophie)的支持。

在回顾当中令人惊讶的是:精神病学中的精神科学传统是多么经常地被人遗忘与未知,以至于我在 1912 年发表的论文《早发性痴呆与命运与精神病之间的因果与理解关联》(Z. Neur. 14, 158)以及《普通心理病理学》的第一版(1913),在人们看来是极端新颖的,尽管我只是把精神科学的传统与精神病学的现实相关联而已。由此,我在心理病理学当中通过方法论,把握了实际上总是被贫乏接受的东西,以及在弗洛伊德精神分析中不可思议地呈现与误解的东西。科学意识的道路就是自由地去把握人的现实性,以及精神以至精神病的内容。我们现在的任务是区分及解释理解的方式,并在实践中用所有可获得的内容去充实理解的方式。

自那时以来,有关心理病理学与心理学问题的文献有: *Binswanger, L.:* Internat. Z. Psychoanal. (Ö.) **1** (1913); *Binswanger, L.:* Z. Neur. **26**, 107; *Gruhle:* Z. Neur. **28**; *Kretschmer:* Z. Neur. **57**; *van der Hopp:* Z. Neur. **68**; *Schneider, Kurt:* Z. Neur. **75**; *Isserlin:* Z. Neur. **26**, 101; *Stransky:* Mschr. Psychiatr. **52**; *Bumke:* Zbl. Neurol. **41**; *Kronfeld:* Zbl. Neurol. **28**; *Störring, G.:* Arch. Psychol. (D.) **58**; *Blumenfeld, W.:* Jb. Philol. 3. (1927) *Schweizer, Walter:* Erklären und Verstehen in der Psychologien. Bern 1924; *Roffenstein, G.:* Das Problem des psychologischen Verstehens. Stuttgart 1926; *Kronfeld:* Das Wesen der psychiatrischen Erkenntnis. Berlin 1920; *Binswanger, L.:* Einführung in die Probleme der allgemeinen Psychologie. Berlin 1922.

联的规律性(例如在眼疾与幻觉之间的因果关联)。我们发现了定律(同种遗传定律:当一个家庭中出现躁狂-抑郁精神错乱组的疾病时,很少会出现早发性痴呆组的疾病,反之亦然)。但我们很少发现规律(例如,没有梅毒就没有麻痹性痴呆),而且不能找到如物理与化学那样的因果方程。心灵过程的本质总是质性的,如果把要研究的过程预设为是完全量化的,那么在原则上就不可能不丢弃原来的研究对象,即心灵的研究对象。

在自然科学中只有因果关联,而在心理学中,认识仍然要在对完全不同类型的关联的掌握中去获得它的满足。心灵事件就以我们可以理解的"方式",从心灵事件当中"产生"出来。被侵犯的人会变得愤怒,并且会采取防御行为,而被欺骗的人会变得多疑。我们在发生学上理解了从心灵事件到心灵事件的彼此生成。因此,我们理解了体验反应、痛苦的发展、谬误的产生,理解了梦与妄想、暗示作用的内容,理解了在其独特本质关联中的异常人格,理解了命中注定,理解了自我理解的方式如何成为了进一步的心灵发展的一个因素。

**b) 理解与现实性的明证性(Evidenz)(理解与解释(Deuten))。** 发生学的理解的明证性是某种最终的东西。当尼采令人信服地让我们理解道德要求与解脱宗教是怎么从虚弱、困窘以及痛苦意识中产生出来时,因为心灵想要通过这种迂回去满足它那十分虚弱的权力意志,所以我们会体验到一个直接的、无法再追溯下去的明证性。所有的理解心理学就建立在这些对于完全非个体的、超然的理解关联的明证体验之上。这些明证性是通过对于人之人格性的经验动机而获得的,但不是通过重复经验而推导出来的。这些明证性的说服力,源于它们自身。对这些明证性的认识,是理解心理学的前提,正如对于知觉实在与因果性的认识,是自然科学的前提那样。

但是,理解关联的明证性没有说明这种关联在特定个案中也是现实的,或者说这种关联是已经现实存在的。当尼采实际地把这种在虚弱与道德意识之间的、令人信服的、可理解的关联,转移到在基督教中出现的实际与个别过程上时,这些向着个别案例的转移是错误的,尽管这种转移具有一般的(理想性)关联理解的正确性。因为对于个别案例中可理解关联之现实的判断,不完全以明证性本身为基础,而首先以可把握依据(语言内容、精神创造、行为、生活方式、表达动作)的客观材料为基础。关联就在这种依据中得到理解。但这些客观性总是不完全的。因此,对于个别的现实过程的所有理解,或多或少地就是一种解释。这种解释只能在很少的情况下,达到令人信服的客观材料的相对较高的完善性。我们的理解是就此而言的——我们在个别理解中,或多或少地接近了表达动作、行为、语言表达、自我叙述的客观数据。尽管我们脱离了所有具体的现实性,但一种心灵关联仍然可以找到明证性与可理解性。但在现实的个别案例中,我们只能在客观数据的给予程度上,设定这些可理解关联的实在。这些客观数据越少,那么它们就越不会急迫地提供特定意义上的理解;当解释越多时,我们的理解就越少。我们可以通过因果定律行为与明证理解的现实性关联的比较,对上述关系做出最清晰的呈现。因果定律是通过推导获得的,并在理论中达到顶峰(理论考虑的是基础的、直接给予的现实性)。理论包含了个案。与之相对的是,发生学理解的关联是理想型的关联,是自在明证的(非推导获得的);发生学理解的关联,导向的不是理论,而是测量个别过程与或多或少可理解的尺度。在人们发现可理解关联的频繁出现时,就会错误地把可理解的关联当作规律。然而,这种规律的明证性是无法确立的;人们推导出来的不是规律本身,而是它的频繁性。例如,昂贵的面包价格与偷窃之间的关联频繁性,是通过可理解与统计的方式确立的。秋天与自杀之间的可理解关联,根本不能得到自杀曲线(近年来达到了最高值)的证实,但是,可理解的关联不是错误的。现实的个案可以帮助我们把握可理解的关联,而频繁性不能提升明证性。对于频繁性的论断,有完全不同的用途。在原则上完全可以想象的是:诗人会令人信服地呈现仍然不存在的、可理解的关联。这些关联是非现实的,但具有理想意义上的明证性。当人们只拥有上述一般的明证性时,他们会很容易鲁莽地设定可理解关联的现实性。尽管荣格说,"众所周知的是:人们不难看到哪里有关联,哪里没有关联",然而实际的情况恰好是相反的。

**c) 理性与共情(einfühlendes)的理解。**发生学的理解可分为许多理解方式。在理解内部,还有根本的差异。例如,对我们的理解来说,当思想内容清晰并且遵循逻辑规律地从彼此当中产生出来时,我们就能理性地理解这些关联(对所说的理解)。但是,当思想内容被理解为是从思想者的心境、意志与恐惧当中产生出来时,我们首先会产生心理学或共情的理解(对说者的理解)。理性理解总是会导向这样的论断:在没有任何心理学帮助的情况下,心灵当中可理解的关联是理性的,因此我们会在心灵关联本身当中获得共情的理解。理性理解只是心理学的工具,因此共情理解会导向心理学本身。然后,我们可以做出进一步的、必不可少的区分。但首先还是要说一说整体上的心理学理解。

**d) 理解的极限、说明的无限性。**可想而知的思想(心理是理解的领域,物理是因果说明的领域)是错误的。现实的过程(不管它在本质上是物理的,还是心理的),在原则上都是可以得到因果说明的,而且心理过程也隶属于因果说明。因果认识没有极限。我们在心灵过程中,也会追问原因与结果。与此相反的是,理解在根本上是有极限的。特殊心灵禀性的此在、记忆力获得与丧失的规律、年龄当中的心灵整体状况的次序,以及所有其他我们可以总括为心灵下层建筑的东西,都是我们理解的极限。所有的理解极限,都是因果追问的一个新开端。

在因果心理学的思考中,我们需要可看作是过程原因或结果的元素,例如,作为原因的躯体过程、作为结果的幻觉。为了促进对因果说明元素的建构,所有的现象学与理解心理学概念都要进入因果思考的领域中。现象学的单元(Einheiten)(例如,一种幻觉、一种知觉),可以通过躯体过程得到说明,而复杂的可理解关联被看作是这样的单元,例如,躁狂综合征的所有内容,都是一种脑部进程的效应或情绪震撼(如近亲的死亡)的效应。个体当中的可理解关联本身(我们称之为人格),在因果考虑中可能会被看作其因果发生遵循遗传定律的单元。

我们在这些因果研究中,总是必须考虑到作为现象学单元或可理解关联基础的、外意识的东西。我们必须使用外意识的性情、禀性、心灵建构与机制的概念。然而,这些概念在心理学中不能发展为支配一切的理论,而是会被用于各种研究目标的理论(就其是有用的而言)。

如果每个理解都涉及现实的心灵事件,那么它自然而然地会涉及因果的关联。但首先,因果关联只有通过理解才能达到;其次,如果除了理解提供的支点以外没有什么可以帮助我们确立经验论断,那么进一步思考与建构外意识现实的因果关联(参见本书有关理论的章节),就是无用的游戏。因此,重要而非琐碎的首先是通过研究发现的因果关联。但是,如果人们说心灵的因果关联是同时被共情地体验到的,并且因果机制也是通过共情的理解而被发现的,那么这就是一个错误。这种思想的结果就是单纯在共情理解道路上的、外意识机制的思想,是僵死的游戏。文学中有太多这样贫乏的游戏。理解不是要做这种游戏,而是要通过与不可理解东西的碰撞,走向因果说明。

**e) 理解与无意识。**外意识的机制,是对有意识心灵生命的补充,而且它们在原则上是处于外意识中的,不可证实,并且总是理论化的。当这些理论概念深入外意识时，现象学与理解心理学一样，保持在了意识之中。但是，最终也不明确的是，对这些思考方式来说，意识的边界在哪里。其实，这些思考方式基本上都超出了意识的边界。现象学事先在整体上描述了不受注意的心灵此在方式，而理解心理学把握了迄今为止都不受注意的心灵关联，因此按照尼采的说法，心灵关联就是某种道德直观，而且它是对于虚弱、无力和卑贱意识的反应。每个心理学家本身都能体验到：他的心灵生命是逐渐澄明的，他意识到了无意识的东西，并且他从来都不能达到最终的界限。我们绝不能把现象学与理解心理学所揭示的无意识，与真正的无意识以及根本就在外意识中的东西相混淆。未被注意到的无意识，实际上是被体验到的。作为外意识的无意识，实际上没有被体验到。我们最好是把第一种意义上的无意识，称为没被注意到的东西，而把第二种意义上的无意识，称为外意识的东西。

    **f) 貌似的理解。** 心理学一直以来的任务都是把无意识的东西，呈现为有意识的东西。这种洞见的明证性，始终依赖于当每个人都体验到同一东西以后，他们在良好的条件下，就能注意到这种东西。存在着这样的一系列事实——我们不能理解在事后才注意到的、实际上体验到的过程，但我们认为这些事实是可理解的。例如，沙可与莫比乌斯强调癔症的敏感性和能动力障碍的扩散，与患者粗糙及错误的生理-解剖表象是同时发展的，并由此出发去进行理解。然而，从暗示作用的情况来看，人们实际上不能证明这种表象就是障碍的源头，但可以这么来理解障碍——就好像障碍是以有意识的过程为条件的。仍然有待讨论的是：在这些情况下，有意识的过程是否是实际上的源头（尽管对未被注意到但又现实的心灵过程的解释停止了），或者说，一种有意识的过程是否只通过一种虚构涉及一种特定症状的相关特征。弗洛伊德描述了大量"貌似的理解"现象，而且还把他的活动与从人类的作品碎片中建构解释的考古学家的工作进行了比较。他们之间较大的差别只在于：

考古学家解释了曾经是现实的东西,而在"貌似的理解"(Als-ob-verstehen)中,被理解的东西的现实此在,完全是被搁置的。

理解心理学还有很大的扩展可能性,因为它把未被注意到的东西,引入到了意识当中。总是值得怀疑的是,理解心理学能否通过一种"貌似的理解",进入到外意识的东西当中。这仍然是一个问题,即"貌似理解的"虚构,在对特定现象的描述中是否是必须的。这个问题不是普遍性的,而仅仅是具体问题具体分析的。

**g) 理解的类型(精神、实存、形而上学的理解)**。我们来重温一下迄今为止提到过的区分:

1. 现象学的理解与表达理解。现象学的理解是在患者自我叙述的帮助下,对于体验的内在重现,而表达理解是对运动、动作(表情)和形式(相貌)的直接知觉。2. 静力学与发生学的理解。静力学理解就是通过体验去把握个体心灵事件的质性与状态(现象学),而发生学的理解把握的是心灵事件怎么从其他心灵事件中产生出来,例如动机关联、对比影响、辩证变化(理解心理学)。3. 发生学的理解与说明。发生学的理解是对内在心灵关联进行主观及明证性的把握(就心灵关联可以通过这种方式得到把握而言),而说明是对关联、结果、规律性的客观揭示(它是不可理解的,并且仅仅只能得到因果的说明)。4. 理性与共情理解。理性理解不是独特的心理学理解,而是对于人所拥有的理性内容的纯粹思考理解,例如,对于世界(一个人就作为世界的人而生活于其中)的妄想系统之逻辑关联的理解。5. 理解与解释。我们所说的理解是通过动作表达、语言表述、行为而得到充分展现的东西。我们所说的解释是在只有贫乏依据的情况下,把之前已经理解的关联转移到具有某种概然性的情况中。

上述区分对于我们把握经验现实的目的来说已经足够了。因为在理解实践中总是会触及统摄(所有的理解都在其中),所以我们会简要地解释理解所超越的主要领域。

a) 精神理解。不只理性内容要在客观的、没有任何心理学的意义上得到理解,而且所有其他内容(完形、意象与符号、要求与理想)都要在客观的、没有任何心理学的意义上得到理解。为了理解人类,我们不只是偶然地选出这些内容。其实,只要心理学家在每种情况下都能做到这一点,那么在这些内容中的在家状态(Zuhausesein)就是心理学理解的边界和条件。这种理解是对精神的理解,而不是心理学的理解。但是,心灵只有在理解它生活在哪些内容中,可以亲见内容,知道并让这些内容在其自身中发挥作用时,才可以被通达。

b) 实存理解。在对关联的理解中,我们会碰到不可理解的极限。一方面,这种不可理解的东西,就是作为可理解性缩减的、外意识的东西。这种不可理解的东西,作为身体承载着我们;我们要在其因果关联中接受它,把它作为物质来塑造,作为此在可能性来把握,作为缺损来承受。另一方面,这种不可理解的东西是作为可理解性的源头而变得不可理解的,而且在我们从实存的无条件性出发去把握这种不可理解的东西时,它是自澄明的、可理解的生成。当心理学理解遭遇不可理解的东西(它是因果研究的基础)时,心理学理解就会变成经验心理学。当心理学理解遭遇可能的实存显现时,它就会变成哲学的实存澄明(Existenzerhellung)。经验心理学确定的是某种东西是怎样的以及如何发生的;实存澄明通过可能性来召唤人之本身。经验心理学与哲学的实存澄明,在心理学理解中完全是相互关联的(尽管是在极端不同的意义上)。由此就产生了几乎难以克服的歧义性。二者共同的地方是:理解始终以不可理解为前提,并且会同时考虑到不可理解的东西。但是,不可理解的东西具有双重的、异质的类型。如果没有其中的一个方面,那么可理解性就没有此在(因果的给予性);如果没有另一个方面,可理解性就不会有内容(实存的自性(Selbstsein))。

不可理解的东西,就在驱动力、生物躯体事实,以及猜测的、特殊的、外意识的机制中,向着因果研究去呈现;不可理解的东西,在所有正常的生命中,就和在疾病状态以及进程中偏离的东西中一样存在。从实存的方面来说,不可理解的东西就是自由——它表现在无条件的决定当中、对绝对意义的把握当中,以及这样的基本经验当中——当临界情境源于经验情境时,此在就变成了自性。

在实存澄明中产生的概念,丧失了它们的意义,因为它们涉及了臆想的心理学认识以及可用的此在方式,并且陷入了相对化。但是,经验研究延伸地如此之远,以至于人们没有自由,并且没有了在哲学的实存澄明得到自由思考的一切:庄重、绝对意识、临界情境、决定、接受、起源。实存澄明通过理解心理学,触及了理解之外的东西,并通过回忆、注意与揭示,触及了在自性可能性中的独特现实性。如果人们把这种实存澄明当作普适心理学,如果人们在实存澄明的心理学概念下,把行为、活动方式、驱动力与人,当作如此存在以及像自然事物一样的存在,那么就会造成混淆与倒退。

c) 形而上学的理解。心理学理解涉及的是经验体验或实存经历。形而上学理解涉及的是超越我们所有体验并且源于自由活动的意义;形而上学理解还涉及全面的意义关联(所有的意义(甚至包括有限的意义),都在这种意义关联中得到了考虑与保障)。形而上学的理解,把事实构成与自由解释为绝对存在的语言。

上述解释不是作为空洞噱头的理性想象,而是一种通过意象与思维达到的原初经验澄明。当我们看着无机界、宇宙世界与大地时,我们会体验到某种可称之为心灵的东西。在面对生命界时,我们会在对全体生命的不确定直观中,把握到目的关联(这种关联会在其形成结果中,作为不可探究的意义而实现)。我们就像站在自然面前一样,站在了处于事实性与自由中的人类面前。对我们来说,精神疾病患者不只是一种经验实在。精神疾病患者就像所有其他处于形而上学直观中的实在一样,具有难以实证的意义。但是,精神疾病患者不只是一棵树或一个动物,而是具有唯一性的意义,因为精神疾病患者是一个人。我们对于精神疾病患者的形而上学经验,不属于心理病理学科学,但心理病理学科学可以解释使形而上学经验更为纯粹的事实,例如以下事实:最极端的精神病实在可以充当对所有人之存在的隐喻,而这时发生的是对实存情境与努力的错乱及颠倒实现;患者呈现出了一种不属于经验研究客体的疾病,而属于在其历史性中的人的深度:精神病实在有丰富的内容,而这些内容是哲学的基本问题——虚无、完全的毁灭、解体、死亡。最极端的人类可能性,会在对蕴藏、平息、建构与终结此在的所有边界的突破中得到实现。哲学家在其一生中都不会在其他地方找到如精神病实在一样具有吸引力,并且总是会有崭新问题的领域了。

有关理解与价值的说明。精神当中的真与假之间、存在当中的经验事件与自由之间、形而上学当中的魅力与战栗之间(上帝的爱与恨之间)所有可理解性的张力,都通过我们在理解(也包括心理学理解)中总是能经验到的一种基本现象呈现了出来:当我们可以理解时,我们就能做出评价。人类可理解的行动,本身就是评价的实现;对所有的可理解性来说,评价都是建构性的。与此相反,不可理解的东西(它们是理解的工具与条件),本身是无法得到评价的。因此,我们不同意有目的地通过压抑去理解记忆失常(生理记忆只是工具)。

科学的认识立场是要悬搁评价。这种立场在因果说明中是可能的,但在理解中是不可能的。然而,我们在理解中的认识也有类似的要求。这种认识是在正确的、全面的、开放的以及批判地意识到其局限性的理解中实现的。尽管评价者的爱与恨是理解的前导,但对这种爱恨的悬搁,促成了认识清晰的理解。

当我们理解了一个具体的案例时,就会产生这样的情况:我们做出了评价并且没有进行科学的理解,因为每个可理解的关联,本身都会受到所有人负面或正面的评价。这是因为可理解性,总是包含着评价。正确的理解就是评价,而正确的评价就在与理解的合一中实现。因此,所有的理解在某一方面就包含着这样的论断——这是没有价值的,在另一方面就包含着这样的号召——这是有价值的。因为正确的理解是困难与稀有的,所以其他人的评价经常是错误的,并且依赖于偶然以及认识之外的冲动。因为每个人都想得到一个好的评价,所以当获得好的评价时,他们通常就会觉得理解是正确的。因此在习惯语当中,理解与肯定的评价是一回事。当人们受到负面评价,并且处于显而易见的负面评价情境中时,他们的理解就会特别困难,并且总会感到没有被理解。

确实也存在着符合事实的评价理想,即一种理解强制性地与正确的评价相联结。理解论断是真实评价的实现。但是,这种相符只是一种理想。理解也会与相悖的评价相联结(尼采总是以同样的方式去理解苏格拉底,但他的评价有时候是正面的,有时候是负面的)。只要我们只是进行理解,那么随着可理解的东西被越来越充分的把握,它本身就是矛盾的、有歧义的,并且会产生模棱两可的行为。

**h) 心理学的可理解性是如何进入可理解的客观性与不可理解性的中心的?** 我们在心灵理解的极限中发现了本身不能从发生学的角度得到理解,但又是这种理解之前提的东西。我们把这些东西概括如下:

当从发生学的角度去描述可理解的关联时,我们总是会发现:1. 我们假设了本身不是心理学的、在没有心理学的情况下得到理解的精神内容;2. 我们知觉到了有意义的内在性表达;3. 我们重现了直接体验(它在现象学上是最终的、非派生的,只能在静力学上被给予)。

如果没有对内容(意象、完形、符号、思想)的共同掌握(mitnehmen),没有看到表达,没有对体验现象的共同体验(miterleben),那么就不会有心理学的理解。所有客观感性的事实构成与主观体验的领域,都是理解的材料。只有在拥有这些材料的情况下,理解才能得到实现。理解的材料,是通过发生学的理解而关联在一起的。

但是,心理学理解不仅与客观及主观检查结果相关联,而且反过来说:1. 如果不考虑心理学的现实性,那么人们就无法谈论内容,因为心理学的现实性就在那里;2. 如果不把表达放到它的动机中去理解,那么人们就无法发现表达;3. 如果没有直接转向可理解的关联,那么人们就几乎不能进行现象学描述。

心理学理解就在多种多样的现实总体性中得以实现。心理学理解在其他方面也会遭遇不可理解。这种不可理解性是在外意识的、由身体所承载的机制当中的:为了进行因果研究,在理解当中肯定要考虑到外意识的机制,而且反过来说,如果不以可理解与被理解(它们首先在其边界上支持了对外意识机制的研究)为前提的话,人们就无法谈论外意识的机制。或者说,不可理解的东西是在实存之中的:如果人们要通过澄明去把握实存的可能性并回忆起人本身,那么理解就触及了自由的一个起源;因此,如果没有实存,可理解的东西就是无根的、非人格的、虚无的与无效的。反过来说,实存只有通过可理解性的开启,才能显露并自我实现。

理解心理学家的程序是这样的:他从理解的总体直观出发,进行分析,一方面解释的是表达、内容与现象,另一方面解释的是外意识的机制,而且他把存在的可能性作为了在经验上难以研究的基础。最终,在对事实与意义空间的分析扩展的基础上,他再次构建了对于关联的理解。在一个具体案例中,他追问了每个结果,重复了程序,并通过客观数据的收集,用新的洞见分析深化了与新的整体直观的交互。

心理学理解的对象,同样存在于所有客观事实构成、体验现象(一方面是外意识的机制,另一方面是自由存在)的中心。人们可以否定心理学理解的对象,并主张现象、内容、表达、外意识的机制都只是经验研究的对象,而实存才是哲学研究的对象。人们尝试对领域做出上述划分。绝大多数心理学观察与思考都会消失,而且反过来说,这些事实构成和存在缘由,也几乎不可能不借助发生理解心理学而再次介入。但是,人们可以说理解心理学总只在这些领域的分界线上,而且尽管如此,不能只谈论理解心理学,因为理解心理学与这些领域总是相关联的,并且应当是与这些领域共同出现的。

理解心理学也不能执着于己见。理解心理学要么在把握现象、表达、内容、外意识的机制时成为经验心理学,要么成为哲学的实存澄明。

但在心理病理学中,理解心理学的意义只在于:它在经验上使某种东西变得可见、可观察。当我理解时,我必须问:我看到了什么事实构成? 我能够揭示什么? 我在什么地方会碰到不可理解的东西? 理解心理学的中间状态,总是要求客观性与不可理解性的充实。

这种中间状态也能解释一个旧的问题,即心灵本身是精神与身体之间的什么东西。我们把精神看作内容与含义;心灵与这些内容及含义有关联,并以它们为动力。我们把身体看作心灵的此在。我们不能把握心灵本身;我们要么把心灵作为身体性来研究,要么就是去理解心灵的内容。但是,正如身体性不能通过生物学上可研究的躯体性得到穷尽、而要上升到表达现象的活化身体性中那样,所有现实的精神都是心灵性的(与心灵相关联,并以心灵为承载者)。

但是,当只在身体性的表达中寻找心灵本身,并且只通过身体性表达去把握心灵的生命(在这里就是统一体与整体,就是心灵本身,而不是中间状态)时,我们对于现实性的把握就会陷入错误。因为表达只是心灵显现的一个维度,所以表达本身根本不是封闭的,而只在与不可表达的东西相关联时,才是可理解的。

心灵是理解方法的对象关联。心灵会回缩;我们把握到的不是心灵,而是心灵的前景(现象、表达、内容)与条件(身体与存在)。我们在理解心理学中所认识到的东西,是将所有可理解的东西,与相应不可理解的东西相关联的纽带。

心灵的中间状态会导致发生学的理解没有自足性,并且不能在猜测的知识中形成整体。每种理解都是一种把握方式、一种对人类现实性的解释,而不是让人类本身以及整体变得可为人认识的方法。因此,所有的理解心理学都是开放的。

**i) 理解心理病理学的任务。**理解心理病理学有两个任务。第一个任务是把我们的理解,扩展到不习惯的、完全疏远的、一开始可能没有把握住的关联(例如,性倒错、类冲动的残忍等)上。第二个任务是在以异常机制为条件的心灵状态(例如,癔症反应)中,去认识完全相似的、可理解的关联。在第一种情况下,理解心理病理学涉及的是对某种东西的理解——某种在理解本身当中是异己的东西,要么是病理的,要么是无序的。在第二种情况下,理解心理病理学涉及的是通常习惯的、可理解关联的异常实现的认识;重点在于异常的、外意识的机制。

与此相应的是两个章节。第一章涉及的是可理解关联的什么。主题是这样的可理解关系——异常在于可理解性本身。另一章涉及的是可理解关联的怎么,及其在外意识机制中的实现——异常在于异常的机制(它们是不可理解的东西,是特殊显现的基础,是可理解性的作用)。

　　另外在其他章节中,我们把握了可理解性的两个基本属性。1. 可理解性在反思中,尤其是在患者对于疾病的执念中起着作用。2. 所有个体当中的可理解性都是相互关联的。具体来说,我们把可理解关联的整体,称为人格或性格。这是最后一章的主题。

　　为了解释可理解性的意义,我们还要重温以下内容:在理解心理学中,所有可理解关联的明证性,不是通过归纳应用于个案的,而只能得到概然性的结果。理解心理学不是由普遍认识出发而进行机械应用的,而总是要求新的个体直观。"解释只在原则上是一门科学,而在应用中才是一种艺术。"(布洛伊勒)

# 第一章　可理解的关联

## §1. 我们理解能力的源泉和
## 理解心理病理学的任务

每个人都知道心灵生命中的大量关联,而且我们是通过体验认识到这些关联的(不只是通过频繁的重复,而且是通过个别现实案例的可理解性)。我们在精神变态人格与精神病(它们仍然总是部分地要求"心理学说明")的分析中,运用的就是这些关联。每个人的理解认识越是丰富,他们在个案中使用"心理学说明"进行的分析就越精细与正确。在正常心理学与心理病理学中,人们都不可能以关联与系统的方式研究理解心理学,因为这是不可能的或者说是很困难的。笼统地表述人人皆知的、耳熟能详的可理解关联,会让它变成陈词滥调。可把握的理解性,通常会有具体的完形,并且会在系统化中消失。尽管如此,我们在科学中会追求系统知识;如果一种可理解性的系统是愚蠢的,那么我们至少要在可理解性内容的理解原则之外,追求方法论秩序。但在之前,我们要回忆一下:我们在哪里可以使我们的理解丰富、鲜活与深刻起来。

在每个研究者那里,可以理解什么以及如何理解,都涉及他所处的人类层次。创造性的理解活动,是在神话与伟大文学家及艺术家的神话理解中完成的。只有通过对诸如莎士比亚、歌德、古代悲剧作家,还有现代的陀斯妥耶夫斯基、巴尔扎克等人的毕生研究,人们才可获得能够指导具体当下理解的内在直观、理解想象、意象以及完形。这些内容是通过反思才在精神科学的总体性中被意识到的。如果研究者能够明了(理解的)基本特征,那么他就能够在其理解与可能性框架中得到正确的尺度。我在哪里寻找我的理解的源泉、在哪里获得证实、在哪里进行追问,都是我的理解心理学研究道路的条件。所有这些条件决定了我是否执着于平庸的简化、理性的图式,或者说我是否根据人最重要的现象而把握住了人。人们可以向理解的研究者寻问:告诉我,你的心理学是从哪里来的;我和你说,你是谁。只有通过与伟大文学家以及伟人进行现实性的交流,人们才能创造这样的视域——在这个视域中,最突出与最普遍的东西,也会变成让人感兴趣与本质的东西。习惯或特殊,平常与执行的方向,决定了进行理解与总是在理解之中的人所能达到的层次。

在神秘与诗意的理解完形世界之外,存在着大量追求理解的、写在特殊文本上的思想努力。基本的是古希腊哲学家——柏拉图、亚里士多德与斯多葛主义者。但是,奥古斯丁首先提出了整个西方心灵理解的世界。后来又有了许多格言式的尝试——首先是法国的蒙田、拉布吕耶尔(Jean de Labruyere)、拉罗什福科(Franois de Larochefoucauld)、沃夫纳格侯爵(Vauenargues)与尚福尔(Nicolas Chamfort)。帕斯卡尔(Blaise Pascal)是伟大与卓越的。黑格尔的著作《精神现象学》是系统的。在所有理解心理学家中完全独一无二与伟大的是克尔凯郭尔与尼采。[1]

---

① 对他们二人的比较,见我在《理性与生存》中的第一讲座:Vernunft und Existenz. Groningen 1935。我论尼采的书:Nietzsche, Einführung in das Verständnis seines Philosophierens. Berlin 1936。

所有的理解都以人之存在的设计为基础。所有理解的背景，都是有关人类到底是什么以及人类可以是什么的、或多或少清晰的意识。心理病理学家可以重现这种设计，但是他作为研究者，不能独自实现这种设计，而只能尝试他通过这种设计所具体看到的东西，以及如何通过这种设计扩展他的经验可能性。

在心理病理学的总体性中通过所有的内容去发展与呈现可理解的关联，不是心理病理学的事情。可理解的东西是无限的。如果我们意识到这一点，并通过伟大传统与自身生活经验的融合，去尽力环视理解的领域，那么我们就不会受制于简单或复杂图式中的臆测。对心理病理学来说，自身的问题是通过外意识的正常与异常特定机制的可理解性实现的。

尽管如此，心理病理学的独立任务是：强有力地去重现具体案例描述中的少见与异常的可理解关联。这个任务不依赖于自然科学与因果认识。人们仍然很少关注这个任务，并且没有以强有力的方式去执行这项任务。把因果与自然科学认识看作唯一认识的普遍倾向，混淆了这种研究的独立性，并且通过"心理学说明"的介入歪曲了客观的研究，正如通过自然科学意义上的理论建构歪曲了纯粹的理解那样。富有价值的工作来自异常性体验的领域——其中有对个别犯罪个案与精神病学个案的重要呈现。虽然在心理病理学中，特殊精神病学的任务是让我们了解精神变态告诉我们的（在冲动生命中、在价值体验与行为中）特殊的、可理解的联系，但还存在着个别的、普遍可理解的联系——这种联系出现得更为频繁，并且是日常实践理解的工具。

论可理解关联的案例。从无限的可理解世界出发，我们只能在这一章中揭示少数的可能性。最近十年以来，理解的特定基本方式没有按照计划与意图而展开。在心理病理学中，我们没有任意地根据兴趣与爱好从上述丰富文献中选出可理解的关联，而是把今天在精神科医生与心理治疗师那里普遍存在的视角,放到方法论觉知中。属于我们这个时代的视角,揭示了今天最通行的理解方式。这些理解方式可能不总是完全普适的,而是为我们这个世界所特有。正如所有的理解都是以它的世界中的一种人类意象为前提那样,今天的理解也是如此。在我看来,今天的人类意象的本质前提是这样的:与过去相比,内在及本质经验可能性的贫乏;通过传统继承而再次弥补这种贫乏的打算;对极端冲突的认知;基本立场的不安全;信仰丧失;对强力象征与拯救学说的信仰倾向。

当我们重现今天通行的视角时,这样的基本原则仍然是存在的。对实践理解来说,我们从伟大的理解历史传统中继承了背景;当我们把同时代人的努力放到意识的前景中时,我们不能忘记这种起源与尺度。

我们把可理解关联的案例分为三种方向。首先,我们看到了内容上的可理解性:冲动是主体运动的发源;冲动是在个体与世界的关系中实施的;冲动通过象征而在存在中变得可为人理解(冲动心理学、现实心理学、象征心理学)。其次,我们看到了可理解性的基本形式:运动的形式是矛盾性及其张力、突变、平和、决定;运动是循环的(矛盾心理学与循环心理学)。再次,我们在自身反思中看到了所有可理解性的基本现象(反思心理学)。

这三种理解方向(内容、形式与自身反思),组成了相互关联的可理解性整体。这不是相互排斥的差异性序列,而是相互澄明的视角整体。因此,我们在理解当中,通过这三个视角,实现了它们彼此的补充。

## §2. 内容中的理解关联

**a) 冲动及其心灵展开与变化。**所有的体验都包含着一种被驱动的状态。我们所有的行动、痛苦、冲动、享受、反感、追求、把握、论断、假设、逃避、躲避、退让、毁灭，都是一种类冲动的状态。①

　　**1. 冲动的概念**。对于什么是冲动这个问题，可以有多种回答：冲动（Triebe）就是体验到的本能（Instinkte），即通常由各种推力（Drang）所实施的功能；它没有有意识事件的内容与目标，但它是通过紧迫的运动而使复杂的、有目的的事件达成其目的的功能。冲动是身体的需要，例如饥饿、干渴与睡眠的需要，即通过特定手段直接达到目标的冲动。冲动是塑造的完形，例如在躯体的运动中（这时冲动展开并显露了它的本质）表达与呈现的完形（表达的推力、表述的推力），或者说在有目的工作中的完形（认识的冲动、建构的冲动）。冲动是行动的驱动力（Antriebe），即意识到目标与有意使用既定工具达到目标的驱动力。

　　这种对于本身统一的被驱动状态的区分，总是一种解释的尝试。这时的问题是：这种解释总是在什么样的视角下做出的？区分的依据是客观达到的目的（本能），身体的推力（冲动），塑形（塑造的推力），表象、主观目的与目标（行动的冲动）。这种区分的意义是相对的。例如，"性冲动"显然包括上述所有东西：与生俱来实施交配功能的本能，也是无觉知的；在所谓的收缩冲动与膨胀冲动中的躯体需要；在爱欲（Eros）中的塑形；在爱欲理念实现中的行为驱动力。

　　在被驱动状态中进行区分的另一个视角是以下问题：获得快乐是否是冲动的动机（并且快乐最终总是作为身体的快乐），或者说内容是否是实现这样的目标，即去接受不快乐、疼痛和痛苦，或者说不快乐是否是冲动的动机。快乐表达了有序、和谐的生命功能，发育良好的状态和成功，驻留力（Verweilenmögen）。快乐处于心灵的平衡和安康中。与此相反，冲动绝不是直接指向快乐；冲动是超越快乐和不快乐的。冲

---

① 尼采的冲动心理学，见我论尼采的书：*Jaspers:* Nietzsche，Einführung in das Verständnis seines Philosophierens. Berlin 1936，S. 113 – 116.

动的特殊性是难以描述的,而且我们只能通过不同方面的区分去勾勒冲动的特殊性。

另外的区分视角是将在下文中讨论的可理解性的其他方面。个人与世界的关系,即一个人将本能回溯到此在的原始无助(Wehrlosigkeit),特别是在世界中人的无助。为了保存自身,他有了权力欲和求名欲(Geltungsstreben),为了保存种群,他有了共同体情感——在虚假的绝对化中,人们将所有的驱动力回溯到原始驱动力(Urantriebe),并将最高目标解释为实现这些基本目标的手段和捷径。作为可理解性内容的象征:人们把象征解释为手段、语言、冲动实现进程中的欺骗。心灵运动张力的辩证法:一个人把视线转向由冲动受阻而增长的冲突,追问否定与被否定的到底是什么,理解了自我支配的运动,并看到了难以抵制的东西(它的增长会达到难以控制的程度,但只是短暂的,而不是绝对的)。

正如在所有人类的被驱动状态都有着一种原初的给予那样,区分也被作为是不可理解的东西。所有的理解都必须从不可理解的东西出发,但所有的理解也是一种追求内容清晰性的心灵冲动。冲动及其展开的理解,是一种澄明——它本身就是持续的自我澄明进程。

**2. 冲动的分类**。冲动的内容就像生命一样是多种多样的。在冲动中总是会有一种推力,因此会有运动,似乎是受到被体验到的某种东西(用克拉格斯的话来说,即意象)吸引而做的运动——其中没有在推力中的表象和思维。因此,冲动可以根据其内容进行区分,而冲动内容的数量就像情感内容一样无限。重点在于组织尝试(Ordnungsversuche)是否通向了冲动的基本特征,并使各种各样"冲动的招牌"(Fafeln)总是被重新设定。

以下两极区分视角是可能的:源于力量过剩的冲动和源于力

量空虚的冲动相对——释放的需要与填充的需要相对。有些冲动在所有时候都能提起,而有些冲动的本质是周期性的——先是满足,然后再增长。一些冲动代表着一种不断的需要(其满足只能是重复,不能退一步的发展)——尽管只是片刻的完全满足;一些冲动总有新的满足,会提升、发展,而不会完全满足(这些冲动的饥饿感会增加,而不会随着饱和度减少)。

弗洛伊德区分了对他来说最深刻的对立:生冲动(Lebenstrieb)和死冲动(Todestrieb)。死冲动是毁灭冲动,包括外指(侵略冲动)和内指,是返回无机界的冲动。进食冲动(Nahrungstrieb)有与破坏冲动相近的一面,因为进食破坏了被吃的东西。生冲动(爱欲)可分为自我冲动(Ichtriebe)与性冲动(Sexualtriebe)。自我冲动是自我保存冲动(进食冲动、收集和夺取冲动、危险防御冲动、合群冲动)和自我开展冲动(权力冲动和求名冲动、认识冲动和艺术冲动)。性冲动包括种群保存冲动、对子孙后代的操心。[①]

在以下分类中,冲动被划分为三个层级:

第一组。躯体-感官冲动:性冲动、饥饿、干渴-睡眠需要、运动冲动-吮吸、进食,肛门和尿道排泄的快乐。[②]

这一组中的基本对立是需要和满足的对立。二者都有身体的关联。这些冲动总是正面的,没有其他相反的正面驱立与它相对。对冲动来说,只有厌恶或更严重的厌倦才是反面的。

---

[①]　其他还有很多冲动分类,例如:*Klages:* Grundlagen der Charakterkunde, 8. Aufl. 1936. Der Geist als Widersacher der Seele, Bd. 2, S. 566ff.; *MacDougall:* Aufbaukräfte der Seele, S.76ff., deutsch. Leipzig 1937。

[②]　对这种冲动领域的探索,只有从生理学视角出发才能进行;例如:*Katz. D.:* Psychologische Probleme des Hungers und Appetits. Nervenarzt **1**, 345 (1928). *Katz. D.:* Hunger und Appetit. Leipzig 1932。

第二组。生命力冲动(Vitale Triebe)：这些冲动没有明确的身体位置，而是与整体此在相关联。它们是：

a) 生命力此在冲动。权力意志-征服的意志、自我主张的推力-屈服的推力；自我意志-合群冲动(合群本能)；勇气-畏惧(侵略的愤怒-逃跑寻求帮助)；求名的意志-自我谦虚的推力；爱-恨。

这些冲动是成对排列的，而且每个冲动都有反冲动。生命保存和生命强化对所有人都具有客观的意义，但在战斗中这恰好会导致相反的作用：生命的毁灭(自己和其他人生命的毁灭)，在临界情况下，可能是普遍毁灭的冲动。冲动和反冲动的两极性，经常会导致一个变成另一个的、令人惊讶的辩证法。

b) 生命力-心灵冲动。好奇、父母操心冲动；游荡冲动(Wandertrieb)：安宁和舒适的推力；拥有的意志。

这些冲动是通过特殊内容定义的：

c) 生命力塑造冲动。表达推力；表述推力；工具生产、工作业绩、作品的推力。

第三组。精神冲动：把握和屈从于一种在绝对通用经验价值中显现的存在，无论是宗教的、伦理的、真理的，还是美学的价值。哲学的一个任务是调查价值领域，并独立于主观心理学体验去澄明价值领域的效力。在倾心于上述价值时，存在着一种原初的、性质独特的、体验的心理事实，而它具有和前两组相比非常多样化与丰富的体验——在匮乏时会有紧迫的追求，在满足时会有任何其他快乐都无法比拟的幸福感。精神冲动对于人类的意象来说具有决定性的作用，因为所有的精神冲动都活跃在人类生命的显现中；即使精神冲动退却到几乎消失，但也不会在一个人身上完全消失。

第三组冲动的共同点是一种对永生的渴望——不是在时间延续的

意义上，而是在时间形态中参与到跨越时间的存在中。①

上述三个组，区分了在很大程度上具有不同意义的东西，以至于人们在每次谈论冲动时都会犹豫不决。尽管如此，在上述分组中被分开的东西，实际上是相互关联的。我们可以把上述分类作为一种冲动的等级，因此在冲动的实现上，每个之前的组可以没有后面的组，但后面的组不能没有之前的组。人的特点是，他的整个冲动生命都充满了最后一组冲动，不可以简单地与动物相等同，不能肆无忌惮地行事（亚里士多德曾说，人只是不完全的动物）。但反过来说，人类也不能归属于纯粹的精神冲动。感官躯体冲动的阴影总是存在的。因此，不能说高级冲动只不过是被掩盖的完形中的低级冲动。共鸣（Mitschwingen）并不意味着起源。性冲动效用的普遍性并不意味着性冲动无处不在地是心灵的决定甚至是唯一的力量。如果人们提出更温和的论点，即精神是无力的，而且所有的力量都来自底层或者换句话说，我们最深刻的体验和最强烈的冲动始终源于存在的最低层次——席勒的这一论点（饥饿与爱（性）维持了人类世界，因此在世界上只有这样的观念才能实现，并赢得自然的冲动）就是含糊的。也许席勒的理论适用于历史上的许多事件，但并非一直都适用。尽管这个理论让我们能够理解经常发生的事件，给出精神、伦理的动机，而且甚至在显性意识中，实际上有感性和生命力的冲动在起支配作用，但这个理论不排除来源于原初精神冲动的下级冲动层次在起着支配作用，并被用作工具和力量源泉。我们的驱动力在所有时刻的原初性是无可怀疑的。但是，它们之间的相互作用和碰撞是人之存在的一个基本问题，并且我们要看到，对于唯一等级中的最终与单一冲动

---

① 在闵斯特伯格、舍勒、里克特等人那里的价值招牌（Werttafeln）理论。更新的尝试是：*Behn*，*Siegfried*：Philosophie der Werte als Grundwissenschaft der pädagogischen Zieltheorie. München 1930。

分类的信念被排除了。

3. **异常的冲动动势**(Triebregungen)。异常的冲动动势是难以计数的。例如,闻所未闻的口味冲动是孕妇和癔症患者的异食癖——她们需要沙子或醋等。还有无法满足的饥饿。干渴会成为异常提升的冲动和癖好。① 不惜付出任何代价的任意情绪推力、过度表达动作和手势的推力、不活动的要求、无数的成瘾,如游荡冲动、酗酒等,所有这一切都需要特殊的分析,而这是特殊精神病学的任务。一个主题是倒错的、性的和其他与性相关联的冲动方向。存在着疼痛的冲动、疼痛的快乐,忍受疼痛并承受疼痛。残酷的冲动是如此普遍,以至于人们可以认为残酷的冲动是正常的,就像尼采在残酷的狂欢中看到了人类事件的基本因素一样。在与性有关的情况下,当引起或遭受疼痛是快感的条件时,这些冲动被称为施虐狂(向他人施加疼痛)和受虐狂(承受疼痛)。但性冷淡也与痛苦冲动、权力欲有关(疼痛的快乐)。针对他人的道德主义,通常是权力冲动和痛苦冲动的一种形式(尼采说,这种道德主义听起来像是对他人的报复)。异常冲动状态的特殊心境(爱恨、疼痛的快感、性冷酷的残忍、爱的冲动中的权力欲等),包围着范围惊人的、在精神史上具有重要地位的人。认识这种异常冲动状态的、不可估量的多样变换,对于理解一些精神运动是很重要的,例如,禁欲主义、权力欲、残酷(特别是在中世纪)和几乎所有的狂热主义的关联。历史掩盖了这些东西。人们没有谈论与传递这些东西。通常,人们只能从医生可能有的具体经验出发来推断出这些东西,但在偶然获得的文献和陈述中,人们会突然充分地感受到它们。但在理解上,人们也会直观到健康的冲动状态的影响,并触摸到在所有狂热中的纯粹气氛(它独立于在

---

① *Marx*, H.: Innere Sekretion, S. 420ff. (in Handbuch der inneren Medizin von Bergmann, Staehelin, Salle, Bd.6, I. Teil. Berlin 1941).

所有精神模式中的反常和变化）。健康人几乎是罕见的。[1]

人们看到了冲动反作用于整个命运的力量。但歧义性仍然存在：异常冲动秉性的特殊给予，是性格变化的起源吗，还是说，异常的性格，是这些异常冲动实现的可能性条件呢？对于我们的理解来说，二者都是的。在杰出的人物中，之前的人性会平衡严重异常的冲动倾向，并使之无实际效力（例如，威廉·冯·洪堡（Wilhelm von Humboldt））。在其他人那里，我们得到的印象是，异常的冲动能保持其力量，并且可能源于对异常冲动无抵抗力的性格。由此出现了毁灭性的后果（冲动秉性与性格都在其中）——不能与其他人一起生活。或者说，有着许多中间阶段。在这些阶段，人类由于颠倒的冲动，处于和自己的持续斗争中，以及一种无法克服的此在分裂的折磨中。最后，决定性的因素是吸收和产生异常性的人格，无论异常性似乎在其纯粹的以太中蒸发，还是决定性地塑造了这些人格。

我们把对异常冲动动势的理解分为以下几类：

aa）高级冲动层次的崩解。当高层冲动消失时，低层冲动会在心灵生命整体中获得不受抑制的效果和意义的提升。由此会出现痴呆的贪食（Freßlust）。性格显现是心灵的萎缩。

bb）冲动层次的相互解离。不同的冲动层次不是相互维持，而是相互限制，不是清晰地在整体统一体中联结，而是解离。每个冲动的实

---

[1]　有关性异常的文献是特别广泛的。19 世纪的描述文献有：*v. Kraft-Ebing*: Psychopathia sexualis. Stuttgart 1886；14. Aufl. 1912. — Die Schriften von Havelock Ellis；*Rohleder*，*H.*：Vorlesungen über Geschlechtstrieb und Geschlechtsleben der Menschen. Berlin 1900；2. Aufl. 1907. *Bloch*，*I.*：Das Sexualleben unserer Zeit. Berlin 1906；*Moll*，*A.*：Handbuch der Sexualwissenschaften. 近来的理解调查：*v. Gebsattel*：Über Fetischismus. Nervenarzt **2**，8；*Kronfeld*：Über psychische Impotenz. Nervenarzt **2**，521；*Binder*，*Hans*：Das Verlangen nach Geschlechtsumwandlung. Z. Keur **143**，84（1932）；*Paunez*，*A.*：Der Learkomplex, die Kehrseite des Ödipuskomplexes. Z. Neur. **143**，294（1932）。

现都会排除其他的冲动——感性的冲动就是纯粹感性的,而理想的冲动就是纯粹理想的。一些神经症患者的贪食就属于这种情况。更为灾难性的是性的解离——这种感性冲动的孤立,其显现完形没有与心灵命运相关联。海尔说到了一个人——"他失去了对爱欲的爱,因为他把爱欲降低到了失去吸引力的性满足上"。当所有的自然冲动都活化时,孤立的冲动就以强烈和心灵丧失为特征。性格学效应就是粗暴、狠心和凶恶。

cc) 低级与高级冲动层次关系的颠倒。低层冲动通过对原初和不可分的统一体的开放,以自己的方式实现自己,从而实现爱的性冲动。在性冲动中,爱就显现为它的一种形态。与此相反,低级冲动层次会反常和颠倒地以高级冲动层次的形式实现,高级冲动层次根本没有在场,而只是作为一种面具。因此,当宗教情感被体验为感性的满足时,向上帝的献身就被体验为感性的快感。

如果我们把源于高层的面具称为一种"象征",并说性冲动以这种象征来实现,那么无可否认,这种象征满足确实是有的。但这种现实性不是普遍的,而是作为异常心灵的症状。它是精神完形中的感性冲动的直接参与(当精神完形占有感性冲动时,精神完形似乎被感性冲动掏空了),不是它在那里的升华,而是转化为整体的要素。感性冲动的不间断参与,去除了精神的性质,使其成为手段,成为死的质料,成为伪装和欺骗。性格效应就是彻底的说谎。

dd) 冲动的固着。性倒错通过第一次体验的巧合而产生;满足仍然是曾经体验到的形式,并与对象相关联。但这不是通过曾经关联在一起的、被体验东西的联想强迫而发生的,因此这种显现必须是普遍性的。当人们假定了心灵的整体外部特征"在幼稚水平上的停留",那么条件其实是人们相信的其他东西。

例子：恋物癖(Fetischismus)是冲动的倒错，其中性吸引和满足的对象是鞋子、毛皮、衣物、辫子等。冯·葛布萨特尔理解了恋鞋癖；正如鞋子对他来说不是纯粹的现实对象，而是一种他所请求、沉湎的鲜活存在，就像儿童的玩偶一样。恋物癖的形成，发源于婴儿时的自体性行为状况。恋鞋癖"无法用他的爱和他的性超越他自己，并且不能将二者的实现与同时进行的、鲜活的你的实现进程协调起来。对陌生人和陌生性的逃避，是对陌生的你与陌生的身体性的恋物补偿。恋鞋癖在发展史中停留于母亲(或父亲)的爱的循环，而不能长大"。

精神分析家把一些神经症患者赋予他们的食物与消化的重要性，理解为幼稚的态度，把嗜粪癖理解为"肛门恋"(Analerotik)。精神分析家由此去理解迂腐的清洁、焦虑的爱整洁和其他"肛门恋"的特征。


固着的性格效应是内在的不自由、拘束和气量狭小。

ee) 成瘾中的冲动改变。成瘾性不是类冲动性。与冲动相比，成瘾不仅在压倒性上更强，而且被经验为是异己与强迫的东西。成瘾源于异常的难以容忍——成瘾的满足也不会取消成瘾。冲动会变为成瘾。成瘾源于哪里呢？人们可以回答：首先是由于认识；对性的反思本身会在较小的冲动强度下造成冲动成瘾。其次，成瘾源于偶然摄入毒品引起的戒断显现(狭义上的成瘾就是毒品)。再次，成瘾源于更特殊和更大的空虚：在其本性和情境中总是一再陷入这种状态的人，就会让自己沉溺于一种他本可以摆脱的成瘾。因此，冯·葛布萨特尔说"人类的每种兴趣都会退化成瘾"，因为每种兴趣都会服务于空虚的冲动，不论是工作、收藏、谋生冲动、权力欲、多愁善感、美丽崇拜(Schönheitskult)等。因此，不满足只是被掩盖了，而没有消失。不满足会立刻重现,并且要求没有深思熟虑与内容强化的连续性重复。

所有的倒错都是成瘾的(冯·葛布萨特尔)。成瘾的强制力,要比正常的冲动强烈得多。吸毒的推力就是成瘾的。在这里,每个人的空虚都是由这样的生理状态引起的——当用于躯体疾病后遗症的吗啡效应停止时。人们需要克服这种状态的自我控制。但是,如果由于心灵的本性,总体的空虚就是成瘾的基础,那么二者就会加起来——生理状态和陶醉空虚之提升所致的推力。人们可以说,所有的酗酒者、嗜吗啡者等,都是成瘾的,都带有原初的心灵预备,因此尽管一种瘾头会被另一种瘾头取代,但不会被完全摆脱,因为人们不能取消成瘾的基础。

**4. 由冲动变化导致的心灵发展**。不是所有的冲动都源于原初的冲动。其实,我们必须把基本的冲动动势与掩盖、替代和虚假的冲动动势相区分。这具有以下可理解的关联:真实的环境经常会阻碍(对每个人都会)冲动的实现。正如每个冲动实现都带着快乐,每个阻碍都带着不快乐。现实否定了真实的冲动满足,因此心灵会寻找未受注意的(但在这种进程产生时,原则上对主体来说总是可注意到的)迂回方式去得到满足。现实的满足是不可能的,所以只有通过欺骗来实现。由此产生了无数的幻想满足和人类本质中未被注意到的欺诈。以下是一点来自这个难以穷尽的领域的例子。

aa) 第一种可能性是:人们将现实从意识中排除了出去。人们相信他们所期待的东西就是现实,而他们不想要的东西就是不现实的。因此,人们大量的判断出现了错误。在精神病序列(所谓的反应精神病)中,人们获得了这样的印象,即精神病导致人类去逃避无法忍受的现实。

bb) 另一种可能性是:一个未满足的冲动将陌生对象作为象征,并获得了一种尽管不同和微弱,但可接受的满足。很多时候,由于前两组冲动没有得到满足,第三组冲动就被作为了象征。然后,第三组冲动没有被真正和原初地体验到，而只是表面地被体验到。这不仅体现在不同的主观体验方式中，而且体现在外部的环境中；一旦相关的人们获得了真正的冲动满足的可能性，他们就会丢弃对于其他价值的虚假热情。

cc) 最后，会有价值体验的移置、"价值招牌的伪造"（尼采），以便让不良超越者将实在塑造得可以承受。可怜人、弱者、无力者的价值移置，把他们的虚弱转换为强大，例如：在某些道德评价中，从而使他们的此在变得可以忍受。尼采把这些人的价值移置，理解为出于怨恨，是对其他人、富裕者、高贵者和有力者的正面价值的敌视。舍勒[①]已经以卓越的方式分析了这种关联，即价值的欺骗性移置。

怨恨的反面是合法性评价。处境和出身优越的人、位居统治阶层的人，不把这归功于运气，而归功于自己的长处和功绩。他首先不把他的特权作为责任，而作为应得的奖励。他可能会把处境不利归于其他一切东西上，在作为下等人时就理应被压迫。他傲慢地把财富、权力和贵族作为其承载者高贵本质的标志，并把健康、力量和极度的自负作为绝对的价值。他不仅看不到自己境遇的偶然性，而且看不到所有厄运的萌芽。为了逃避他难以忍受的东西（即谦虚和恭顺），回避他借以获得优势的现实，以及逃避迫近的崩溃和毁灭、对于责任的高要求，他把特权合法性作为掩饰，而这种掩饰可以让他摆脱平静地享受财富的负担。因此，压迫者与被压迫者都有可能弄错了在一种相互适应意义上的价值招牌，同样地，在两种情况下，遵循现实、真理与心灵的开放都是可能的。

**b) 世界中的个体。**人的基本情境是作为世界中个体的、有限的、

---

① *Scheler，Max*: Über Ressentiment und moralisches Werturteil. Z. Pathopsychol. **1**，268（1912）.

依赖他者的存在,但他具有在变动的、有限空间的强制边界内的活动可能性。生活是一种与世界(我们称之为现实)的遭遇,是斗争、影响、建构,是对世界的失败,是对世界的适应,是对世界的领会和认识。

**1. 情境的概念**。所有的生命都在其环境中运行。在生理学还原中,一种刺激引起了一种反应。在生命整体中,情境触发或激发了活动、机能、体验,并把它们设定为任务。社会学的任务是从社会交互的客观关联出发,在其起源中探究人类的情境。但典型情境中的个体行为是理解心理学的对象:理解心理学重现了偶然、机遇、命运是如何通过情境带给人,并被他把握或错过的。情境在当下是势在必行的,在未来是可变的,并且作为人类的情境是可以有意制造的。但只要终极情境存在,尽管这种情境隐藏在日常或不受重视,但它不可避免地决定了生命的整体(例如难以逃避的死亡、罪责、斗争)。我们将这种情境称为临界情境。人真正是什么以及可以是什么,最终源于临界情境的经验、获得和超越。

**2. 现实**。现实是什么呢?这绝不能客观确定,而总是部分地在于在共同体中普遍传播的信念。如果我们要理解,那么必须区分对理解者来说的现实与我们对于理解的认识。因此,所有的理解都因现实决定性的缺乏,而是悬而未决的。

现实是自然,尤其是自己躯体的自然,以及自己躯体与精神的执行能力。现实是社会的组织。在个体的社会情境中,人们根据社会秩序来期待某种行为与行为方式。现实就是其他的个体,而人们与其他个体的交流创造出了亲密与支撑性的生活基础。

人类的渴望是针对现实的,即针对他在良好生活与熟练机能中的此在实现,针对他在社会秩序及其最终完成中的优越地位,针对他的亲密关系(他首先在这种关系中真正觉醒)中的紧密、忠诚和可靠。但实现这种(渴望)并不容易。

**3. 自我满足和依赖**。人类倾向于去想象一种生物（Wesen）的理想。这种生物本身是自足的，从其本身就能得到满足而不需要由外部得到某些东西来维持生命，因为它本身就在无限的充实中。如果人想要成为这样的一种生物，他必须如此明确地经验到：他全然地依赖一切。作为有生命力的生物，他的有些需要只能由外部得到满足。他必须在社会中生活和发挥作用，以便分享为生活所必须的物品。他必须与他人一起互惠、执行和接受，奉献和保护，爱和恨，生活，以免在孤独中变得空洞和虚无。他必须在交流中学习、倾听、理解，从获得中重启生活，以便融入到他没有共同体就无法达到的精神中。

在与外界（无论是自然还是人，无论是社会还是个体）的每一次接触中，都会立即产生限制、阻碍和碰撞。生命就在构成和适应、斗争与自我满足、妥协与若干建设机能进程的实现中。在这种实现中，保护自我空间与接受他人的两极成为了一个整体，而不是分离为相对排斥的对立面。

但这条道路超越了冲突——与共同体、他人和自己的冲突。这些冲突要么是失败、生命失落和生命可能性限制的源头，要么是更深刻的生命、更高的统一体的起源。更高的统一体由紧张中产生，并在紧张中鲜活地开展。

这种有限的生命总是双重的；它对情境、事实、人作出反应——它在反应中是活跃的，在情境所表现的现实中是具有创造性的。把活动与反应相对立、认为非对立活动中的绝对创造是可能的，这是错误的，正如把反应作为生命的基本特征是错误的那样。

在时间序列中，活动与反应的方式以及它们在一极占优势情况下的联结，分布在同一生命或不同的人中，并塑造了它们的总体类型。极端的情况是：自我封闭内在的沉思，把自己托付给平静的存在，在观看和回忆中不受保护和未经检验地活着——面向外部活动的主动性，不认为存在是最终的,想要改变存在并把存在保存在自身当中,在争取、创造和塑形中活着。

**4. 个体对现实的典型基本关系**。上述此在的现实化方式,从未在没有阻力的情况下被践行。不存在整体上完美和纯粹的成功。活动与反应在运动中的关系,可以在每种对立类型中进行理解建构。

aa)克雷奇默[1]把在自我与外在世界关系中的生命态度,固定为以下可能性:

1. 简单的关系是强大或无力的。

强大的:对于外在世界的优越感、力量感和行动感。自我评价过高、无所顾忌和侵略性的倾向。

无力的:卑微感、虚弱感和忍受感。自我评价过低、顺从和举动的不确定。

2. 本身有强烈对照关系的是扩张或过敏。

扩张的:带着无力的对立极的强壮。因此有了隐藏的不充足感。过度补偿、过度刺激的自我意识、生气、侮辱。偏执样的爱抱怨倾向。

过敏的:带着强壮的对立极的无力。因此有了虚荣心和抱负。受伤的自我情感。突然强烈的不足感、生命的不确定性、自我折磨、渺茫机会中的艰难爬行。道德羞耻感。关系理念的倾向。

3. 中间的生命态度:和气的。实践的和适应的。融入氛围。自我与外在世界之间没有差异。

bb)为了补充心理学的气质类型学,生活态度的内容可以通过在

---

[1] *Bumkes* Handbuch der Geisteskrankheiten,Bd. 1,S. 686ff.

时间绵延中的意义来得到类型化。极点是这样的：要么工作、机能和生命在整体连续性中起着作用，要么一切行为都是一种游戏、尝试和冒险。历史上由一代代人承担的任务和职业，就在这种整体连续性中。可感知的是过去工作中的整体，而且这种整体似乎就通过自己的所作所为被唤醒到生命中。农民就是这样的类型，他在服务于他的希望时，知道自己是作为将要消失的部分，并据此行动。与此相反，在冒险的游戏中，一切都相互撕裂了。所作所为没有结果。起主导作用的是即时性。在世界中没有建造，没有整体，没有解脱。冒险，就像现实一样，同时也是完美世界不可能存在的象征。

两种极端现实，都确立了一种对待现实的基本态度，而在这种态度中，现实本身以截然不同的方式被感知到：作为在工作、家庭、建筑的历史结果中永恒存在的现实，或作为风险和失败的、没有基础的现实。

5. **通过自我欺骗来否定现实**。人们很难向现实开放，因为这要求不断的放弃、不断的努力、痛苦的经验和洞察，因此人们有一种摆脱现实的渴望。生命总是会找到绕开、掩盖、替换现实的可能性，总是带着方便满足的即时快乐，但总是以实际生命的丧失或疾病为代价。在无数个别情况和整体情况下，人总是面临着融合现实或否认现实的选择。在离开现实的时候，在以下方向上存在着替代、满足和虚假的充实：

　　aa) 其他自我创造的内容，取代了被否定的现实，而成为了满足的对象。蒙田曾经写道："普鲁塔克在碰到那些把情感浪费在豚鼠和小狗上的人时说，在没有相应客体的情况下，我们所爱的元素宁愿策谋如此错误和虚荣的东西，也不愿无所事事。因此，我们看到心灵宁肯在它的激情中欺骗自己，甚至发明与自己的信仰背道而驰的、荒谬和幻想的客体，也不肯着手于任何动势或目的……无论是对还是错，我们为什么不抓住可用来宣泄愤怒的东西呢？"

对象不是本身,而是对其他东西的象征。

人们从现实逃到幻想中。幻想轻易与丰富地变出了实现起来很难与残缺不全的东西。这些幻想与个体此在抑制和缺乏的愿望有关。尽管这些幻想是不真实的,却创造了一种缓解。布洛伊勒把在其孤立世界中的自我隔离,称为"自闭思维"(autistisches Denken)。例如,幻想思念的内容是失落的童年、陌生的世界、形而上学的故乡。起决定作用的是摆脱当下冲突与责任的倾向。克尔凯郭尔对形而上学和文学的这一影响方面作出了最深刻的把握——形而上学和文学剥夺了人的现实个体此在,而支持了一种幻想的流散。

bb)这些首先只是游戏的、非现实的主观满足,会导致它们内容的主观实现。这是一种必须回溯到不可理解的异常机制的移置。这包括癔症的实现(在躯体和心灵现象中)、发展出自以为的内容的谎言(病理性谎言)、精神分裂进程中妄想世界的构建。

cc)在正常的、可理解的心灵生命中没有这样的移置,但游戏经常会导致自我欺骗。尽管这些自我欺骗是可纠正的,但在可以理解地忘记尴尬的事情或义务时,在半意识中,至少在主观上是可察觉的,通过幻觉的重新定义,在向癔症行为的流畅过渡中,会一定程度地放松。与此相反的是现实的、真实的和真正的努力。人会在现实中变得透彻。这种努力会再次将他带回世界,如果完全的清晰抗拒没有导向孤立与否定的话。


人们通过这种方式,把神经症和精神病、罪犯[1]和怪人的行为,理解为虚假生活中的自我欺骗和自我投降(出于远离现实的冲动)。自我

---

[1] *Bjerre*, *Andreas:* Zur Psychologie des Mordes. Heidelberg 1925.

隔离被理解为是不真实的,因为除了自我退缩之外,自我隔离还会导致自我欺骗。实际上,与既定现实的自我隔离,是基于存在的隔离(自我隔离通过存在来表现)。"与上帝隔离,就是罪。"人们将这种不真实认作人类普遍有的情况,因此易卜生追问了每个人都需要的生命谎言,并且用歌德的一句话来承认:没有人可以达到对取消他的此在条件的真理和现实的洞察。或者说,人们将极端自我欺骗的世界,限定为精神变态者的圈子,并把精神变态定义为"遭受生命必需的自我欺骗"(克拉格斯)。理性的心理学家会提防这些来自双方的一般化。这涉及我们想要理解、但不能一劳永逸回答的问题。

　　现实中是有斗争的。人们清楚地看到了这种威胁,并把握到了这种情境的需求。逃跑、攻击和保护,是斗争的手段。但是,一切都会变得模糊。难以承受的现实被掩盖了。要去对抗或承受的威胁与责任,不会被承认。在自我欺骗中、在没有明确意图但本能执行的事情中,防御成了逃避,因此在疾病、失败、痛苦中是为了逃避要求。情境和任务,以及自己的行为对于它们的意义,都脱离了批判的意识。现在,自我欺骗与现实欺骗一起,都是为了有意地欺骗他人或取代他人。意识不再与自己的无意识相符。

　　**6. 临界情境**。人总是在情境中,并且一切最终都会在临界情境中被取消,即实存的、不可逾越的、无法改变的此在情境,就作为人在其中成长的临界情境而失败。[①] 澄清这些界限,以及当一个人打开或隐藏这些界限时,他会变成什么,这些都超越了经验心理学。但是,理解心理学必须意识到这些界限。因为在精神变态、神经症、精神病中,不仅有对健康正常的偏离,还有人类可能性的起源。在异常中出现和体验到的东西,经常是对人之为人的一种启示,但这些东西对进行观察和实

---

① 　论临界情境:*Karl Jaspers:* Philosophie,Bd.2,S.201ff。

际治疗的心理病理学家们来说是难以知觉到的,而只有对把人当作人的命运同伴来说才是可知觉的。

神经症被理解为临界情境下的一种失败,而治疗的目标是人在自我觉悟(Sichoffenbarwerden)中通过临界情境的自我改变,在既定世界中的自我接受,或现实的自我成长(Selbstwerden)。① 这种领会是正确的,因为它所包含的哲学真理对于神经病患者也是有效的,而且实践哲学中的真理也具有治疗的意义。我们要记住:临界情境中的逃避本身不会致病,而且健康的不诚实者和懦弱者,可以很有成效且在没有异常显现的情况下进行逃避。

**c) 基本知识的内容:象征。**要想理解人,就要理解人知道什么、他意识中的对象内容是什么。但关键不在于这种知道,而在于这种知道对人来说意味着什么,即达到这种知道的方式以及这种知道的影响。被人经验为、看为以及面对的独特现实性的东西(首先是人所具体肯定的现实性),决定了人的本质。他拥有一个什么样的的上帝,决定了他是一个什么样的人。

1. **基本知识**。我们把这样的知识称为基本知识:人本身清楚的知识、所有作为他特定知识前提的知识,或作为所有其他知识前提的知识。基本知识也就是先天知识。基本知识是理智范畴中的普遍意识先天、理念中的精神先天、实践冲动和反应形式中的此在先天;基本知识是通过当前人之存在而在他世界中的流传,并作为唯一形态、作为普遍化身(Inkarnation)的历史先天(它不是作为普遍,而是作为无限的这个而具有意义与重要性)。

基本知识就在占统治地位的直观中、在原现象与现实状态的看与

---

① *Dürck*, *Johanna*: Die Existenzformen von Bemächtigung und Vermeidung. Zbl Psychother. **12**, 223.

思当中、在人之存在与世界存在的方式中、在任务与天职中、在占统治地位的价值评判与倾向中。象征在基本知识中具有一种极端重要的意义。

2.**象征概念及其在生命现实中的意义**。康德曾说,不管我们要把握什么样的对象,它都必须是直观的。象征就是类似的直观。例如君主政体可被想象为是有心的躯体,而独裁可被想象为是一架机器;在现实与意象之间不存在相似性,但规定之间存在着相似性,并能让我们反思二者以及它们的因果性。现在,当"对于直观对象的反思,转移到完全不同的、无法直接地与直观相对应的一个概念上时",独特的象征就产生了。我们在象征中所直观到的是我们的理性所思的,但又不适用于感性直观的东西。在真正的象征中所直观到的东西,只是在象征中能通达的东西,而象征的对象从来不会在直观经验中呈现:"因此,我们对上帝的所有认识都纯粹是象征的";想要直接把握上帝的意志、爱与力量等的人,就是人神同形同性论者(Anthropomorphismus);忽略所有象征直觉的人,就是自然神论者(Deismus)。①

当象征没有现实性时,象征就成了不受约束的审美内容。只有当象征有独特的现实性时,象征才是完全的象征。人有这样的思想倾向——把现实性作为直接直观的现实性,因此,象征要么是迷信的对象(当象征的感性特征被当作它的现实性时),要么是非现实的(当象征按照感性实在的标准来说是纯粹比喻时)。原初地生活在象征之中,就是生活于我不知道而且要在象征中才能清楚想到的现实性中。因此,象征是无限的、可达到无限解释的、不可穷尽的,并且不是作为我所知与所有对象的现实性本身。②

---

① *Kant:* Kritik der Urteilskraft. § 59.
② *Vischer, Fr. Th.:* Das Symbol, in den "Kritischen Gängen". 在维舍尔(Friedrich Theodor Vischer)那里,现实性内容就消失在他的美学理解中。

尽管人的基本知识通过范畴有了结构,通过理念有了整体性,但在基本知识独有的现实性中才具有象征的含义。这意味着基本知识不是一种在理智上充分开展出的知识,而是存在于直观和意象中的;基本知识具有无限的意义,并且把实在的语言带给了我们;基本知识为人提供了保护,让人能够明白自己,并让人感到安宁。受过哲学教育的人的逻辑-系统认知,最终也有决定性的象征;当思想系统作为现实性意识的承载者,多于其中的理智时,思想系统本身在其整体上就有如象征一样的意义。所有的哲学"基本概念"都不是定义,而是全面的象征直观——它们本身在最详细的理性系统中都不能得到充分与完全的解释。

象征是一种历史先天,但象征的真理性在时间中是永恒的。象征在无法估计的层次上组织起来,在神话、哲学和神学中得到展现,在幻想游戏中直观化,在美学考量中不受约束地呈现,在最表面的情境中是不可抗拒与无条件的,在每个丰富的生命中都是隐藏的主导。

世界中所有的直观性都能成为象征。生命、世界、事件的原形式,元素,所有此在的基本事实构成,现实事物的类型,人之存在的模板与对象意象,都能成为象征,正如它们是我们的价值评价那样。如果它们纯粹是我们眼中的对象,那么它们就不是象征;如果它们指的是其他的东西(例如独裁国家的机器),那么它们也不是象征;如果它们得到了充分解释,并且通过世界中其他的有限性成为了有限性,那么它们同样不是象征。当象征是某种东西的无限意义的承载者时(人们不能通过象征以外的方式通达它),象征就是生命的本质,吸引我们、充实我们、让我们高兴或颤抖,但总是让我们着迷。象征影响了我们,因为它给我们自由;但象征也束缚了我们,因为它成为了我们迷信的客体。

象征这个词在语言惯用法中有多种意义。在最广义上,它被用于纯粹地描绘世界中的相同和类似、直观的图式与简化、所有的近似意义。问题总在于：象征什么？如果可以用世界的对象来回答，那么这就不是真正的象征。"象征什么"，只在象征本身中存在，而在象征以外别无他物，除非这是超越的哲学概念。

在理解心理学中，尤其要区分的是：作为由自身生命史出发的、个体适用意义之承载者的象征，与作为补偿构造或永久超越之全面意义承载者的象征。荣格认为第一种象征以个体无意识为基础，而第二种象征以集体无意识（kollektiven Unbewußten）为基础。

3. **象征理解的可能性**。人们可以理解象征吗？对于不属于自己的、其他的象征，人们只能由外部显现上去查明，但不能由他们自己本身出发去进行理解、不能在心底触及象征的现实性。如果要完全理解象征，就要求在象征中有自己的生命。这种自己的象征可以被澄明、翻译到形而上学的思想中，并且在这种运动中似乎能够从晦暗到充分展开；只要人们能够活在象征之中，那么就能理解象征。与此相反的是，不受约束的象征理解，达到的是美学的直观、在对异己内容的尝试性参与中的特有情感激动，但没有现实性的真诚。象征知识不只是一种意象中的思考。

象征的心理学理解，具有灾难性的歧义性。人们在神话和宗教中、在梦与精神病中、在清醒幻想与精神变态状态中研究象征；因此，人们知道了象征，但只是表面的、没有自身信仰的知道。或者说，在这种科学研究的外衣之下指的是象征本身的真理性，人们想借助象征认识达到治疗，而且想要唤醒象征本身，并参与到象征之中。历史与心理学事实构成的认识意义（由外来看、也包括内在重现时）以及通过象征达到的、知识的真理性意义，是交织在一起的。

4. **象征研究的历史**。象征研究大多是在神话、童话和传说范围内的。自浪漫主义时代以来（克罗伊策（Georg Friedrich Creuzer）），象征研究就成长于古希腊神话学研究中。奥特弗利德·缪勒（Otfried

Müller)、韦尔克(Friedrich Gottlieb Welcker)、纳格尔巴赫(Christoph Friedrich Nägelsbach)以及罗德(Erwin Rohde)[1],都是最有成果的象征研究者。谢林(Friedrich Wilhelm Joseph Schelling)[2]发展出了一种卓越的总体直观——尽管有很多细节错误与一些整体上的愚蠢,但在今天看来仍是有意义的。在所有平淡的、无限汇总的解释中,具有启发性的是巴霍芬(Johann Jakob Bachofen)。[3]

现如今,克拉格斯[4]和荣格[5]作为象征的解释者而闻名于世(克拉格斯把象征称为"意象"(Bilder),布尔克哈特(Jacob Burckhardt)把象征称为"原始意象",荣格把象征称为"原型"(Archetypen))。但是克拉格斯与荣格有本质的差异。克拉格斯对象征的解释,具有非常吸引人的直观力量;他对象征(文学与艺术)的重现在其巨著中是永恒的(它在对理性主义与诺斯替主义的思想综合中,发展出了一种令人惊讶的前批判哲学)。与克拉格斯相反的是,荣格不仅缺少这种直观力量,而且缺少克拉格斯那样巨大的诚恳性。荣格是激动人心的、处于所有中心的,但不是克拉格斯那样有启发性的解释者,而克拉格斯是他所重新发

---

[1] *Müller*, *Otfried*: Prolegomena zu einer wissenschaftlichen Mythologie. Göttingen 1825; *Müller*, *Otfried*: Die Dorier. Breslau 1844; *Welcker*, *F. G.*: Griechische Göttterlehre. Göttingen 1857; *Nägelsbach*, *C. F.*: Homerische Theologie. Nürnberg 1840; *Nägelsbach*, *C. F.*: Nachhomerische Theologie. Nürnberg 1857; *Rohde*, *Erwin*: Psyche. 1893. 4. Aufl. 1907.

[2] *Schelling*: Philosophie der Mythologie und Offenbarung. Werke, zweite Abteilung, Stuttgart 1856ff. 尤其是第一卷中有关神话史的讲座 1—10。

[3] *Bachofen*, *J. J.*: Die Auswahl "Der Mythus von Orient und Occident". München 1926 mit der historischen Einleitung von a. Baeumler. Kleinere Auswahl von Rud. Marx in Kröners Taschenausgabe.

[4] *Klages*, *Ludwig*: Der Geist als Widersacher der Seele. Leipzig 1929.

[5] *Jung*, *C. G.*: Wandlungen und Symbole der Libido. Leipzig u. Wien 1912; *Jung*, *C. G.*: Seelenprobleme der Gegenwart. Zürich 1931; *Jung*, *C. G.*: Über die Archetypen des kollektiven Unbewußten. Eranosjahrbuch. Zürich 1935. 论荣格: Die kulturelle Bedeutung der komplexen Psychologie. Festschrift zum 60. Geburtstag. Berlin 1935.

现的巴霍芬的继承者。荣格的解释让人疲惫与恼怒，因为其中有如此多的非辩证矛盾。当读者从克拉格斯的著作中走出来时，就会发现，完全支持世俗怀疑论的荣格缺乏克拉格斯那种鼓舞人心的力量。在象征贫乏的当代，克拉格斯和荣格都想揭示独特的现实性。在我看来，荣格的努力是利用旧时代资源的、徒劳的新起点，而克拉格斯用他自己的话说是对已经失落的历史深度的一种无望追忆。

　　在心理治疗中，荣格的学说享有声望。在心理治疗圈外，他也得到了热情的支持。卓越的印度学学者齐默尔（H. Zimmer）说："荣格的学说，担负着不可思议的、引导心灵的任务"。"荣格在我们自身本质的潜世界中，揭示了不朽的源泉——曾经喃喃自语的完形，并且把民族及其文人为了让我们可以把握而编织出来的神话，带回到了难以把握的、诞生所有完形的深度中。""荣格的释梦艺术，不可思议地照亮了神话与传说的黑暗根基。"每个人都可以去寻找荣格所发现的东西。但我根本不相信这样的判断是正确的。

**5. 象征研究的可能任务**。尽管象征在我们时代的公共生活中也发挥着作用，但起作用的只是少数象征；现代人的生活总体上是特别缺乏象征的（与之前的时代相比）。与此相反的是这个事实构成：象征大量地出现于梦中、白日梦幻想中、精神病与精神变态状态中（不确定在多大程度上是游戏性的，还是严肃的）。在心理病理学中，象征通过心理治疗而成为了优先注意的一个对象。象征对心理治疗的重要性有三个方面：一、对象征的直观，让我们洞察到了有可能在支配人类个体的东西；二、晦暗的象征可以被唤醒、培育和意识到；三、象征可用于对人的间接引导。因此，象征对心理治疗的重要性至少有这三个方面，尽管这三个方面也遭到了怀疑。但是,象征有几乎难以估价的意义,因此对象征的研究是一项紧迫的任务。

aa)对材料的认识。心理治疗师一开始会让患者谈论他们的梦。心理治疗师在精神病患者的体验、幻想和妄想意象中也能发现这样的内容。心理治疗师最终发现:所有人的梦中都有一个未曾注意的世界。值得注意的是,这些发现中存在着所有民族神话内容的平行。正如民族学(Ethnologen)已经发现了全球各地神话的平行性①以及人之存在的"基础思维"(巴斯蒂安)(Adolf Bastian)那样,无中介的传播是在各地自发产生的;不仅民族学家与神话学家的发现是如此,而且在梦、神经症与精神病中的发现也是如此。因此,对他们来说,必然存在着对于神话世界的普遍认识,正如在宗教传承、传说与童话、诗歌中的普遍认识那样。

bb)对象征生命关联的认识。分析象征的方式有三种:哲学追问的是象征的真理性(柏拉图、柏罗丁、谢林);历史学追问的是象征作为具体现实性的已在(Gewordensein);心理学追问的是象征在个体人类心灵中的起源与运作、普遍的人类规律性及其变化。这些追问有不同的意义。它们都要求理解内容,但当它们总是在实际的象征研究中交织在一起时,它们各自都有独立的目标(哲学追问永恒的真理、历史学追问普遍历史的具体显现、心理学追问因果机制)。

1. 象征的系统。我们认为,人无时无刻不生活在作为主导现实性的象征之中,而且在象征之中的生活属于人之存在的基本结构,因此可以从人的特殊性去理解象征,在人类多样性中去采集、眺望和组织象征。在基本直观中,当人们不能理解象征时,至少可以由外出发去处理特殊的、陌生的形象。或者从基本直观来看,这是一个象征意义的真实

①  *Andree*,*Richard*: Ethnographische Parallele und Vergleiche. 1878. N. F. 1889.

世界的问题,而这个世界在很大程度上与我们疏远,对我们不利,但也许可以重新获得。这个象征意义的世界,应该是一个巨大的、持续运动的意象世界(它给出了原型真理):我们所寻找的这个世界的基本元素,就是人类现实性意识的永恒元素。因此,象征系统不是显著幻想的组织,而是真理的设计。可能的象征内容的开展,意味着空间的开放;在这个空间中,人可以成为他自己并变得充实,而他在没有象征的情况下,会与贫乏的心灵一起冻结为虚无,因为光靠单纯的理智,他费尽心力也只有徒劳地居于空虚世界的忙碌之中。

人们把所有已存在象征的收集与组织(象征形态学),区别于整体上的、象征真理的内在建构(象征哲学),因此这两个任务是相互服务的,但一个不能由另一个来充实。模糊的混合,会同时败坏这两个任务。

例如,海尔提供了一个象征世界的组织。[1] 人们在他对生命循环的重现中继承了他(参见本书第 355 页)——"心灵的层级"由植物上升到动物,再到普纽玛的存在(Pneumatischen),及其神话-象征根源,因此人们确信这种组织,尽管提供的是一种极富刺激性的意象,但也提供了一种完全特殊的直观方式(在哲学和心理学上都是非常值得追问的)。在海尔的相关著作中,我们不可被来自歌德和其他世界的、与象征没什么关系的精神气氛所误导。

2. 象征生命的规律。当人们注意到主观视觉的直观意象时,不会惊讶于完形、风景、未曾见过的人是怎么突然无中生有的。这就像是在梦中一样。无意识的生命,肯定在以一种我们完全不能直观的方式,塑造了之后在意识中完成的东西。这种完成,就是内容;它是有意义的,

_____

[1] *Heyer*, G. R.: Organismus der Seele. München 1932.

并且隐藏了内涵。如果不能理解关联,那么我们看到的就只是一种异己碎片基础上的、任意东西的堆积,说到的就只是偶然;但是,对有意义理解的要求,总是会让我们一再去寻找定律与关联。

在涉及的不是有意义直观的无关紧要碎片与偶然关联组织,而是源于无意识生命的、至少在部分上具有象征意义的东西时,一种有意义的关联就出现了。当尝试在最终的意义上去解释实际体验的内容时,人们就有了两个基本经验。第一个经验是:解释是无限的,人们不能完全解释,而意义分叉是不会停止的。

> 荣格说:"当人们在类型与其他原型的关系中检查类型时,就会扩展到同样宽广的、象征历史的关联中,从而得到这样的结论,即基本的心理元素所具有的模糊闪现的多种完形性,全然超出人类的想象。"

第二个经验是:解释本身是一种象征生命的延续体验、含义的唤醒与自我澄明,以及创造性的进程。象征翻译是没有根基的。

解释揭示了源于梦的世界与幻想世界的象征是否与清醒的生命相关联,即象征的意义是否影响着或根本就统治着清醒的生命。无可怀疑的是,象征在清醒生命中起着一种主导的作用。荣格通过"鲜活反应系统与准备系统"说明了这个现实——象征会显露并发挥作用;象征不只环绕着生命过程,而且决定了生命过程:"没有天生的表象,但有天生的表象可能性,而且这种可能性还为最大胆的幻想划定了界限。"哲学先天,在心理学上就是有效的原型结构。哲学先天"一方面形成了最强的、本能的成见,另一方面就是本能适应的最有效辅助"。

荣格的原型有多重意义。原型不是自在的真实象征。对荣格来说,原型是普遍的力量——它们会产生总是确定的完形、意象、直观、理解方式。世界与人就在原型中向我显现;我在原型中幻想与做梦;我还在原型中相信与确定存在。在原型中也有真正的象征;尽管是在超越的存在内涵决定世界中的人和事物对我的意义和重要性时,即在我与它们相处的方式不是由目的、兴趣、重要的反感和同情决定时,而是由在它们身上并超越它们的东西决定时。

象征可能是一种清晰的存在语言、超越的客观性,但只是人类心灵的产物(表象),并且后一种意义上的象征,在心理学讨论中才是重要的。象征的这两种意义导致了混乱的歧义性:我可以在象征中找到真理吗? 或者说,我可以把象征解析与消解为表面现象吗? 同样如此的是在基本原则的说明中,我在象征中面对某种包含我的东西。自我成长就是作为真理理解之象征理解的自我解释吗? 或者说,与自我阴影的斗争就在与象征的交流中,而且自我成长就以表面现象的理解为基础吗?


在荣格那里,起重要作用的是以下这一心理学的基本现象:我们总是生活在分裂中。当我们与完全他者的东西打交道时,与对立者的交流,就是与我们本身的交流。我恨着和爱着我自己在其他东西中、在犯罪中、在冒险者中、在英雄与圣徒中、在上帝与魔鬼中的可能性。我把我本身蕴含的东西赋予客观性;我掌控或屈从于它,因为我对抗或占有、恨着或爱着外在于我的东西。在个体心灵中所发生的事,就像黑格尔在宇宙中所看到的那样:我成为了与我对立的东西;我会或多或少地变成我所对抗的东西。

荣格认为:"人格面具"(Persona)就是我们通常的适应系统,而且我们就在这个系统中与世界进行交流。我们要么控制,要么受控于由原型构成的适应系统,因为我们会把自己与适应系统相同一,并着迷于它。或者说,"阴影"(Schatten)是卑劣功能的总和;

没有卑劣功能,我们就无法存在,正如阳光下的所有物体都有阴影那样。阴影是通过原型而形成的。着迷于他的阴影的人,即生活在他的自我之下的人;他作茧自缚;在没有碰到障碍的情况下,他会无意识地做出障碍。原型把它的世界塑造成一系列失败、无能和放弃的情境。

3. 象征的起源。象征世界的经验直观告诉我们,所有民族的象征都是平行的——人们的结论是:人类有某些共同的东西,因此所有民族都有共同点。此外,人们还发现了有限的象征类型,它们是平行的文化圈,但不是普遍的。另外,人们看到了独一无二的、属于特定民族的、象征历史的完形。因此,我们直接发现了作为象征的、最普遍的极性(阳性与阴性,变化、生成与消逝,节律与周期,基本的自然现象)。通过这种方式,人们可以发现,人类在基本象征中所拥有的东西,非历史地、在所有传统之外地、无意识地和非时间地存在着。但是,没有人通过这种方式发现阿波罗(Apollo)和阿尔忒弥斯(Artemis)。阿波罗和阿尔忒弥斯是历史的、唯一的、不可替代的、不存在于最深的无意识中的;他们其实是流传下来的。在上述两个极端之间,存在着特殊的完形——它们不是普遍的,但属于某些文化圈,并且超出了单一民族。我们的结论是:存在着很多特殊的内容,尽管不是到处存在的,但存在于许多地方,因此它们不是历史的,而肯定是普遍存在的。它们也是令人惊讶的,例如:头足类(Kopffüßler)完形。

所有的象征,只有在它们历史的、特殊的、独一无二的完形中,才会影响到生命。尽管象征当中有普遍结构和内容,但这些普遍结构和内容是不起作用的。与此相反,另一种观点认为起作用的只是在历史变迁背后的普遍象征。

谢林坚持第一种观点。他用非凡的眼光看到神话的起源与民族的起源是一致的。巴比伦的语言混乱,把之前统一的人类分裂为了各个民族,而它们在后天的盲目性中被献给了神话。有多少民族,就有多少神话;每个神话都影响了民族,正如每个神话都是由民族创造的那样。神话产生的普遍规律,从一开始就有特殊的完形。

荣格的观点完全不同于谢林。荣格区分了源自个体生命史的无意识与集体无意识。集体无意识是生物学-心理学的人之存在的普遍基础;集体无意识影响着每个个体,但又隐藏于深处。但荣格再次把这种普遍的东西理解为"人之存在发展的强力精神遗传型"或"可回溯到他们最晦暗开端的、所有人之存在的沉淀"。

> 然而,荣格的集体无意识建构(集体无意识作为原始意象王国,是人类状态的最真实思维)仍然是歧义的:一方面是成为事实的、以研究为基础的对于史前时代以及人类隐藏禀性的知识;另一方面意味着这样的要求,即参与到对自身解脱的真理实质中去。

> 荣格写道:"最原始的意象是最古老的、最普遍的和最深层的人类思想。最原始的意象同样是作为思想的情感;它们甚至有像独特和自立生命一样的、像特殊心灵一样的某种东西(我们不难在诺斯替主义系统中看到这样的东西,而诺斯替主义系统就依赖作为认识源泉的无意识知觉)。保罗那里的天使、大天使、宝座和统治表象,诺斯替主义者的执政官和光之领域(Lichtreich),伪狄奥尼修斯(Dionysius Areopagita)的天国等级,都源于对原型的相对独立性知觉。"它们包含了所有人类能够想到的最美丽与最伟大的东西,以及人类能够做出的、最坏的无耻行径与残暴行为。

由这些历史心理学论题之真理意义的歧义性来看,它们是非常有问题的。首先,在几乎所有民族、梦的内容与精神病内容之间最令人惊讶的类似性,不足以令人信服地建构出人类无意识中的普遍与内容充实的基础。这些类似性在进一步的重现、浮现出来,而且局限于普遍的范畴,但它们当中更有影响的内容没有被涉及。例如,将死和将复活的神(奥西里斯(Osiris)被杀了,狄奥尼索斯(Dionysus)被撕碎了,基督被钉上了十字架)的一致,并不是他们的本质。这个类比展现的是无关紧要的事情。

cc) 随眠含义的苏醒。在心理治疗师的象征研究中,存在着这样的冲动:寻找象征的真理,并参与这种真理性。在这里,心理治疗师要冒很大的混淆风险。

1. 正如我们所观察到的那样,象征的出现(在梦、幻想、精神病中)是一种心理学现象,而且这种现象必须与理性清醒状态中的象征实存意义区分开来。将梦的经验带入实存性的存在解释中,是否可以提供真理和疗愈呢? 也许吧,但这里不是也很容易将严肃性转移到具有可变内容的情感游戏,以及对如是存在者的臆测论断上吗?

2. 如果在热闹的世界情境中,人们已经丧失的体验能力,由人类秩序的巨大问题出发,通过历史解决方法或失败来充实自己的生命,那么这些解决方法所揭示的神话和文学创作就无法被理解了。当出于这种缺乏的意识,人类可能性的枯萎萌芽寻求它可以呼吸和成长的空气时,从荷马到莎士比亚和歌德,以及在古老的永恒神话中,对人类的基本可能性的直观可能会为人类打开一个空间。但是,在这种相关状态中,仍然没有本己的原初现实性。

3. 如果历史学和心理学知识似乎可以帮助受苦的人达到鲜活有效的象征,那么结果可能是一种迷信——在有限的固定中,试图去支撑悬而未决的、变动的和对象化的,但本身难以把握的象征,而这时深度的传承就会颠倒,被误用于治疗的目的(在健康和幸福的尺度下);这时,象征实际上就不再是象征了。

4. 对于个体而言,象征可以是某些对它来说甚至无法客观化和产生影响的东西的语言。当象征从它的无意识中被唤醒时,问题在于什么样的历史因素构成了象征,并把它带到了它本身的意识中。但回答了这个问题的人,会成为先知。他不是在教导,而是在宣告;他没有通过镜子与问题提供帮助,而是给出了实质性的东西。研究者和哲学家们似乎会认为这超出了人类的力量与可能性。我们带着惊讶和畏惧站在作为隐藏真理世界的象征面前。我们尝试不在普遍的个体中、而在具体历史的个体中,去理解地接近这些象征,去倾听:在我们内心回荡着、可以让其他相反方向上的人理解的东西,是否是在研究与哲学中可以达到的极限。

5. 与总体的象征世界相对的是,我们有一个象征由之而相对化的起源。自身反思将我们从符号的束缚中解放出来,阻挡了不断威胁的迷信,并且通过所有的象征,使得实存可以形成对于无意象超越的新的与更深的联结。这种无意象的超越,通过伦理行为的无条件性、通过自由状态中的自我馈赠奇迹来说话。如果决定与决心是在理性的公开状态下与实存相关联的,那么它们就会出现在不固定的、在内在行为与外在作为中运行的确定性中。

## §3. 可理解性的基本形式

**a) 心灵的矛盾紧张及其运动的辩证法。** 心灵生命及其内容是矛盾分裂的。但一切又都通过矛盾再次关联在一起。表象唤起反表象,倾向唤起反倾向,情感唤起反情感。在某些时候,悲伤会自发地或在轻微诱因时变成快乐。一种没有得到肯定的倾向,会导致对相反倾向的过度强调。理解往往必须遵循这种矛盾性。如果我们要考察这种矛盾性,就要考察整个心理学。

**1. 范畴的、生物学的、心理学的、精神的矛盾性。**我们需要用普遍的视角去看矛盾:在逻辑学上,可以在范畴多样性中去看矛盾;可以把矛盾看作生物学和心理学中的实在;在精神上,可以把矛盾看作可以实现的灵性可能性。

在范畴上要区分矛盾中的异在(Anderssein)或差异性(Verschiedenheit)(例如颜色与音调);还要区分不同的极点(例如红色与绿色)与对立(真与假)。这涉及所有思考的普遍形式(思考的执行不能没有一和它,即不能没有区分,以及至少不能没有两个参照点),以及所有存在的形式——正如存在对我们所显现的那样(因为我们的理智不能思考任何独立于其他东西的东西,而且所有的存在对于理智来说都是分裂的存在,否则理智就无法思考)。

在生物学上,我们看到了现实的极点:在吸气与呼气中,在心脏的收缩与舒张中,在新陈代谢的同化与异化中——在功能的对抗中(它们有节律地相互排斥):清醒状态最后会导致睡眠,睡眠最后会导致清醒。在包含内分泌的功能循环中,它们本身就是矛盾的(巴塞多氏病和粘液性水肿在它们的矛盾性中,包含着对立两极的偏离)。所有生命的基本极点是阳性与阴性的分立与相互联结。

在心理学上,两极化的矛盾性也是普遍的。因此,在心灵的状态与驱动力中,有积极与消极、有意识与无意识、快乐与不快乐、爱与恨、自我奉献与自我维护的极性。另外,权力意志与征服的驱动力——自我意志与共同体感(我和我们);趋向白日的推力(趋向独立、责任、活动、生命的推力),和趋向黑夜的推力(趋向安全、放下责任、安静、死亡的驱动力)——突破秩序的推力和遵守秩序的推力。因此,有着无数的矛盾和两极。在理解心理学的著作中,这些矛盾和两极无限丰富地变化着。所有的理解心理学都在矛盾性中运作着。

在精神上,矛盾变成了对立的价值评判:真—假、美—丑、好—坏、正面—负面。精神把握了所有只是进行中的以及本身无意识的矛盾,在这些矛盾的意义中认识它们,把这些矛盾看作象征——由空间的上和下、左和右,越过黑暗与光明,直到生物学的两极(例如男性—女性)和心理学的对立(例如快乐—不快乐、开心—悲伤、振奋—低落)。但精神的本质是与其本身一起进行的运动:从一个极点跨到另一个极点,没有对立,因此精神克服了所有的对立,把两极统一为了一者,并且一直在总括的张力中。

在精神中,我们意识到了所有的对立面都是统一的,并且意识到了所有对立面统一的方式,而这是精神的不可计数的工作。精神认识到了无处不在的、无限变化的基本现象,并无处不在地把握了它们,因为精神就在自身当中实现了这些基本现象。矛盾不仅存在,而且一切存在都由矛盾驱动。矛盾作为持续运动的起源,是相互关联的。这种运动就是辩证法。因此,对这种运动的不满,实际上是固执理智的愤慨——理智想要知道它作为确定存在会拥有什么;术语定义是普遍不恰当的,因为现实是辩证的。

**2. 辩证法的方式**。在心灵现实中,矛盾有三种运作方式。1. 矛盾会无意识地在时间序列中骤变,正如吸气骤变为呼气,因此悲伤会骤变为开心,热情会骤变为无聊的心境,爱会骤变为恨,反之亦然。2. 矛盾地相互斗争:同一心灵中存在两极对立(一个对抗着另一个)。3. 我在矛盾中做决定(选择一个,排除另一个)。在骤变中,发生了内在行为的斗争,以及决定的决断。

后两种辩证法方式会导向极端不同的辩证运动——既-又的综合,与非此即彼的选择。

在综合中,矛盾进入一种建设性的紧张中,一个整体有可能立刻进入和谐的解决中,尽管这种解决肯定会很快转入新的运动,但在建设性的道路上,经历丰富与广阔的现实而进入紧张的矛盾统合中。作为矛盾统一体的整体就是源头与目标;这种整体在运动中,通过矛盾达到它的完全显现。在这里,辩证法走向了整体。

选择是完全不同的。一个人站在非此即彼的面前。他必须决定他是什么,以及他想要做什么。严肃性与可靠性的基础就在于排除决断的其他可能性的绝对性。此在、世界可能性的矛盾都是最终的:逃避矛盾、隐藏矛盾(即使是在最大的总体和谐中),都是不诚实的。作为现实的瞬间,决定了自己的行为:是善还是恶。总体的、总括的、排除直观的矛盾是不可能的。在这里,辩证法达到了决断的极限。

两条道路对于心灵来说都有独特的危险。当心灵想要观看和感觉整体时,它会陷入无根基性,无法注意到整体;会滑入一种美学上迷人的总体性,变得没有特征,不可靠和诡辩地使用既-又的辩证法。但是,当心灵追求决断的基础时,它牺牲了矛盾配对的另一方面,变得暴力,走上贫乏的道路,并死气沉沉地进入了片面的平静;心灵还要屈从于牺牲与排除、压抑的影响并在没有注意到这些影响的情况下,受到它们的控制。

在两条道路上,我们看到了正面的东西(其中的既-又也是作为整体构建的、矛盾的共同工作的中间道路);在既-又中,我们看到了作为绝对的严肃基础的决定。在两条道路上,我们同时看到了反面的东西——在那儿是无特征性,在这儿是狭窄,两种标志都是特殊的虚假性,因此我们不能把一个东西的正面与另一个东西的反面相对,而是要把正面与正面相对。

但是,心灵是怎么面对这两种辩证的基本可能性的呢? 心灵必须把一个基本可能性与另一个相对立吗? 或者说,对心灵来说存在着综合的综合与反题吗(整体和决定)?

这是人在时间中的基本情境特征:综合的综合与反题是难以完成的。它意味着我们的生命在机会与危险中历史地选择它的命运,并且必须实现;在面对悲剧的极限与超越的破灭可能性时,正确的解决会消失。

变化中的辩证法是一种普遍的思维形式——它在对比中走向理性的理智形式;它服务并超越理智形式。辩证法对于心灵的理解来说是必不可少的。辩证法提供了在人类的情境、事实构成和运动领会中的一种特殊满足。①

**3. 具有矛盾辩证法的心理病理学理解案例**。② 人们把以下思维作为心灵健康的标准:完全的统一,通常源于心灵中的矛盾,无论是通过明确和决定性的选择,还是通过全面的综合。在异常情况下,一种倾向是独立的,而没有对立的影响在起作用;或者说,没有统一;或者说,对立倾向获得了特殊的独立性。人们把这些尺度用于对精神病或神经症的理解分析。

aa) 在精神分裂症中,有着没有对立倾向的、极端的倾向独立的例子:命令自动(Befehlsautomatie)、回声言语和回声实践——患者按照命令伸出舌头,即使知道自己会被刺伤,他们模仿无意义的运动,简单

---

① 这些"辩证法"可能性的丰富性(远超过心理学,尽管包括了心理学),在黑格尔哲学及其追随者中,在总是有教益的黑格尔主义者那里得到了扩展。首先,黑格尔的《精神现象学》就是不可穷尽的。

② 矛盾心理学的案例:*Lipps. Th.*: Vom Fühlen, Wollen und Denken, 2. Aufl Leipzig 1907. 在心理病理学中,例如布洛伊勒、格劳斯、弗洛伊德。参见:Psychiatr.- neur. Wschr. **1903** I;**1906** Il;**19101** I. - Jb. Psychoanal. **2**,3;*Bleuler*: Dementia. praecox oder Gruppe der Schizophrenien,S.43,158ff.,405. 1911.

地跟着说问题。统一性缺乏的例子：同一对象同时具有正面和负面的感情色彩——布洛伊勒称之为二价性(Ambivalenz)[1]；这导致在正常的心灵生命中，要么是清晰的选择，要么是综合的构建；精神分裂症患者可以在未区分与未捆绑的同时性中，同时恨与爱，同时认为正确和错误，因此他们在正确的定向中会同时坚持妄想。对立倾向独立的例子——违拗：患者反对一切，或直接做着相反的事；他们去上厕所，却在厕所隔壁房间排泄；他们在该吃的时候不吃，但喜欢拿走其他患者吃的东西；在典型的情况下，一名患者在被要求向前时，会向后走；一位在暴雨中走进花园的患者说："阳光明媚啊"；克雷佩林就在这种意义上解释了某种木僵状态——他注意到与简单的心灵事件抑制和运动表现相对的、运动开端以及反冲动引起的阻隔；有时候，声音告诉患者的是与其所指相反的东西，因此喝彩声指的是患者不应该做相关的事。

bb) 在神经症中，人们把决定不能、完成不能，解释为矛盾统一与选择的中止。但是，心理治疗的紧张与放松的辩证法尤其显著。紧张与放松是由生物学到心灵，再到精神的极点。紧张与放松由肌肉，转到意志，再到世界观的基本态度。但是，作为一种生理事件自然地在有节奏的变化中导致平衡的东西，在心灵中由一种纯粹的事件变成了任务。尽管这项任务只有在一种幸运的生命力事件仍是运动的承载者时才能得到解决，但也只有在斗争的、自我提高的人类(他首先在内在行为中成为他之所是)努力中才能得到解决。在生理学上有痉挛和虚脱，而且二者都是不健康的。在心灵中有抽搐和松弛、固执和动摇，以及不属于这些矛盾的、容易接受的清晰意愿。由紧张与放松(它们在所有其他矛盾的获得中都是难以达到的)的两极产生了这样的运动——它们要么

---

[1] *Roenau*, E.: Ambivalenz, und Entgegnungvon E. Bleuler: Z. Neur **157**，153，166 (1936).

偏离地进入抽搐或松弛，要么由紧张越过放松，而在新的综合中进入新的紧张。

4. **在绝对矛盾中的心理病理学领会的深化**。如果人们观察一下理解心理学和性格学的努力，那么就会看到矛盾的主导意义。每个不是完全无关紧要的矛盾，一旦被意识到，就具有强迫性；几乎不可避免的诱惑是把这种矛盾看作具有最深层力量的本质。在所有心灵生命应该把握的实施中去应用矛盾，矛盾总是会变得模糊和多义。尽管矛盾似乎具有普遍的启发性，并变成了总是确定的流行语，但最终几乎不能被说成是矛盾性。

人们还可以在不同的普遍矛盾中找到相似性，例如：客体投注（Objektbesetzung）和自恋（弗洛伊德）、外倾和内倾（荣格）、现实性和我性（金克尔）（Künkel）。

在矛盾普遍化的基本立场中，人们要么去直观两种均值的极化可能性（外倾-内倾），以及两者通常的联结，要么去对比有价值与无价值的东西（具有生命力的和扰乱生命的东西），正如在弗洛伊德那里冲动与被压抑的道德精神的意义性，在克拉格斯那里的心灵和精神（精神是心灵的对立面）。调和的、泛魔的总体直观，是与上帝及撒旦的魔鬼二元论相对的。

我们相信我们看到了在每个矛盾绝对化中出现的错误。因此在我们看来，每个矛盾在其范围中都是为理解所需要的，并且在任何意义中尽管每个矛盾是如此有限，又都是恰当的；然而，一种矛盾性的总体性也是无法认识的，因此人们可以在理解中控制人之存在的整体。可理解性是与矛盾性相关联的。但是，如果理解超越了自身，而进入生命力的、外意识基础的不可理解中，以及历史的、无条件实存的不可理解中，那么可理解会得到更深的把握。

**b) 循环中的生命与可理解性。**辩证法是我们达到可理解关联之基本事实构成的形式:在辩证法中的不是单线的事件,而是一种持续的变化作用、一种对动机的反作用、一种扩张或缩减的运动循环进展。

　　表情与姿势会表现一种情感;表情与姿势都会反向提升情感,分化并展开情感。晦暗的驱动力会在行为、被生产出来的作品和思想中变得明显;驱动力本身首先由此而变得有力、确定和现实。人们会抵制他不想要的驱动力;驱动力由此而变得更强,或者说当人们忽略驱动力、不关注驱动力时,驱动力就会变弱。

　　这种循环不仅表现在为己的心灵中,而且随着心灵的开展一起表现在心灵世界中。只有事物的阻抗才能启动意志。人是如何塑造事物的,那么事物反过来就如何塑造了人。事件导致了提升与骤变。

　　所有独特的生成、生命、作为,都必须是整体的,并且必须在循环中构建。单线的事件、意志和坚持,都意味着限制、凝固,并且会导致毁灭。人必须能够以他可以理解的态度去翱翔,抛弃坚实确定性的基础。人必须跃入循环。如果一个人只是无风险地想要一个而不要另一个,只是拥有而不失去,只是有用而不是无用,只是活着而不死,那么他就在可理解生命的意义上犯下了错误。其实,他必须总是接受对立的东西,甘冒风险,让它成为刺痛,把它包含在他的运动中。无矛盾的纯粹性意味着固着、所有其他东西的丧失,以及在固着中已经僵死的东西的即刻毁灭。与此相反的是,向着辩证运动和危险循环的开放,会扩展可理解的生命。所有单线的意图和理性的固着,都只是循环运动整体中的一种要素(一种不可或缺的要素);这种要素首先就是从循环运动整体中获得意义、尺度和实现条件的。在循环中,出现了理念、所有的统摄、此在、精神和实存。在循环中断时,就会产生新的循环。

　　人们可以在可理解的此在与生物学此在之间进行比较。在循环中，生物学此在也总是需要得到把握的。例如，在内分泌-神经病学事件中（海尔穆特·马克斯）。具有对抗性的内分泌物的简单对立，是不够的；整体的循环造成了活生生的效应；孤立要素的有意强化，会带来一些东西——它们就像在个体当中那样，因循环的不同而起不同的作用；因此，不可统计性有相当的空间。人们需要统计他们在多大程度上可以认识整体的循环，或者举个其他的例子，神经肌肉和感觉事件的功能，只有在活的有机体的内世界-周围世界-情境中才能得到把握（冯·魏茨泽克的完形循环）。在这些可比较的例子中，可理解的生命也就是循环中的自我实现，但差异在于现在涉及的是有意识的事件与无意识的事件。有意识和无意识的事件要么是作为补充的循环事件而起承载作用，要么是作为自由的源泉而起作用。自由起着决定作用，其本身不能再次从属于意志，也不能成为经验论断和要求的对象。特殊的内在紧张、对本身的反作用、共同的强制或释放（"内在翻转的神秘小径"）（尼采），就是可理解的心灵运动整体中无法估量的要素。

　　　　它们就是从早期儿童阶段开始决定生命的活动。一位刚刚能够说话的儿童进入房间，看到母亲怀里（在这里的本该是他自己）的婴儿，楞住、迟疑、眼中含泪、突然走向母亲、抚摸母亲并说：我也是如此爱他。他成为了一个可靠的和亲爱的哥哥。

对于理解来说，生物学此在是一种比喻。在理解当中有风险、对跳跃必要性的焦虑（总是在整体的循环中）、决定和创造；与此相反的是，在生物学此在中的是纯粹的循环事件，尽管不是机械的，但也是一种不自由、自动的事件。

可理解的循环，在静止时是表达形态、特征整体和作品的循环形态。现在讨论的循环就是运动。可理解的循环运动，具有双重的矛盾性(推动生命或否定生命的循环)。尽管所有可理解的生命性都在循环中,但生命可以在循环中建构,或以循环为基础。因此,一个人可以通过屈服的方式去克服阻力。他可以反抗,而这只是强化了被反抗的东西。他想要发挥某种作用,但只是考虑了这种作用,而不是考虑到与他发挥作用相关联的现实,因此他使自己和他人遭受到了蔑视。在这样做时,他只会再次增加被分离的效力意志(Geltungswillen),并促使自己采取新的、徒劳的、只是在恶化的行为。对这种循环来说,在心理治疗师中普遍的是魔鬼循环的表达(金克尔)。这种循环不是真正建设性的生命循环,而是一种恶性循环。可理解的行为变成了一种手舞足蹈,在其中犯错的人首先会在他已经陷入的沼泽中沉得更深。因此,与创造循环相对的是否定循环,与解决、创造空间的循环相反的是阻碍和束缚的循环。

障碍会在其中强化自身的循环是多种多样的。焦虑成为了对焦虑的焦虑,而且首先是在焦虑达到高峰时。一种激动的提升,是在它被抗争时发生的。一种情绪通常是在对它的支持和屈服时变得过度的。愤怒在狂怒中增长。固执总是更固执。或者反过来,一种冲动在它被压制时增长;人在不想要性时,使自己有了性欲。

这些循环由于分离通常关联在一起的东西、孤立通常在整体上的东西的机制特点而·变得神经质。因此,无意识是意识所无法通达的。被压抑的东西,就在对抗压抑的驱动力中增长。自我感觉自己被另一个属于他的人淹没了。

## §4. 自身反思

人们可以说:一个人所做的、所知的、所想的、所造的,就是他在世界中理解自身的方式。我们所说的理解心理学，就是一种对于理解的理解。然而，这是人之存在的基本特征：作为人的人，本身实现了对他的理解的理解，以及对他本身的一种认识，人类心灵的自身反思与自我理解是不可分割的。因此，在上述所有内容与形式的理解关联中，自身反思已经被考虑到了。自身反思可以是起点：世界中的所作所为和对事物的认识，可以是无意识的，即在没有自身反思的情况下进行的。但是，自身反思的起点和可能性，首先让所有的心灵活动成为人的活动。

理解心理学必须理解自我执行的自身反思。因此，作为理解心理学家，我们要么是为其他人获得他在他的自身反思中没有执行的东西，要么是理解他人的自身反思，参与和推动他人的自身反思。

**a) 反思与无意识。**自身反思处于兼容并包的意识与无意识关系中。我们首先要重现反思的总体范围。反思就在把相互关联的东西分离开来时变得清晰起来。

所有心灵生命的澄明，都从主客分离开始（自我与对象）。我们所感觉、体验、追求的东西，都在表象中呈现：首先是在对象生成、完形生成、思维生成中，简而言之，呈现就在客观化中。在这种分离中的是进一步的反思：当我进行对自身的反思时，我就回向了自身；我反思了所有的内容，因此我反思了我首先没有深思熟虑就将之作为对象的意象与象征，并且追问：它们是什么。意识无限地上升到了对于意识的意识上。我最终进行了对整体的主客分离的反思，即我在哲学超越中意识到了在这些分离中的存在显现方式。

在每一次反思中，对无意识晦暗的澄明都是一种释放（Befreiung）——源于在无分裂晦暗中的联结、源于自我的既定如是存在、源于对下意识地压制自我之象征的放弃、源于客体的绝对实在的释放。

每个"何所出"（wovon）的释放，都追问了"何所往"（wozu）的释放。

离开无分晦暗中的联结,我自由地进入了对象的把握;当我知道我迄今为止纯粹感觉到了什么,这就像是一种解放;当我知道我发生了什么,我迈出了面对未知不可操控的、自由的第一步。离开自我既定的如是存在,正如我自己想做某种东西,当我把自己当作存在的客体时,我在自身反思中被释放到这个任务上——生成自我;我取消了最终的既定性,而获得了可能性。离开与象征的联结,我通过知识获得了在象征变幻自由中的象征。离开在客体此在中的、在臆测的绝对存在中的束缚,我有意识地超越了在无对象的、但在超越对象可能性的总体道路上生成的存在中的此在现象性。

每次释放都意味着风险。所有这些通过反思达到的释放,都会导致无根基性,丧失质料、大地与世界,除非在释放的每一步中保持变化的联结性,并随着释放的高度而提升;除非在对象生成中,统摄的晦暗作为起源而保持着可感性;除非被接受和吸取到自我成长中,作为我在此在中被给定的东西;除非在固定象征的克服中,整体的象征存在承载着生命;除非在超越中,决定下探到世界存在中。如果一种摆荡不受限制,如果我的翅膀在真空中失去了空气的阻力,那么自由所要求的摆荡就是无根的。

在心理学上,无根基性(Bodenlosigkeit)就是无意识的消亡,而我由无意识出发,在所有的意识层面上活着。无意识总是带给我驱动力、质料和内容。我必须总是由无意识出发去面对使我的机能得以可能的东西,由日常的、自动的所作所为,到创造的形态和发现的思维,以及决定性地给予我以自由内容的东西。最光明的东西,是由无意识的晦暗承载着的。所有的阐明都是对某种东西的一种阐明。

我们不是在我们意图的简单矛盾(理智、意志)中,活向无意识的。其实,通过我们的心灵和精神此在,存在着意识与无意识关系转换的结构化阶段序列,而且它们彼此不是独立的;二者当中缺少一个,就会导致心灵生命崩溃、瓦解和破裂。在最清晰知识中的伟大光明意志，既在核心处是无意识的，又总是一再地作为在对人类的无止境解释中的步骤而实现。对人类的无止境解释没有取消无意识，而是用它的无意识去做无限的扩展。

**b) 在心灵辩证法中作为运动之鞭的自身反思。**如果我们把在无意识中发生的事件，称为单纯的事件，但把有意义经验到的事件称为体验，那么自身反思就是体验必不可少的要素。因此，没有意义意识就没有自身反思。

但自身反思与认识有本质的不同。"对认识的认识"不是认识本身。认识使某种东西成为存在的对象，并使它可以操控。与此相反的是，自身反思是这样的认识——它把自己作为对象，并由此来改变自己。因此，自身反思不是静态地达到对我之所是的现有存在的认识，而是运动之鞭。

自身反思就像酶——它把一切只是既定的东西变成被接受的东西，通过它的加工把纯粹的事件变成历史，把生命进程变成生命史。因此，理解自身反思要求在其划分中去重现它的本质。

**c) 自身反思的划分。**自身反思促成了阶段划分。不存在唯一的、单义的自身反思。[①]

1. 自我观察。我注意到在我当中的进程，我的知觉、回忆和感觉等的方式。我确定了在稍纵即逝的、一直难以观察的显现中的东西。在我所考虑的我，与在我当中被我观察为一种异己客体的东西之间存在着距离。我中立地把自我当作一种被给予之物。

2. 自我理解。我由动机和关联出发，解释了在我当中发生的事，并尝试解释它们。这仍然出现在我的考虑中，就像它是一种观察那样，

---

① 参见我论尼采一书中有关由自我到自我关系的部分：S.111 – 113，335 – 338。

因此出现了丰富的可能性。理解的解释对我来说也是无限的,总是相对的。我最终不知道我是谁,在我当中起作用的是什么,关键的动机到底是什么。所有在我当中认识到的、可能的东西,既是隐藏的,也是可能的。自我理解通过一种纯粹的认识意愿,指向了无根基性。

3. 自我觉悟。在被动自我理解的帮助下,真正的觉悟通过源于活动起点的震颤存在的诚恳而发生。在哲学上,我们把这些活动作为内在的行为、决定的无条件性;但在心理学中,这些活动是难以定义的,尽管自我理解及其掩盖与颠倒在心理学上是可通达的。克尔凯郭尔以理解为工具,通过可把握的建构来使觉悟可感化,而他的这种艺术仍是难以企及的。① 在这里,我们只要注意一些接近心理病理学的区分。

觉悟(Offenbarwerden)不是通过一种简单的观照(Zusehen)而发生的。只有我同时在改变自己的内在行为,才能让我觉悟。不想坦露内心的沉默寡言,会隐藏在虚假的觉悟、毫无惭愧的内在传播、大量的坦白(Beichte)、无限的自我沉思和自言自语、对内在进程的直观沉浸中。觉悟不是如自然认识那样的客观过程,而是作为内在行为的自我把握、自我选择和自我学习。虚假的诚实只存在于在其野蛮性中的、真理的臆想表达的无抑制性中;其中的固着已经是不真实的。觉悟中的诚实,既是朴素的,又是深刻、简单和有效的。

觉悟属于自我存在(Selbstsein)。自我存在不是客体存在(Objektsein)。被认作、确定和明确为对象的东西,不是我的真正所是。客体存在的基本关系是因果事件。自我存在的基本关系是自我-自我关系,即加工、内在行为和自我决定。

想要获得终极知识的意愿,不言而喻地就是根本错误的基本出发

---

① *Jaspers*, *Karl*: Psychologie der Weltanschauungen. 3. Aufl. S. 419 – 432. 我引用的是来自克尔凯郭尔著作的语句。

点。实存决定的绝对性，就表现在可能解释的无限运动中。对于认识来说，如果它在实存上是有序的话，那么一切认识都在悬而未决中。目前这个或那个已做的事是确定的，但仍向进一步的解释开放。起源和路线的统一（它们贯穿显现，并指引着显现）是未知和不可知的，因为它们本身推动和指引了所有的认识，并且不会在认识中显现。

**d) 在其作用中的自身反思案例。**[①] 在这里，我们不是要在哲学上靠近自身反思的道路和内容，而只是要挑选出一些显著的心理病理学案例。

1. 自主（willkürlichem）与不由自主（unwillkürlichem）事件之间的关联。在心灵生命中，一个较大的矛盾是自主行为与非自主行为、自主（主动性）与事件（被动性）之间的矛盾。自主就是源于反思的有意。心灵生命的所有丰富性、充实性和内容，都取决于在自主之外的禀性（天赋、冲动、情感禀性、印象能力等）。自主只能划分、选择、阻止和激发。没有自主的心灵，会像无心的生命一样无目标和无意识地增长与分化。如果没有起到激发或阻止作用的充实，那么自主就是无法达成的；这样的自主就像一台空虚的机器一样咔咔作响。[②]

自主的影响（因人而异），延伸超出了有意识的过程。例如，一个人会无意地在特定时间醒来和入睡。

意志对于躯体的自主影响有三种。1. 直接的自主影响：在运动中，在对疼痛的压制中，在对瘫痪的假装中。2. 自主的间接影响：

---

① 本书第 192 页及以下现象学部分、第 366 页的表达学说以及第 637 页及以下的性格学说部分，都讨论了反思现象。

② 克拉格斯在心理学上认识到了这种矛盾，并作出了杰出的改进。然而，我们不同意他的地方是：他把意志直接与自主以及意图等同起来了。作为伟大意志的意志，具有丰富的内容，并且本身就是起源。

一个人把自己放在悲伤的心境中,为此而哭泣、心跳加速。3. 自主的影响(没有意识到这是如何发生的):通过纯粹的表象、直观上突出的意象和态度的情感强调。因此,暗示的效应大大多于直接的自主影响。但是,这种自动暗示效应本身是自主发生和引导的。

这就是健康心灵生命的一种标志——意图与纯粹事件之间的交互关系没有中断。如果非自主事件变成自主事件,并且意志丧失了对非自主事件的影响,我们就会追问经常被评判为疾病现象的原因。如果自主及其影响是存在的,但是自主所驱动和阻碍的心灵禀赋极为稀少,那么我们就会说这样的人是心灵贫乏的。心灵对于癔症患者躯体的影响,不能被看作是疾病,如果它们完全在自主的掌控中的话。

我们曾有机会对一所村庄中的一个唯灵论家庭(Spritistenfamilie)进行观察。有一天,儿子从别的地方带来了唯灵论。不相信的人进行了尝试。很快有一个人,然后又有一个人,可以"自动书写"。最终,除了母亲,所有人都做到了。现在,他们相信他们与已经死去的朋友和亲属是有关联的,并且定期在为此目的准备的房间中举行降神会(Sitzungen)。在这样的一个降神会中,我们观察到了梦舞、带着无意义与有意义的破碎词语的痉挛、自动书写。观众认为这一切都是由亡灵引起的。在痉挛中发出的叫喊是魂灵的表达。这些现象与癔症显现没有什么不同,但只有当观众想要有意的、出于这种目的在这个房间里招魂时,这些显现才会出现。他们认为,由于他们在生活中根本没有受到癔症显现的干扰,所以他们自己是健康的。正如有意的睡眠或多或少是好的,是遵照安排的,因此降神会中的"这些显现"也在有时候是更好达到的,有时候是更难达到的。但这个家庭中的很多成员,后来都患上了癔症。

自主与非自主之间的相互关系，会出现两种障碍：

第一，自主在面对非自主时，感到可以控制或无力。健康人委身于所有无意出现的内在体验可能性。但是，这种委身达到了心醉神迷，而他只是在有时候丧失了他的影响。非自主的支配，会在无数疾病显现中被体验到——这些疾病显现以原发体质或新出现的进程为条件。非自主的事件（冲动的自动），摆脱了自主的指引，即使情境和自主性又发生了变化。

第二，自主进程影响着非自主进程，但自主进程不是按照它的意图去指引非自主进程的，而是在它的有自发目的和有序的进程中，破坏性地去干预非自主的进程。例如，它想要起到入睡的作用，但达成的是失眠。对于执行的完全注意聚焦，恰好干扰了执行的状态。非自主和自动的执行会好得多。这些人尤其受困于"瞬间的痛苦统觉（Apperzeption）"：不管他们在哪里，不管他们做什么，只要有意识的意图一起在起作用，他们就会陷入混乱，并且根本不能自主地做他们想做的事；当完全自我放任时，他们才能达到可能的高峰。

冲动与本能不是像反思那样固定在同样的运动反应上。其实，本能确实表现在通常无意识地与情境相适应的、冲动满足的道路选择上。当进程机制的自然支配失效时，或者当目前寻找的明确性消失时，就会出现本能障碍。二者都是由意识的反思引起的（如上文所述，这在根本上是由于冲动本身的反转、联想的绑定、停留在婴儿的态度中）。当人们有意地改善这种反思时，障碍也会增加。进程机制失灵了，因此人们必须有意地去做无法本能执行的事了：有意的表达运动、被迫的语言、痛苦的姿势和行为。当只是半意识的冲动目标丧失明确性时，冲动目标的意图就会确立起来，但冲动和演进机制都不会服从。

冲动和本能在它们无意识的复杂演进中，处于人的控制之下——人可以自主服务于、放任、执行和克制冲动及本能。另外，一个人通过

501

有意识行为中的学习与练习,扩展了他的自动事件领域。我们执行我们的总体运动(然后是书写、骑车等)——首先是有意识的,然后是自动的。只有通过自动的充实,我们才能到达机能的可能顶峰。因此,复杂的思维演进和观察技术被自动化为了总是可动用的工具。曾经需要很长时间的东西,会被简化为几乎瞬间完成的功能。本能的、类冲动的和自动的东西(无意识事件的整体多样性),会一直达到最高的、最有意识的机能。无意识总是承载者。健康是所有阶段的确切交互——从反思到最明晰的意志活动。健康人可以信任他的本能。他的本能没有控制他,也没有离开他;他的本能是在他指引下的材料,并且这些本能借助决定性的确定性(它们在意图与思维上完全没有基础),给予自己被控制的引导推动。因此,健康人的本能是动态的;是有弹性的,而不是机械的;是开放的,而不是固定的。

2. 人格意识。人格的自我意识通过反思而增长,并通过反思而摇摆、着色和自我欺骗。

非常复杂的人格意识(一个人就在其中意识到他的整体性,他的持续冲动和动机、他的持续价值),不是在每个瞬间都存在的,并且最终只是理念;我们把人格意识区别于瞬间意识(Augenblicksbewußtsein)——我们部分地从对瞬间环境的反应出发来理解瞬间意识。因此,存在着"印象自我",一种特殊的、平滑的瞬间个体意识——它通过人们给他人的印象,复归真正的自我。或者说,完全普遍地存在着"情境自我"——它会根据个别的要求,在或多或少强烈的摇摆中出现。如果考虑一下对周围的反应(它不只在瞬间出现,而且在持续的环境中出现),那么我们就会把"社会自我"与真正的人格自我相对。在所有这些情况下,人格意识都总是由两种不可分的成分构成的:一种是自我价值感,而另一种是纯粹的自我特殊存在意识。

一个人在所有时候都不可避免的是,他不只是一种立场,而且采取了一种立场。他不仅诉说了自己，而且展现了自己，即他扮演着一种角色，尽管会随着任务、职位和情境而改变。这种角色不只是外在的。在超越外在立场的道路上，内在立场会生长起来；内在立场是一种尝试，并且会成为一种现实。角色扮演是一种特殊的才能，而且给出与改变立场是一种能力。

个体本身真正是什么的问题，在心理学上是难以回答的。我们理解了每个人的角色是怎么与他区分开来的。他与他的角色相对，并且他的角色不是他本身。但是，这种自我是什么，作为一个纯粹的点仍然是难以企及的。或者说，自我是最内在的本质（这在心理学上是难以把握的）——最内在的本质是内隐的、内在的、不表露于外的，因此是难以经验到的。与最内在的本质相对的是每个外显的人格意识。

当一个人以最终的态度和行为认同他在世界中的现实性时，情况就不同了。这种在历史深处的人之存在，或者在心理学上来看是有限的、固定的和不动的；或者就是真正的、超越所有观察与反思的自我存在，而且它是在无限反思顶峰的、非反思的、经验上无法认识的自我存在，并且它只在历史的（非普遍的）交流中开启。由此留下来的是所有显现的歧义性——世界中的人通过这种歧义性，与他的经验现实相同一，即要么是衰败，要么是真正的充实。

在心理学上给人深刻印象的是，自我意识如何与自我身体的意识紧密相连。一个人就是他的身体，并且他同时在反思中与他的身体相对。他就是他的身体，而这引出了身体与心灵关系的客观问题。他在对他身体的反思中作为他的身体以及被他相对的身体而被意识到——这是他作为此在的本质要素。身体就是所谓的现实：我就是身体本身，并且身体是我的工具。这种双重性——我与身体相同一，因此与身体的分离在经验上是不可能的，并且与身体相对、作为不属于自我存在的被认识者，造成了身体自我意识的歧义性。

3. 基本知识。我们所说的基本知识,就是支撑和包含所有其他认识的前提。基本知识更多的在于直观和意象中,而不是在概念中;基本知识就是与全然存在者相对的现实意识。基本知识就像一个人一样。当他知道他本身时,他的自我塑造道路就铺开了。

当人们对基本知识进行反思时,基本知识就被概念化了。因此,基本知识要么在所有时候都变得更确定、连贯、可靠和决定(有效的象征是悬而未决、自由和确切的,而概念的知识是固定和教条的),要么被考虑为可能性、被追问为不确定性(有效的象征是庇护所,而概念的知识是无根基的)。

如果一个人想要理解对人的基本知识,他就必须参与到对人的基本知识中去——对人的基本知识就在混乱的前景与言说之后,并且是很难获得的。对人的思维与思维运动的理解,一方面教我们看到了一个人难以跨越的强度与界限、安全与最终性,另一方面教我们看到了无根基的危险和现实——当他在自由的开放性中、在没有一般性的情况下,绝对地只是处于历史的具体中时。

在这个空间中变得清晰的是,人如何看他自己以及世界。他要在宽度与深度上敞开可理解性与可能的解释,因为他的存在是开放的,这样他才能在根本上认识自己,从而不是依照他所有的表象(在理想的情况下,对于总体心理学与心理病理学的知识也包含在内)、从自己出发去勾画图式。

## §5. 心理学理解与可理解性的基本规律

只要人们把理解放在自然科学认识的标准中,他们就会注意到,他们处于他们不想要的矛盾、不确定性和任意性中。人们倾向于把整个程序作为非科学的程序弃置一边。但是,理解要求超出作为自然科学的其他方法,并且可理解的东西具有超出自然科学对象的其他存在方式。理解的方法就在普遍基础原则之下。如果要知道人们在理解中做了什么、在理解中不能期待什么,以及在这个领域中特殊的认识充实可以在哪里,我们就要有目的地将普遍的基础原则表达出来。

可理解的东西具有在理解方法中与基本原则相应的属性:a) 可理解的东西就其在可知觉事实中的显现而言是经验现实的。与此相应的是,所有的经验理解都是解释。b) 可理解的东西是整体关联的一部分,而且这种整体在其意义和色彩上决定了性格或人格。与此相应的是,所有理解都在"解释学循环"中执行;部分只是源于整体,但整体要在超越部分的道路上来理解。c) 所有可理解的东西都在矛盾中运作。与此相应的是,矛盾的东西在方法论上同时是可理解的。d) 可理解的东西作为现实性,与外意识的机制相关联,并且以自由为基础。与此相应的是,理解是没有尽头的。尽管理解超越了每个达到的阶段,但它碰到了两个界限(自然与实存)。与持续生成理解的不可完成性相对应的是之后理解的不可终结性。e) 作为客观事实构成、表达、意指内容、行动、所有这些心灵显现的个体,在其他孤立时都是意义贫乏的,而在其有关联时才是意义丰富的。与此相应的是理解所依赖的、所有显现的无限可解释性和可重新解释性。f) 可理解的东西在显现中不仅是开放的,而且是隐藏的。与此相应,理解要么是澄明,要么是揭示。

**a) 经验理解就是解释。** 被理解的东西只有在这样的程度上才具有经验现实性——当它们在表达、行为和劳作的客观意义的事实构成上显现时。所有可理解的关联,其实际标准不在于可指出的显现与现象学上直观的体验。尽管可理解的关联是自明的,凭借心理学的幻想力量(这是心理病理学中最令人期待的前提),我们不断勾画出作为纯粹设计而令人信服的东西,但与心理学实在相对的,只是作为尝试假设的东西。可靠的批判(它在可能性上把明证的理解区别于经验的理解),造就了进行科学理解的心理学家。这些心理学家把他理解的每一步都与客观现象相关联,并且他知道:尽管所有理解的确定性随着显现的协同可解释性而增长,但它始终是一种解释。其他的理解也总是可能的。

命题:内在就是外在(非外在的东西,也不是内在的),但只对于心灵生命的经验认识来说是适用的。在临界上作为纯粹内在性而实存现实化的东西,是不可理解的。没有外在的内在,不是经验上可揭示的事实构成。但是,经验此在不是绝对的。可理解性,就是在有意义的事实构成之间的可解释关联,并且它作为经验的事实构成性,只是人的自我存在的突出部分。

**b) 理解在解释学循环中进行。**我们理解了个别思维的内容,并理解了身体面临威胁打击时的胆怯退缩。但我们的理解在孤立时是贫乏与一般的。在最后孤立的末梢上,会露出本质的整体,涉及客观的关联,而心灵的动机也会分叉出来。因此,理解由孤立的东西挤向整体,而孤立的东西也由整体出发,首先在其完整的直观领域中表露。实际上,理解是难以孤立的。因此,客观事实的收集(这是所有理解的出发点),是不会终结的。每一个别的出发点,都能通过新来的有意义的事实构成,获得对于我们的理解来说的新意义。理解就在这样的循环中进行——它要求由个别事实构成到其所处的整体的运动,以及由被达到整体返回到个别可解释事实的运动;这种循环本身在扩展,并在它所有的部分中进行相互理解的检验与改变。没有什么东西有最终坚实的基础,且达到的整体只在部分的交互中。

**c) 对立面同时是可理解的。**人们可能是这么理解的:一个虚弱和不幸的人是阴险的,充满仇恨和嫉妒,敌视富裕、快乐和强壮的人,正如心灵贫乏与不满有关那样。但是,人们同样可以做相反的理解:一个虚弱和不幸的人,对自己和现实是诚实的,对自己感到满足,爱他本身之所不是，在他的爱的振奋中、在可能性的范围内创造了他可以构建的东西，并且通过艰难和困苦来受到教育、成为纯粹的心灵。人们理解了意志虚弱的人也是固执的，性冷淡的人可能是伪善的，但是反之亦然。当这些理解关联中的个别元素出现时，我们也不能推导出其他的现实，而且总是要看到双重的可能性。

最极端的错误根源是，从片面理解的证据可以推断出被理解事物的现实。对立面的排除（没有在理解对立面的情况下靠近它），也许是为了挑选事实而缩减了现实——这在整体上是先天的，因为理解不受经验总体性的指导。结果就是，同一心理学家的相反理解也是很可能的。理解的这种不由自主地辗转反侧、心理学理解的特殊诡辩术，根源于矛盾的同等理解的模糊性，以及由此产生的理解的确切绑定要求，如果一个现实的人就应该参与到客观意义的事实构成的总体性中。

**d) 理解是没有尽头的。** 理解本身是难以终结的，因为理解会碰到不可理解、被给予、此在和自由（实存）的边界。理解必须符合可理解的本质，因此理解本身是非决定的（除此之外还有一种解释，因为在最丰富的客观意义事实构成中，理解在经验上是非决定的）。

因为可理解的东西根植于外意识的机制和给予性（例如冲动），因此可理解的东西必须从本身不可理解的东西出发。但是这种出发点是变动的。因为随着可理解东西的自我展开，它们不可理解的出发位置也在改变。因此，理解在碰到不可理解的边界时是非决定的，因为被理解的东西本身会由于它们的变化而改变和扩展它们的空间。

因为理解本身根植于实存自由，但不是在自由本身中，而只是在自由的可理解的产生中得到把握，因此与所有可理解的东西在时间中的非完成性相应的是，理解又是没有尽头的。当实存的自由在历史具体性中、在时间上完成时，这种完成不是可以客观化的，因为不是作为实存被认识的，而是本身就是无限的，因为（这种完成）作为实存的结束，就是时间中的永恒。实存的结束,不是理解心理学的对象。

当理解是非决定的时候,我们也不能预测一个人会做什么,以及他会怎么行动。但是,我们实际所做的预测有很大的确定性。然而,这种确定性的意义不是发源于理解。这种确定性要么源于经验的频繁性,即总是一再发生的事,在未来也是可期待的;要么源于实存的交流确定性,即对于命运危险的自我信任。这最后的确定性不是认识。这种确定性可能大于认识的确定性,但具有极端不同的特征,即在所有的可统计性、规律的客观性、所有无生命与可操控的确定性之外。

**e) 无限的可解释性。**无论是关于神话、梦的内容、精神病的内容,一切都可以无穷无尽地解释。如果人们坚持一种解释,另一种解释很快就会出现。所有象征解释的无穷无尽性这一事实,自古以来就引人注目,尤其是自 17 世纪以来的神话讨论(当贝尔(Pierre Bayle)宣称这个基本事实时)中,然后是现代的梦释和精神分析,并不是偶然和错误的,而在可理解性的原则中。可理解的东西是什么,以及理解本身,都是在变化中的。即使在对自己生命的自我解释中,外在不变事实的意义也会改变,或进入其他深度——之前的理解被保留为是一种暂时的、部分的和浅显的东西。对于神话、梦和妄想内容的理解,也是如此。因此,在理解当中,认识的目标不能遵照自然科学的尺度,也不能遵照由数学发展出来的形式逻辑。其实,理解的真理性在于其他的标准中,正如在直观性、关联、深度和丰富性中那样。理解仍然保持在可能性的范围内,一直以暂时的方式出现,并且永远是在理解知识的冰冷温度下的纯粹建议;但是当客观有意义的事实构成在它们的意义中向无限的可解释性开放时,理解精心地组织了它们(它们作为纯粹的事实构成是可确定的)。另外,随着经验上可通达的材料的增长,理解也会变得更具决定性。多义性指的不是任意性,也不是非确定性,而是在总是更确定的直观道路上的可能性开放运动。

**f) 理解是澄明与揭示。**理解心理学在程序上具有值得注意的双重性。理解心理学经常在揭示骗局时表现为尖刻的东西；它通过本质澄明在肯定中表现为善意的东西。二者都属于理解心理学。在现实领域中，尖刻的方面经常会不禁产生。持怀疑态度或仇恨态度，总是意味着人们仅仅是"搞清了"。这种理解的真理，会成为普遍非真理的直观。这些矛盾只在尖刻的矛盾心理学中使用到，以便把一个人所做、所说、所想的一切，在现象的对立面中设为其真正的基础。象征领会旨在到无意识抑制的方式中，寻找每种驱动力的意义。在世界中存在的心理学，使人变得狭窄，并把人限制在他的世界中（他无法逃离他的世界）。冲动心理学揭示了，所有的高级冲动都是隐藏在其中的基本冲动的表现。理解者会陷入绝望："在你面前的一百面镜子中犯错"——他似乎一无所获。与此相反，澄明的理解是一种肯定的基本态度。澄明的理解喜爱本质，它重现、深化它的直观，并看到了它眼前的实质存在者。揭示的心理学解构，并发现"只不过是……"，而澄明的心理学带来了对于事物的积极意识。揭示的心理学是不可避免的炼狱；在这种炼狱中，人必须检验和证明自己，净化和改造自己。澄明的心理学是一面镜子；在这面镜子中，肯定的自我意识以及对于陌生可能性的爱的直观，都是可能的。

关于精神分析的附录。首先，弗洛伊德的精神分析是一种令人困惑的心理学理论的混杂（参见本书第 787 页）；其次，它是一种少数人的生命元素的世界观或信仰运动（参见本书第 1131 页）；再次，它是一种理解心理学。我们把弗洛伊德的精神分析简要地概括如下：

1. 作为精神史现象的精神分析，是一种通俗心理学。克尔凯郭尔与尼采在现实精神史的高峰上所做出的东西，而今在低处以粗糙与颠倒的方式又被做了一次，并与普罗大众及大城市文明的底层水准正相适应。与真实的心理学相比，精神分析是一种大众现象，因此就在大众文学中出现。几乎所有精神分析的思想都源于弗洛伊德,而他的追随者没有增加任何东西,但造就了一种运动。

当人们说,弗洛伊德"首先以及决定性地把心灵偏差的可理解性引入到医学中……与心理学及精神病学相对,心理学及精神病学是无心的",那么这就错了。首先,这种理解之前就已经有了,尽管在 1900 年左右隐入了背景之中;其次,这种理解在精神分析中被误用了,而且阻碍了伟人们(克尔凯郭尔与尼采)在心理病理学中的直接影响,因此精神分析要为整体心理病理学的层次下降负责。

人们可以说,精神分析是在一个虚伪的时代作为震撼性的真理而出现的,因此只在部分上并且只在低层次上是正确的。精神分析揭示了这样的一个市民世界——无信仰地生活在实际已经被放弃的宗教道德世界的习俗中,并"把性作为隐秘的上帝"。但是,这种揭露就如被揭露者一样不真实:二者都与作为所谓绝对者的性相关联。

2. 在心理病理学中,精神分析的一个功绩是对理解观察的强化。对细小以及最微小显现的重视,直至对不受注意或被认为不重要之显现的重视,使得人们有意识地把握了无数表达现象。这些领会就可以作为解释。姿势、行为、失礼、说话方式、遗忘、神经症症状、梦与妄想的内容,都不只是它们直接呈现或所意指的东西。一切都或多或少地是其他东西的象征(在弗洛伊德的方向中,就是性的象征)。

> 基洛茨(Arthur Kielholz)①举了如下这个行为象征的案例:一位上了年纪的女士,从老家的村委会中偷取了一头年轻的公牛、一条军裤(她性欲的象征)。一名士兵晚上从他室友的裤子里偷走了带有钥匙的钱包,而之前的晚上他想取悦一个女服务员(他想偷走

---

① *Kielholz*: Symbolische Diebstähle. Z. Neur. **55**, 304.

室友性能力的愿望象征)。

　　以下自我叙述揭示了这种"意义"是如何在大麻陶醉中被体验到的。一名女性被试撕毁了给她的香烟。这种行为(只能被解释为是任性的)对她来说有很深的意义。对她来说,香烟体现了这样的"角色"本质:她必须扮演这样的角色,但又非常抗拒这样的角色。"这支烟强迫我做官员的妻子,因此我把它撕了。""这支烟绝不是官员妻子的象征,而就是官员妻子的本质。"(弗兰克与约尔)

与解释相关的是一种探查的基本心境。人们翻开、揭示与展现了质证与侦探才能的艺术。这种揭露的、否定的基本心境,几乎支配着精神分析家的整个理解。这种心境在荣格那里再次出现,而在海尔那里几乎丧失(在海尔这里是如此之少,以至于他自己几乎没有注意到别人有)。

　　3. 精神分析以新的能量将注意力引向了内在生命史。一个人最早期的体验,决定了他会成为什么样的人。童年期、婴儿期、最后是子宫期,决定了他的基本态度、驱动力、本质特征。实际上,精神分析在很大程度上从人的命运、体验与震撼去理解他是什么、他如何为人、他的身体与心身功能如何运作、他想要什么、什么东西对他来说是重要的。但在这里,精神分析把个别真实的观察,作为了只是推断的、最终对于每个无成见的人来说完全无根基的个体史前时期的出发点。这种程序在某种程度上类似于考古学程序(考古学由史前碎片出发寻找关联,并由此去复原一个世界),因此精神分析家的程序(正如弗洛伊德已经意识到的),与科学要求的下降相关联。弗洛伊德曾说:"当人们进一步降低对于历史心理学研究的严苛性时,就有可能解释总是值得注意的问题。"于是,人们就被引向了一个不仅未经证明而且不太可能证明的、纯粹臆测的、把所有可理解的显现放到背景中的假设世界中,这在理解的内容中尤其如此。

4. 理解的内容非常让人感兴趣,并且丰富了理解的充实性。人类个体的内容,应该从人类的遭际以及历史中得到理解。精神分析想要通过精神史以及"集体无意识"(荣格)(自史前时代以来影响着人类)的史前时期的解释,进入可理解的人类原初领域。以下是一个来自弗洛伊德的例子:

> 在《图腾与禁忌》(1912)中,弗洛伊德提出了一种历史理论(他后来毕生都在建构这个理论)。他的历史理论呈现了以下意象:人类最初生活在小部落中,每个人都在年长男性的控制之下。年长男性占有所有女性,并对年轻的男性以及他的儿子们进行惩罚或处决。这种父权系统终结于儿子们的反抗;儿子们团结起来反抗父亲,制服父亲并一起吃掉了父亲。于是,图腾信仰的兄弟氏族取代了父权部落。为了和睦相处,取胜的兄弟们放弃了对于女性(兄弟们为了这些女性而杀死了父亲)的权力,并承诺异族通婚。家族就是根据母权建立的。

> 但是,儿子们对于父亲模棱两可的情感态度,有力地延续到了后来的发展中。作为图腾的特定动物,被放置到了父亲的位置上:它被视为祖先与保护神,而不能被杀。但是,整个男性共同体会举行一年一度的宴会,而这时被崇拜的图腾动物会被撕成碎片,并被人们一起吃掉。这是杀父的庄严重复,而社会秩序、道德与宗教就由此开始。

> 在兄弟氏族、母权、异族婚姻以及图腾制度的建立之后,就出现了这种发展——它意味着被压抑东西的(类似于个体心灵中被压抑的东西)回归。可以假设的是。原始时代的心理沉淀变成了遗产——这种遗产在每一代人那里都只是唤醒,而不需要学习。

这种回归阶段就是,父亲重新成为了家庭的首领,但不像在原始部落中那样不受限制。上帝取代了图腾动物。至高无上的上帝理念出现了。唯一的上帝就是原始部落父亲的回归。与如此长久地期待与冲动的东西会面后,首先产生的是强有力的东西——景仰、敬畏和感激。对上帝给予的陶醉就是对父亲回归的反应。但是,旧的对于父亲的敌意感也一起回归了。这种敌意感被感知为罪责意识。在圣保罗那里,爆发出了这种认识:我们是如此不幸,因为我们杀死了神父(Gottvater)。这种思想就隐含在原罪教义中。同时来到的还有欢乐的消息:自从我们中的一个牺牲了自己的生命,我们所有人的罪就都解除了。这种牺牲所赎的罪,只能是谋杀(即弑父)。但是,接下来源自父权宗教的基督教,成了子权宗教。但子权宗教无法逃避不得不以某种方式摆脱父亲的厄运。

上述介绍说明了弗洛伊德如何以类似于神话建构幻想的方式,发展出了理性主义-心理学"神话"。这个"神话"的经验实在价值小于古代"神话",而且这个"神话"是现代显著的信仰失落的产物,另外,它的缺点在于,它的经验认识价值是愚蠢的,内容十分贫乏,只有理性的陈词滥调。但是,通过对古代神话的召唤,弗洛伊德给这种陈词滥调笼罩上了充满预感的、难以把握的回忆。因此,在信仰空虚的时代,这种思考方式对于一些人来说是有魅力的。这里唯一正确的东西是,内在事件很有可能在人类的史前时期与历史中发挥着作用,而迄今为止的经验研究以及总是由外在因素出发的实证主义说明都遗漏了这种作用。

5. 所有理解心理学的极限,肯定也就是理解精神分析的极限。首先,这种理解不适用于天生经验特征的实在性。尽管这种可理解性最终是不可认识与不可确定的,但在精神分析这里,这种可理解性似乎是难以捉摸与不变的。人类生来就是不一样的,而且在多种多样的分层以及最差异化的维度中是高贵与平庸的。其次,这种理解不适用于器质性疾病与精神病的实在性以及其中的元素。这是关键的实在性,尽管在它的显现中,有如此多的特定内容呈现出可理解的方面。再次,这种理解在面对实存现实性(人本身就是他自己)时失灵了。精神分析解释的方式在这里成为了表面解释。但是,当实存不直接是为了心理学认识时,实存就是心理学理解的极限,而在这个极限上,心理学理解只在可理解性中作为难以达到的东西。精神分析首先忽视了这些极限。精神分析想要理解一切。

## 第二章　特定机制中可理解的关联

**a) 外意识机制的概念。** 我们通常习惯于完全不去考虑外意识的机制、心灵的基础架构——如果没有它们完好无损的功能，可理解的关联绝不可能实现。我们完全生活在对心灵过程的发生学理解中，缺乏思考外意识机制的动机，更何况我们根本无法直接获取关于外意识机制的认识。但是，当可理解的关联在一个疾病病程中枯萎凋零，或以一种迥然不同的异常方式表现出来的时候（例如对躯体造成影响，如心灵过程导致上肢瘫痪），我们就会去思考那些外意识机制的变化；我们额外地想到异常的外意识机制，认为这些异常的机制应该给我们提供一个暂时性的说明，解释那些异常的、可理解的关联为什么存在。可理解的关联如何在异常的外意识机制的基础上实现呢？厘清这个问题是心理病理学的一项重要任务，也是这一章的主题。我们的研究无法直接通达这些机制。唯一的道路是发生学的理解，只有踏上这条道路，我们才能间接地把握这些事实构成。

心灵机制是心灵显现的一个外意识条件，是心灵对躯体功能产生影响的外意识条件。若要把握异常的心灵生命,那么澄清心灵机制的概念就是至关重要的。从躯体视角或生理学视角出发更加准确地考察这些机制,迄今为止仍然成果寥寥;外意识机制纯粹是心理学上和理论上的辅助性概念,帮助我们整理各类现实的秩序(如癔症),有时,甚至不论是纯粹躯体导向的医生,还是理智导向的精神科医生,都倾向于否认外意识机制的存在。沿着上面这些路径研究外意识机制,不可能行得通。我们只能描述可理解的关联在心理上实现的各种方式。我们应该把外意识机制当作一种很普通的辅助性概念加以利用,一旦越过这个安全范围贸然对外意识机制进行详尽细致的构造,则之后的所作所为不仅永远无法得到证实,而且就我目前的经验所及,也永远都是徒劳无益的。一方面,弗洛伊德式的研究大多数情况下都在对外意识事件进行这样的构造,尤其是释梦的时候,就此而言,在任何批判面前都毫无招架之力;另一方面,他们对可理解的关联的现实化进行了明证性的描述(象征化、压抑等),就此而言,有时又提供了绝佳的洞见。因此,只有在例外情况下我们才越过外意识机制的普遍概念,转而对外意识机制进行详尽细致的构造,如果这么做能够以极具说服力的方式整理各类事实秩序的话(参见解离(Abspaltung)概念)。

因此,我们目前的主题不是可理解的内容本身,而是可理解的关联如何通过外意识的机制显现出来,毕竟是外意识的机制将可理解的关联塑造成型。我们想了解这些异常机制。但是,在描述可理解的关联中显露出来的外意识机制时,我们只是在整理显现的秩序,而没有创造任何理论。因此,我们接下来的分组归类并不是逻辑演绎。各不同段落所描述的内容之间将会出现部分的交叉重复。我们的目的是看到显现的多样性,而不拘泥于某个狭隘的理论,死守理论之一隅始终是错误的。

**b) 可理解的内容与各种机制。** 在梦和精神病状态中会出现这样的内容，而这些内容只有通过被给予的机制才能显现出来，但内容本身却与那个机制无关，尽管机制就在那儿，且正在运转。与此相反，可理解的心灵生命（与躯体疾病、疲劳、衰竭一起）常常是推动机制运转的一个因素。我们已经知道，心灵动力和态度能够加快入睡速度；做梦时，内心专注于某个意向的情况也并不罕见：我要停留在梦境里延续刚才的梦，或我不想再做这个梦了，而要醒来。只有在被催眠者愿意配合的情况下，才有可能实施催眠。在所有的体验反应中，可理解的内容都是促使相应状态出现的关键诱因。

**c) 持续在场的普通机制和由心灵体验推动运转的特殊机制。** 只要可理解的关联发挥有效作用，诸如习惯、记忆、后效、疲劳等外意识的机制便时时保持运转。除此之外，还有另外一类机制，要在受到可理解的心灵震撼影响后才开始运转。只有理解推动其运转的心灵生命，才能领会后一类机制。即使人们没能确切区分出它们，这些机制本身也依然闪烁着可理解的意义之微光。尼采对这类机制洞若观火，其论述为我们提供了一个可资借鉴的例证。

只要有可能，冲动就会零阻抗地释放出来。阻抗妨碍了冲动的起效。"不能向外部释放的所有本能都会转向内部……起初，整个内在世界犹如紧贴的两层膜之间的微小空隙那样单薄，而后人的本能向外部释放时受到几分的抑制，内部世界便扩张、生长几分，获得几分的深度、广度和高度。"这里谈到的抑制或来自现实情境，或来自主动压制。两种情况下，受到抑制的冲动都会以改变形态的方式释放出来，亦即通过以下方式：

1. 通过寻找不恰当的其他内容，以及在伪装和象征化中得到满足。"大部分冲动"——除了饥饿以外,"都能用想象的佳肴予以满足"。

2. 通过不恰当的途径释放紧张与愤恨。"即使心灵也得有特定的下水道排泄心灵垃圾,而充当心灵下水道的可以是个人、关系、地位,或祖国,或世界。""他人攻击我们的恶毒言语,常常原本并不是针对我们的,而是在表达完全不同原因所造成的气恼、愤恨。""对自己不满的人时刻准备着宣泄报复;我们其他人则成了他的牺牲品。""腹有才华却怠惰懒散之士,看到某个朋友创作出一部精彩作品的时侯,总是显得有点受刺激。其实只是妒火中烧而已,他们为自己的懒惰感到羞愧。在这种心境中,他们批评友人的新作——其批评转变成了宣泄报复,转变成了对创作者的极力疏远。"忏悔是冲动借以释放的一种特殊方式:"'倾诉'之后方得解脱;'知道'之后方能遗忘。"

3. 通过一种尼采称之为升华(Sublimierung)的过程。"严格说来,既不存在一种无私的行为,也不存在完全无关利害的直观,二者都只是升华。在升华的过程中,基本元素看起来好像挥发掉了,只有最精微的观察才能证实那些基本元素仍然在场。"尼采谈到"性欲得到升华的人"。"一些冲动,比如性冲动,能通过理智得到伟大的净化(对人类的爱,对圣母玛利亚与圣徒的朝拜,对艺术的狂热;柏拉图说,对知识和哲学的爱是一种升华的性冲动)。即使能够得到升华,性冲动那古老的直接效应依然如故。""一个人性欲的强度与特质,直达他精神的最高峰。"

(弗洛伊德把这些思想变得粗糙又通俗。他用"升华"一词来表达性冲动转化为艺术、科学、慈善等领域内的成就。心灵原因导致出现某些躯体显现,他称之为"转换"(Konversion)。出现其他类型的心灵显现,比如性冲动转化为焦虑,他称之为"变形"

（Transformation）。）

显而易见,在无法得到真实满足的时候,人们就会去寻找和设想一种替代品。然而,无论是体验到某种现实的替代性满足,还是冲动的某种移置现实地发生,都需要某种外意识进程的参与。特别是升华,还有通过忏悔在现实中感到如释重负,都需要追溯到某些无意识机制。这样的机制由可理解的关联本身推动运转着。

　　偷窃癖患者可以在一种偷窃活动中体验到直抵躯体的快感;在许多神经症现象中,患者享受他的症状。在冲动推动的自我折磨行为中,与症状作斗争也能获得享受,于是,在自我折磨与表面上获得虚假满足的循环往复中,症状日益严重。

**d) 正常机制与异常机制。**一切可理解的关联都通过正常的外意识机制得到实现。当心灵体验引起过度或全新特质的转变时,我们便说那是异常机制。在这里,正常与异常的边界变幻不定。我们把以下理想型视为正常机制:在可理解的人格中,关联保持完好无损;在自身反思中,与意识的关系中,存在彻底洞悉的可能性;意识状态能持续被思考,且能持续受控制。


# 第一篇　正常机制


**a) 体验反应。**在这里,我们不想复现人们体验内容的无限世界,而只想复现以下基本事实构成:通过情境或事件、命运和机遇,人在时间进程中遭遇到了他的元体验;元体验在当下震撼了他,之后塑造了他的本质。

有两种不同的体验反应,一种是由于突如其来的体验,情绪出现剧烈震撼(惊恐、害怕、狂怒,如遭遇性侵、地震、死亡时),另一种是源自持续不断的命运,情绪以缓慢递增的方式发生深刻变化(随着年岁增长,生活越来越没有希望;终身监禁;一直用自我欺骗逃避现实,有朝一日自欺的谎言终究破灭;因贫穷、绝望而过着逼仄的生活;缺乏积极体验)。"每一种性别、每一种地位、每一位个体,都得在由其本性与外界环境所注定的战场上承受他的精神创伤。每个人最容易受到伤害的点是不一样的,最容易引发剧烈震撼的领域也不一样:对一个人来说是金钱,对另一个人来说是外界的价值评价,对第三个人来说则是他的情感、信仰、知识、家庭。"(格里辛格)单纯根据出现频率的高低,可将最主要的因素排列如下:首先是性欲和爱欲,对生命和健康的焦虑,对金钱、物质生活和家庭的操心;然后是希望在职业生涯和人际关系中获得成功的动机;最后是宗教与政治。如果我们想要分析可理解的关联,就必须深入到个别情况中去了解特殊的内容。

震撼体验能把人带入一种状态和经验中,令其获得与日常生活相比明显异常的状态和经验。只要满足三个条件,我们就把他所处的状态视为正常:第一,此人最终能掌控他的精神状态;第二,不会造成让人疑惑不解的障碍性后果;第三,所有人或多或少都有可能处于这种状态。即使遇到震撼体验,人也有能力展现出超乎寻常的极端忍耐力。

没有其他先决条件(心理损耗、身体衰弱)的惊恐,几乎不可能引发一种精神病。在 1914—1918 年一战期间出现的惊恐效应总是伴有其他原因。奥帕爆炸事故[1]造成 6 000 多名工人中的 657 人死亡、1 977 人受伤,但没有引发任何一起急性反应性精神病。

---

[1] *Kreiss:* Arch. Psychiatr. (D.) **74**, 39.

但急性震撼体验会导致非常奇特的显现。

1. 绝望的死亡恐惧伴有剧烈的情绪波动,在这种情形中,人们有时会观察到当事人完全丧失了一切恰当的情感动势。当事人陷入一种奇特的情感淡漠,牢牢定在他恰好所处的位置上,麻木地、完全客观地观察这个过程,仿佛在单纯地记录这一切。人们在火灾和地震幸存者那里观察到的此类现象特别引人注目。对幸存者而言,似乎一切都与己无关。这种状态有时很难与面对艰难情境时的自我控制、强作镇定区分开。人们事后也会把痛苦时陷入的僵滞状态描述成主观的平静。

贝尔茨(Baelz)[①]这样描述他亲历日本地震时的体验:"突然,绝对是突如其来地,我的内心完全变了。一切高阶的情感生命荡然无存,一切对他人的共情,对可能发生的不幸的体恤,甚至连对身处险境的家人、对自己生命的关切都消失得无影无踪了,而我的理智却完全保持清醒,嗯,我的思考似乎比以前更轻松、更自由、更敏捷了。脑子里一直以来受到的抑制似乎突然被人拿走了,我感到自己好像尼采的超人(Herrenmensch)那样无需对任何人负责,居于善恶的彼岸。如同人们把注意力专注于一场引人入胜的物理实验上那样,我站在那里,冷静地集中注意力,观察着所有这些环绕着我的可怕过程……然后,跟刚才出现的情况同样突然,这种异常状态消失了,从前的我又回来了。当我恢复正常时发现,我的马车夫正拽着我连拖带拉,恳求我逃离房子周围的危险地带。"

有人对发生在南美洲的一次地震描述如下:"没有人试图解救家人。后来别人跟我说,地震时一向如此。首轮惊恐之下,所有的

---

① *Baelz*: Allg. Z. Psychiatr. **58**. 717.

本能都陷入瘫痪,只残留下自我保存的本能。当现实的不幸已经发生时,很多人又重新恢复了思考能力,上演了一出出自我牺牲的奇迹。"①

2. 人们很少报道,却经常谈论濒死体验(坠落、溺水)。阿尔伯特·海姆(Albert Heim)②叙述道:"我刚一掉落山崖就明白,我肯定会摔下去撞到岩石上,撞击马上就要来临。我抠紧手指用力插进雪里,想要减速停下来,十个手指头全都磨得血淋淋,却感觉不到疼痛。摔落山底的时候,我听见脑袋狠狠撞在岩石的棱角上,发出低沉的撞击声。一小时以后我才感觉到疼痛。坠落的 5 到 10 秒内我的所思所感,一两个小时也讲不完。首先,我看到了命运的可能结果……坠亡对家人造成的后果……然后我看到,我整个的过往生活在许多画面中回放,犹如隔着一段距离观看舞台表演……一切如沐浴在天空之光中般幸福,一切都那么美好,没有疼痛,没有恐惧,没有痛苦……和解的念头支配着眼前一幅幅画面,一阵平静突然笼罩着我,仿佛美妙乐音穿透我的心灵。美丽的蓝天,还有玫瑰色和淡紫色的小小云朵儿渐渐簇拥着我。我轻柔地飘浮在云天之际,感觉不到痛苦……客观观察、客观思维和主观感受同时一起涌现。然后我听到一声低沉的撞击声,坠落过程结束了。"撞击发生后,海姆昏迷(Bewusstlosigkeit)了半小时,而他本人并没有意识到自己陷入了昏迷。

3. 有不少亲历第一次世界大战的士兵描述过自己的前线体验,我们谨从中选取一例。路德维希·肖尔茨(Ludwig Scholz)③

---

① *Kehrer*: Bumkes Handbuch Bd.I, S.337.

② *Heim*, A.: Über den Tod durch Absturz. Jb. schweiz. Alpenelub 1891 (zit. nach *Birnbaum*).

③ *Scholz*, *Ludwig*: Seelenleben des Soldaten an der Front (zit. nach *Gaupp*).

说："那时，我们直接暴露在危险中，却什么也做不了，只能耐心忍受；我们精神僵滞，脑袋昏昏沉沉、一片空白、了无生气。每个士兵都知道，在猛烈的炮火下，我们必须一动不动地呆着。这样呆着不动让我们疲惫不堪。然后思维慢慢变得迟钝；连思考都成了负担——甚至连最微小的意志行动都让人觉得痛苦。甚至连讲话、交流-应答，连无法避免的少许思考都撕扯着我们的神经。就这么昏昏沉沉地混着，什么也不想，什么也不需要做，人们都觉得是一种享受。嗯，麻木感越来越强烈，直到犹如置身梦幻：空间和时间消失了，现实后撤到无限遥远的地方，而意识却始终像照相机那样温顺地记录着各个过程，情感消亡了，人们变得对自己都感到陌生了——果真是你在那儿看、听、知觉着吗？抑或那只是你的影子？"于是，这种体验"在战场上到处弥漫，人们直接处于巨大危险中却只能无助无奈无所事事"。肖尔茨继续描述道："但随后心灵冷却了下来，随着炮火持续时间越来越长，声响越来越大，心灵陷入了宿命论的平静。身处险境，人变得麻木、淡漠、务实——慢慢地，舒适惬意、昏昏欲睡的麻木感如云遮雾绕般笼罩着感官，掩饰了最糟糕的结局。……震耳欲聋、持续不断的炮火声单调乏味，起到了麻醉剂的作用，慢慢地，眼睛合上了——就在炮火连天、命悬一线的战场上，居然睡着了。"

4. 重伤体验。谢尔（Scheel）[1]这样描述他的经历："1917 年，我颌部中了两枪，伤及舌部，右臂中了两枪，臀部中了一枪。我立刻倒下了，却还保留着意识。……起初我感觉不到任何疼痛，相反，我感到自己——我想说——相当健康、相当舒服，流淌的血液让我产生了一种热水浴的感觉。……尽管我的思维仍维持着运

---

[1]　*Scheel*: Münch. med. Wschr. **1926** Ⅱ（zit. nach *Kehrer*）.

转,却受到了抑制。我听见身边手榴弹的爆炸声,轻伤员的喊叫声,却对眼前的危险情境茫然无知。……我能理解别人依次说出的每一个词,当时还听到了炮兵指挥官的声音,他对那些痛得大喊大叫的轻伤员训斥道:"咬紧你们的牙关! 喊得这么凶干什么? 看一看谢尔下士吧! 他伤得那么重,却坚持一声不吭。"人们以为我强忍疼痛默不作声,把我的沉默解释成英勇。……嗯,但愿人们知道,这只是休克效应使我丧失了痛觉,让我感受不到其他人感受到的疼痛……中枪时我立即丧失了行动能力,连极轻微地动一动也做不到……我没感到有什么不舒服,也没感觉到摔倒时所受的撞击。

5. 震撼体验之后接下来的一段时间内,人们可能会做各种栩栩如生的梦(比如伤员做梦梦见战争),总是强迫性地重复看到、听到、想到一模一样的内容。这些场景萦绕着心灵挥之不去,他倍感压抑,好像变了一个人,经常哭泣,生活在紧张与不安中。

悲伤常常不是瞬间涌现,而是随着时间推移滋生蔓延。第一个时间段内保持着彻底的平静,随后出现剧烈反应:人们称之为"情感滞后"(Nachhinken)。

6. 人们的体验反应之间存在巨大差异。贝尔茨写道:"地震时,有些人连轻微的震动都感到惊恐,而另一些人甚至在强烈震动时都相当平静。一个在战争或其他场合英勇无比的男人,在轻微地震时吓得面色苍白;而一个弱不禁风的女士在相同情况下却相对比较镇定,虽然平时她看见一只老鼠都会恐惧得发狂。"这些以及类似的言论,向我们表明了正常体验反应的广阔范围。

**b) 先前体验的后效。**人所体验的一切、所做的一切,都会留下痕迹,并缓慢地改变他的禀性。由于命运与体验、教育与自我教育的差异，出生时禀性相同的人可能会踏上完全不同的轨迹。一旦性格发展已然完成，就不可能再回到从前。每个个别体验中都蕴含着个人的责任。

心灵过程留下的种种后效各有不同的特质：1. 记忆痕迹。记忆痕迹使我们有可能回忆起相关心灵过程。2. 若心灵过程多次反复发生，则以后再次出现时就容易多了（练习）。3. 一种相同心灵过程的简化（Abkürzung），以至于每次只需要很少的意识显现参与到心灵过程中，就可以达到同样的结果（自动化或机械化）。刚开始学骑自行车时，我们并不听凭"本能"支配，而是有意识地学习大部分动作。学习过程中，对骑车动作的有意识引导逐渐停止。然后关键时刻来临，人们终于信任运动习得机制（后天习得的本能）。此时，自动化进展得如此迅猛，以至于只需要"现在我要骑车"这样的一般意愿出现在意识里，所有进一步的动作过程就会完全自动地执行，而在此期间意识可能正忙于全然不同的其他事务。4. 同一心灵体验重复出现的一般趋势（习惯）。5. 最后，情感化的体验经常不知不觉地影响后续的心灵进程、情感、价值评价、行动和生活方式（情结效应）（Komplexwirkungen）。我们已经在客观机能心理学部分论述了记忆、练习和机械化，因此这里只需要讨论习惯与情结效应。几乎在每个心理学分析中都会遇到习惯和情结效应，而从这两个词本身就能理解其含义。

Ⅰ. 习惯主宰着我们的生活，而其程度之深是我们很少能明白的。传承下来的风俗和偶然养成的习惯影响了我们大部分的行动和情感。习惯渐渐为我们所喜爱，并变成了需要。甚至人们被迫所为的劣行，借习惯之力很快也变得可以忍受。习惯使我们的态度保持稳定，使我们的纪律发挥作用。习惯是我们的"第二天性"。人们养成习惯后根本不会注意到习惯所为之事——即使是犯罪。在习惯面前，心灵的自发性后退得几乎无影无踪。对数不胜数的习惯进行分析和整理是永无止境的。

Ⅱ.情绪化的后效,特别是不快乐的体验,通常表现为下列类型:a) 情绪以一种与习惯几乎如出一辙的方式被唤醒。情绪体验过程结束之后,一旦原初体验中的某个元素再次浮现,同样的情绪就会通过联想在整体上被重新唤醒。当事人怎么会产生与其所处场景不匹配的心境呢? 乍一看显得毫无来由,可只要人们注意到联想的触发作用,内心的疑团便会冰释而解。b) 当对象与不快乐的——或快乐的——体验同时在场时,对象便沾染上与这种情绪体验相同的情感特征。通过这样的方式,情绪转移了自身。对象因偶然的个人独特体验而拥有了主观的情感价值,无数的主观情感价值即来源于此。情绪转移也可能这样发生,即没有任何新的理由,情绪单纯通过联想被唤醒,从而再度转移到新的事物上,以至于对象的主观情感特征起源于哪里可能会让人理不清头绪——无论是当事人,还是擅长分析的心理学家,都无法澄清对象的主观情感特征的起源。但在某些情况下,如果能够通过联想耐心地唤醒这种情绪,那么进行澄清且让人可以理解还是有可能实现的。c) 不快乐的体验得到了加工。或者,人们让情绪波动自由释放出来,释放到眼泪或行为、自嘲、防御反应、创造性活动、诉说和忏悔中,以至于在这种释放中——形象地说——精疲力竭(宣泄)(Abreagieren)*。或者,释放受到抑制,但作为补偿,不快乐体验得到理智性的加工:总结来龙去脉,权衡各种关系,评判自己的行为举动,决定采取那些仍然显得必要的行动。如果这种以情绪为中心的理智性工作是纯粹的、真诚的,那么,作为这种虽然狂热却经过深思熟虑的理智性工作的结果,此人将来的性格特征、处世原则将深深铭刻心底。d) 如果不快乐体验在释放时受到抑制,"被强咽下去"、被阻挡、被故意推到一边、被遗忘,

---

* 陈春雄先生将"Abreagieren"译作"清涤",很有借鉴价值。——译者

"被压抑",且没有经过理智性加工,那么不快乐体验产生的后效强度往往会比平时高得多。像通过联想再次唤醒、情感转移这些经常出现的后效,影响力往往会更加强烈,波及面往往会更加广泛。然而,压抑(Verdrängung)也有可能不产生任何后果,尤其是当此人性格淡漠、迟钝的时候。

　　人们还曾经试图用实验确定以兴趣为中心的体验的正常后效,特别是通过联想试验的方法。① 通过对比实验组和对照组在相同的一系列刺激下做出的不同反应,人们可以研究施测者已知的现实将造成哪些效应。对实验组来说,差异(反应时延长、反应被遗忘、无意义反应或反应缺失,惹人注目的表情反应或其他伴随显现)部分地归因于体验的后效,部分地归因于被试所掩饰的倾向。然而,之所以产生这些反应,不仅是因为被试在那儿现实地体验到了什么、做了什么,而且是因为被试一门心思地期待、推测他应该要体验到些什么或做些什么。

经历过某些体验或某种体验类型后,人们心中会残留下特定的性情倾向。性情倾向源自先前的体验,又以可理解的方式千篇一律地影响后来的心灵生命。人们把这种性情倾向称作情结(荣格)。一切情结的共同之处在于:过去的体验产生了一种个人独有的、非理性的后效;情结导致了情感、判断和行动,这些情感、判断和行动的根源并不在客

---

① 李普曼的著作不仅对此进行了总结和批判,还提供了完整的文献报告:*Lipmann, O.*: Die Spuren interessebetonter Erlebnisse und ihre Symptome. Leipzig 1911。李普曼在本书中还阐述了其他试验(如陈述试验)中出现的症状。此外还有里特豪斯的论文:*Rittershaus*: Z. Neur. **8**,**273**;荣格的奠基性研究:*Jung*: Diagnostische Assoziationsstudien. J. Psychiatr. **3**,**4**,**5**。

观的价值、客观的正确性、客观的合目的性中,而在这种个人性的体验后效中。同时,我们应该声明,即使当事人擅长自我观察,精于自我批判,其人格也不能赋予后效内容以客观有效性。情结趋向于支配人,其掌控程度如此之深,以至于不再是人拥有情结,而是情结拥有人。情结概念有不同的层次,分别是:

1. 把某个体验投射到对世界的领会中。经历过某个体验之后,比如某次体验导致自己鄙视自己,人们感到——整个言行表达方式都泄露出——不管走到哪里都羞愧难当,好像有人在监视他。由于发生了本己的改变,人们便本能地认为,即使在周围世界面前,自己的改变也格外引人注目。超价观念发展为了一种"偏执"状态。歌德借甘泪卿(Gretchen)的体验描绘道:"连旁人漫不经心的目光也让我烦闷心慌。无忧无虑的幸福岁月已不知不觉离我远去。往昔的我,默默无闻,玉洁端庄,信步徜徉在熙熙攘攘的人海中,毋须顾虑窥探者的中伤。"

2. 性情是某次体验残留下的痕迹,一旦遇到任何类似的元素,人们就会通过联想在记忆中唤起这次体验的其他元素,从而引发情绪化的、个人独特的反应(比如,厌恶某个地方、某个短语等)。

3. 由于在特定情境中经历的时间比较长,人们的性情倾向会引发情绪化的独特反应。例如,有些人每当涉及军队的事情时便陷入恐惧,有些人对上司与得宠者积累了满腔的怨恨和仇视,一旦遇到点芝麻小事便猛然爆发狂怒;有些人厌恶每一位党派竞争对手,或干脆偏爱局外人;有些人曾经喜欢过一个人,一遇到相似类型的人便有好感;另一些人有一种植根于传统和长期习惯的、不可逆转的受控欲或控制欲,即使外部生活已经改变,这种受控欲或控制欲依然像一股几乎无法控制的内部力量那样与当事人作对。

**c) 梦的内容。**将梦与清醒的生活明确区分开,并将两类体验的不同含义明确区分开,是驾驭现实的关键一步。然而,梦一直是作为普通的人类显现存在的。人们把梦评价为无关紧要的假象性体验,或象征性体验,或预言性体验,其含义任由人解释。在梦中,心灵生命改变如此之大,以至于假如梦不是与睡眠状态密不可分、假如不是所有人都做梦的话,人们定会宣称梦中的心灵生命"很不正常"。在某种程度上我们可以说,梦是一种正常的异常过程,而且人们历来将精神病与梦作比较。

首先,人们可以在客观的躯体因素方面研究睡眠与梦的条件。我们可以考察梦境的丰富程度、做梦的频率依赖于哪些条件,比如年龄(青年时的梦比起老年时的梦,内容更丰富、次数更频繁)、睡眠深度(睡眠程度越浅,梦的内容越丰富、次数越频繁)。

此外,人们可以对梦中体验的心理此在进行现象学的研究,比如对象给予的方式、梦中的意识层级、梦境内容的变换、梦境内容无限的可移置性与可替换性。

最后,人们可以尝试根据其意义去理解梦的体验内容。梦境内容的可理解性历来是个争辩不休的问题。

第一,梦境内容本身作为一种体验,在精神方面可能很有意思。似乎人之存在的深层意义在梦中才能显现。因此,人们热衷探询典型的梦境内容:在典型的焦虑梦中,人们体验到自己奋力追求可望不可及之物。做梦者感到自己被遗弃在可怕的荒漠中,而所求之物却消失在茫茫无垠的远方;梦到自己在迷宫般的房间里迷失方向。此外还有飞翔和坠落的梦。

第二,人们可能把梦的无限多样性当作偶然的、捉摸不透的混沌而弃之不顾,或者也可能尝试寻找以下问题的答案:为什么在这种情况下,这个人恰好梦见这些内容,而不是其他内容?回答这个问题就是在"释"梦;人们积极运用理解心理学,热衷探询各种体验、有意识或无意识的目标和愿望、性格和命运、个人情境和个人特殊经验,探询普遍人性的心灵倾向。与此相反,弗洛伊德拒绝梦境内容是偶然混沌的说法,而预设了梦在可理解意义上的完全决定性。或许两个极端都是错误的;或许有些梦境内容与最近几天那些无关紧要的体验之间不只是普普通通的关系,这些梦境内容有可能以一种本质的方式得到理解。①

下面我们用问答形式简要给出可能的解释:

什么是象征化(Symbolisierung)? 有人梦到自己一丝不挂站在大街上——被子掉了。有人梦到自己正在参加酒会——做梦者实际上渴了。有人梦见自己在飞翔——愿望受到阻碍、抑制、干扰,梦中体验到自己突然克服了这些困难。梦境图像——至少部分地——是其他事情的客观化,这些事情在梦中象征性地显现,且能被解释为梦的"意义"。

什么可以被象征化? 西尔贝雷(Herbert Silberer)将其分为三类:1. 身体刺激(躯体现象)。2. 功能现象,如心灵状态的轻松、沉重、抑制。3. 质料现象,如愿望的内容、渴求的目标。类似地,弗洛伊德也区分出愿望的三个不同层次:白天未实现的、完全无害的愿望;白天出现却被阻止、被压抑的愿望;最深层的无意识愿望,此类愿望几乎与白天的生活无关,而源自幼儿期世界,如乱伦愿望。

梦境内容的象征化与构型化有哪些途径? 象征化可以完全公开地

① "释梦"的历史相当悠久(参阅古代阿尔特米多尔的名著《梦的象征意义》)(*Artemidor*: Symbolik der Träume, übersetzt von *Fr. Krauss*. Wien 1881)。可古人几乎总是把梦解释成预言暗示,解释成某种形而上学意义的启示,比如神的命令。与此相反,现代释梦者把梦的内容领会成源自愿望、压抑、象征化的结果,领会成对处境、自身状态、有关自己的躯体与心理事件预测的形象表达。舍纳(Karl Albert Scherner)发现了大量这样的例子:躯体进程的象征意象表达——身体刺激,如呼吸障碍,压力感等。(*Scherner*: Das Leben des Traums. Berlin 1861)冯特(*Wundt*: physiologische Psychologie, 5. Aufl., S. 652ff.)接受了这条原则和一些个别解释。然而,全新的、对释梦首次产生现实推动力的著作是弗洛伊德的《释梦》(*Freud*: Die Traumdeutung, 1.Aufl. Wien 1900)。该书还提供了一个历史概览(到 1900 年为止)。西尔贝雷的一本篇幅短小的著作介绍了弗洛伊德的学说(*Silberer*: Der Traum. Stuttgart, Enke 1919)。宾斯旺格的著作提供了一个历史性的描述:*Binswanger*, L.: Wandlungen in der Auffassung und Deutung des Traumes. Berlin 1928。

直接发生,仅仅是思维的形象表达(Verbildlichung)。这一类象征化是一望即知的,几乎毫无疑义。然而,它们在弗洛伊德释梦学说中的地位根本微不足道。真正具有决定性的是下面这类愿望:意识判定这些愿望是有害的,将其拒之门外,于是这些愿望把自身伪装成很难一眼辨认出来的形象,从而在梦中获得象征性的满足。很多不同的象征化趋势在某个形象中合而为一(多元决定)(Überdeterminierung)*,而且"审查机制"(Zensur)把象征意义扭曲变形,直到意识辨认不出来为止。弗洛伊德认为,梦的内容就是以这种方式,以及各种各样的其他方式得以构造成型。

直观示例胜过抽象讨论,所以我们打算举一个案例(从西尔贝雷著作中摘录、缩写而来)形象地表明我们的意思。

葆拉(Paula)的梦:在一座埃及神庙里。祭坛。有很多人,但没有穿节庆长袍。艾玛和我站在祭坛边。我把一份褪色发黄的古旧手抄本放到了祭坛上,对艾玛说:现在注意看;如果人们说的是真的,那么手抄本上一定会出现祭物的血。艾玛笑了,她不相信。我们在那儿站了很久。突然纸上出现了一个红褐色的斑点,呈水滴形。艾玛浑身颤抖。然后,我突然置身空旷的原野,看见一道美

---

*　"Überdeterminierung"一般译为"多重决定"或"多元决定",参见弗洛伊德《释梦》第六章"植物学专著的梦"。弗洛伊德梦中"植物学专著"意象的决定因素有:曾经撰写过的关于古柯碱的著作、眼科医生克尼斯坦、与克尼斯坦的谈话(梦的激发因素)、加特纳(Gärdener 花园园丁)、加特纳的妻子芙萝拉(Flora 花神)、弗洛伊德妻子最喜欢的花、白天看到的专著书名、中学和大学时的事情、弗洛伊德喜欢的花、童年时撕书的回忆、中学时的植物标本册……弗洛伊德用"Überdeterminierung"这个词表明,梦境内容的某个意象不是由单一的因素决定的,而是由多个因素共同决定的。多个因素共同融汇到"植物学"和"专著"两个图像中,梦中图像成为各种因素的"交叉点"。后来,拉康、阿尔都塞等人非常重视"Überdeterminierung"这个概念,在弗洛伊德思想的基础上作了更加深入细致的分析。——译者

妙的彩虹。我呼喊仁慈的女主人(葆拉在她家当伴聊女仆),想要向她展示这些景象,但她并没有过来。然后我来到一条狭长的小路,道路两侧高墙壁立。我非常害怕,因为这条高墙环绕的狭窄小路永远走不到尽头。我大喊大叫,却无人应答。最后,终于有一侧墙壁变矮了。我的视线越过较矮的墙垣,看见旁边一条宽阔的河流,可河流又堵住了我的去路。我继续往前走,看见一丛连根拔起的玫瑰;我打算把玫瑰种回地里,万一命丧此地,这株玫瑰可以当作我的遇难纪念物;我从墙上扒了一块石头下来,开始用石头挖土。地上是纯正的黑色花园土壤。我种下这株玫瑰,完工后抬头仰望,这时看见墙面非常低矮,而在墙的后面,纯净美丽的草地沐浴在阳光中。

西尔贝雷释梦如下:葆拉此前已经很久没过性生活了,最近一定重新又有了性接触。由于没有采取预防措施(避孕套),加之一直没有来月经,葆拉对性行为的后果感到焦虑。她抱有死亡的念头,仿佛自己面临岌岌可危的险境。几周后,这种解释得到了葆拉的证实——当时两人通过书信往来交流梦的内容。梦后不久,她委身于一名男子,但做梦那段日子里,她已经打算这么做了。梦境并不是已发生现实的如实映现,而是反映了她的打算及与此相关的幻想。具体而言:祭坛让人想到婚礼圣坛。梦中特别强调"没有穿节庆长袍",表面看来似乎多此一举,但关联其他环节,人们可以辨认出这里对应的是没有戴避孕套(葆拉也用"Überzieher"这个词称呼避孕套\*)。翻开的手抄本意味着阴道,阴道里应该会

---

\* "Präservative"和"Überzieher"两个词都有避孕套的意思。"Präservative"是单义词,专指避孕套或安全套。"Überzieher"是多义词,既可指套子、外套、大衣、斗篷,也可指避孕套。葆拉喜欢用"Überzieher"指代避孕套,而节庆长袍属于"Überzieher"的另一层含义。——译者

流血。葆拉好几次喊人都没有人过来，"仁慈的女主人"（die Gnädige）也没有过来，意味着月经没有"仁慈地"（gnädig）按时来潮。焦虑地穿过狭窄的通道，则是关于女性下体与生育的幻想。至于血与玫瑰，西尔贝雷深入解释道：焦虑地期待翻开的手抄本上显现血迹，首先意味着，经血应当在阴道里出现。手抄本褪色泛黄，意味着葆拉担心自己开始变老。因此血的第二层含义是处女的破贞血，也就是说葆拉希望自己守身如玉（纯洁的白纸一张），还有破身的可能。玫瑰丛象征着性和生殖力。葆拉想到了将来有可能怀孕。实际上，她沉浸在自己的想法里不可自拔：如果能成功生下孩子，恨不得自己去死，也要让孩子活下来。墙意味着阻挡这一切发生的屏障。一旦打破高墙的限制，便能赋予一个孩子生命，可同时也挖下了自己的坟墓。这里，我们仅仅再现了西尔贝雷所分析的一部分内容，西尔贝雷最后得出的结论是："葆拉的梦凝缩了丰富多彩、纷繁复杂的关系，这里的分析还远没有穷尽。深入解释此梦蕴含的全部关系，需要花费一整本书的篇幅。"

有哪些标准可以判断释梦正确与否？如果人们顺着联想的枝蔓漫漫求索，并且遵循合理的意义关联，那么几乎对梦的每一种解释都能变得令人信服。因为首先，联想可以在任何事情之间建立通路；其次，在梦中，最平淡无聊的情节俯拾皆是，矛盾对立的内容理所当然，而且下列现象屡屡出现：多元决定、意义变幻、异质要素融为一体、自身代入梦境内容，等等。将来，人们也许能够承认后者，但正是因为对梦的解释存在无限的可能性，才需要特别的标准来判定，为什么可以偏爱某一种解释而忽视其余的，或者为什么可以绝对地声称某一种解释是"正确的"。可把握的体验内容恰好符合可把握的梦境内容，人们应当将其视为偶然的还是本质的（例如，葆拉梦中的埃及神庙让人想到，她意欲委身的男人喜欢叫她斯芬克斯)? 这首先是个概率问题。可如果这么看问题,人们根本走不了多远,因为不言而喻,梦的所有材料都来源于或此或彼的体验。释梦时面临的问题是,就内容而言,哪些仅仅是释梦人仓促拾取加以利用的材料,哪些是能说到人心坎儿里的因素。因为最终总是梦境亲历者的主观明证性最关键,不管他清醒后是委托他人释梦还是自己释梦。梦的色彩、心境、情感效应必然依附于梦境内容,只有在做梦者心里它们才有效果,它们能有效防止人们为了追求释梦的正确性而陷入无休无止的合理联想的游戏。肯定有明白易晓的释梦案例,可在具体情况中,疑难困惑通常无穷无尽,验证几乎永无可能。

如果正确性指的是实际上有效的意义获得了经验的确认,那么也许释梦并没有所谓的正确性;如果真理性指的是被给予的梦的材料被构造为现实(意味着从现在起,通过做梦者的自我理解,释梦活动在其生活中产生了后续效应),那么也许释梦反倒包含着真理性。释梦活动虽然不是经验性的认识活动,却是一种创造性行为,是释梦人与做梦者之间的交流,这样的交流影响了做梦者的世界观,间接教育他向善或向恶。释梦活动覆盖了从高到低的全部等级,最低级的释梦活动沦落成了消遣游戏。在每一种情况下,受分析者都暴露在分析者的理论所暗含的暗示中,而释梦成功与否取决于对暗示的迎合程度。

释梦有哪些科学意义? 第一,它能揭示普遍机制,决定这些机制是否在场。但我认为,在很大程度上,弗洛伊德的理论是对外意识机制的建构,既缺乏可验证性,又没有科学关切。但弗洛伊德的理论也有正面意义,他的很多分析如醍醐灌顶,尤其是联想心理学的那部分内容,但很快就陷入无穷无尽的故技重施,用老套的程序对梦境内容进行无聊的分析。第二,人们想通过释梦深度探究特殊人格,认为这样要比依赖患者意识清醒时所作的陈述更好地获得既往病史。可能在个别极少的病例中这么做是对的,但其正确性还得通过其他的经验资料才能得到证实。第三，我们想问，(对于释梦和通过释梦)我们能否拓展对可能意义的理解和精神的领地？迄今为止，我们通过释梦所理解的几乎只是一些基本的、原始的、平淡无聊的东西；于是，人们在这儿又重新发现了民间神话的内容。然而在我看来，人们在这第三方面所取得的成果几乎等于零。第四，总的来说，我们能够领会梦的生物学意义。弗洛伊德把梦说成是睡眠的守护者；通过梦中的愿望满足让干扰睡眠的愿望归于沉寂，梦起到了维持睡眠的作用。我们不能轻易拒斥这种基本思想，一小部分的梦可能拥有这项特征。

总之，我认为释梦的原理切中了一些正确的东西，我反对释梦，主要不是针对它的正确性(尽管在追求正确性的过程中，各种幻想和小把戏无穷无尽)，而是针对它的重要性。当人们熟悉了释梦的原理和一些释梦个案以后，就几乎再也学不到什么东西了。梦是一种奇妙的现象，可当第一波研究热情消退之后，人们必定很快会承认对它的失望：我们的目标是认识心灵生命，而梦所提供的信息却微乎其微。

**d) 暗示。**当一个人心中浮现某种愿望、情感、判断、态度时，当一个人行动时，我们总是习惯从他先前显露出来的特质，从他长期不变的本质，以及从当时的特殊情境入手去"理解"这些行为内容。如果我们对他了解很深却无法理解他的行为，便会寻思：这种现象是不是某种疾病症状的"不可理解的"组成部分。如今人们发现，有大量的心理过程不属于上述两类中的任何一类，我们把这些特殊现象统称为暗示现象。在暗示现象中，心理过程的内容虽然是可理解的，但这种理解既不是从当事人的人格本质，也不是从他的合理动机与其他充分动机入手，而是从特殊的心灵作用入手——他人或自己以一种几近机械作用的方式把暗示作用施加到他的心灵上，而无论他自己的本质，还是我们能够洞悉的或一般可理解的客观动机，均未参与其中。如果当事人没有对抗暗示的想法、理由和价值，那么暗示作用便实现了。没有经过本人的

535

质疑与批判,也没有经过意志和本己决断的干预,判断、情感、态度便成为了现实。如果事先预设存在着各种不可理解的、时至今日已无法进一步研究的暗示机制,那么暗示机制将发挥特殊的心灵作用,造成很多后续现象。心灵作用的内容与后续现象的内容相契合的时候,这些后续现象将在可理解的关联中得到发展。

从最广义的角度来看,不由自主的模仿属于暗示现象(自主模仿不属于暗示现象。在任何个案中,只要我们从其特殊的动机和目的入手,自主模仿都是可以理解的)。群体中的个人丧失自制力,不是因为他本人发自内心地感到兴奋,而是因为人群感染了他。[①] 于是狂热四处蔓延。不由自主的模仿是时尚和习俗的根源。我们浑然不觉、身不由己地仿效别人的运动方式、说话方式和生活方式。只要这些个案与我们本己本质的可理解发展无关,暗示效应就发挥了作用。[②] 所有一般可能的心灵体验,如情感、直观和判断,都是以这种方式受到激发的。不由自主的模仿在躯体现象中表现得非常明显,且其产生完全独立于意志的主动作为。例如,身边有人骨折了,他也感到自己身上相同的部位有剧烈疼痛,或者,因为惊恐地看到周围有人瘫痪或抽搐,他自己也产生了瘫痪或抽搐的情况。人们可以说这是模仿反射(Nachahmungsreflex)。模仿反射属于人类本性的基本特质。

有一种暗示是关于判断和评价的暗示。我们用如下方式进行判断、评价、表态:违背自己的意志,也违背自己对当时情况的了解,轻易采纳别人的判断和评价。自己根本没有作出判断、评价、表态,却又感

---

① *Le Bon*, *Gustave*: Psychologie der Massen(deutsch),2. Auf. Leipzig 1912.
② 塔尔德(Tarde)在《模仿的法则》(Les lois de l'imitation)一书中大大扩展了模仿概念的范围。他描述了模仿现象的种种表现,把单一的理解模式推广成一般的绝对化模式,意图借此将模仿奠定为社会学的基础。各个圈子、阶层、职业的人各有其不同的特征,而不由自主的模仿是造成这种差异的根源之一。

到是自己作出的。自己不作判断而采纳别人的判断,表面上却仿佛是自己作出的判断,人们把这种现象称为判断暗示。

前面列举的所有暗示可能都是非故意的、不由自主的。无人有意暗示,当事人也没有察觉到自己接受了暗示。然而,暗示也可以是故意的。加上故意这个特征后,暗示概念将受到外部限制,而变得更狭隘。只有人们有意施加的影响(催眠时,人们有意施加的影响很强烈)才属于故意暗示。最后,暗示甚至可以在当事人知情的状态下实现。我意欲,我期待,或者我害怕:尽管我知情,可我还是无法阻止自己接受暗示,或者毋宁说,恰恰是"我知情"促成了暗示。但这种知情其实本身已经受到暗示了:知情包含着相信和期待,期待不可避免要发生的事必定会发生。

　　试验显示,明显的暗示效应几乎都是人所共有的。施测者在一条漆黑走廊的尽头悬挂一颗色泽暗淡的珍珠,而试验任务是让被试慢慢靠近它,并说出什么时候开始能看见珍珠。尽管工作人员随后拿走了珍珠,仍有三分之二的被试说自己看见了珍珠。教授当着听众的面转过身去,把一瓶事先装好的蒸馏水浇在棉花团上,同时还按下计时器,据说是想测试气味在房间里扩散的速度有多快。三分之二的听众表示他们已经闻到了气味,首先是坐在前排的,然后是其他人。用相同的途径,人们可以成功实施集体催眠和其他暗示。然而,总有少数人不屈从于暗示,出于批判的天性,他们什么也知觉不到,什么也体验不到,自己也觉得奇怪。

与异己暗示相反的是自体暗示(Autosuggestion)。自体暗示的作用很特别。出于某些可理解的理由,人们心中浮现出某种想法、期待或猜测,其内容立刻在他的心灵生命中成为现实。有人期待闻到某种味道,现实中果然闻到了。有人猜测现实可能如此,马上就对自己的猜测深信不疑。有人期待一次撞击会导致上肢瘫痪,瞬间上肢就瘫痪了。这些案例涉及一种机制:当事人的意志有意朝向某个目标,从而推动自我暗示机制运转,只产生对意志来说有价值的结果。人们想要在一个特定时间醒来,现实中果然准时醒来;人们想要让某处躯体疼痛消失,现实中疼痛果然消失了;人们想要入睡,果然睡着了。

**e) 催眠。**多数人能够进入催眠状态,前提是他们愿意被催眠,并相信他们信赖的权威人士拥有催眠的力量。首先,催眠师可以暗示,让他们感觉疲倦,平静下来,全心听从暗示者的话语,并且注意力只集中在这些话语上。然后,可以借此让受暗示者与暗示者之间建立排他性的感应关系(Rapport),诱导他进入一种深浅程度不尽相同的状态,其范围从最浅层的睡意朦胧一直延伸到最深层的催眠状态。这种状态为进一步实现后续暗示提供了适宜条件。根据催眠深度的不同,能够实现的后续暗示的范围大小也存在差异。皮肤无感、特定姿势、运动不能、特定感觉、错误知觉都能被暗示激发出来。催眠师发出指令,被催眠者便动弹不得,土豆尝起来就像美味的香梨,在最深度催眠状态下实施盗窃,等等。在最深度的催眠状态下,被催眠者的眼睛重新睁开了,他站立起来,四处走动、运动,如同清醒的人一样,只不过他的每个活动和体验都仅仅以他和催眠师之间的感应关系为条件(梦游症)(Somnambulismus)。事后,被催眠者会出现完全的记忆缺失,对梦游一无所知。然而,催眠状态的差异不仅在于催眠深度,而且在于各人不同程度上能够接受的催眠方式。梦游是一种部分的再苏醒,且在特定条件下才能维持。值得注意的是某些催眠后效应(期限暗示(Terminsuggestion))。按照催眠状态下给予他的指令,被催眠者几天或几星期后才实施相应行动,比如拜访某地。一到规定期限,他内心便涌现出实施约定行为的冲动,自己也不理解究竟是怎么回事儿。除非源自其人格的强烈抑制来横加阻挠,否则他将屈服于自己的冲动。通常,他会编造一个可理解的动机,并将其视为行为的现实根据。最后,在催眠状态下,通过暗示可以激发出自主意志绝不可能实现的躯体现象:把月经固定在特定日期、止血、使皮肤起水泡(一张纸片被暗示成一剂水泡膏药)。

　　催眠与睡眠有几分相似,但又有所不同。两者的差别在于被催眠者与催眠师之间的感应关系。在催眠状态下,其他的心灵生命都已沉浸在睡眠的海洋里,唯有感应关系有如"清醒的岛屿"。

　　此外,催眠与癔症也有所不同。就机制而言,催眠现象与癔症现象是相同的,可差别在于,催眠现象的机制得通过特殊的暂时性条件得到激发,而癔症现象的机制是一些人心灵建构长期持续的特性。

　　然而,癔症与接受催眠的能力之间还是存在着某种关系。虽然普通人一般都具有接受催眠的能力,但这种能力存在许多不同的种类与程度。据观察,一方面,深度催眠最经常地见诸那些也自发倾向于癔症机制的人群,以及儿童(儿童的心灵生命通常更接近癔症患者的心灵生命)。另一方面,有些患者根本无法被催眠,如早发性痴呆患者群中的大多数个体,还有另一些患者只能被诱导进入最轻微的浅层睡眠,如精神衰弱患者——这几乎不能被称为催眠。

　　催眠是一种人类现象,而实施催眠的一个先决条件是被催眠者能够进行自身反思、能够向自己表态,因此非常年幼的儿童不可能被催眠。动物催眠并不存在。人们称之为"动物催眠"的现象其实是一种生理反射,与人类催眠有本质差别,我们应当将其把握为生理上完全不同的现象。[1]

还有一种自体催眠（Autohypnose）。不是催眠师，而是我自己故意通过自我暗示诱导自己进入催眠状态。相比清醒状态下，在自我催眠状态中能够实现的身体与心灵效应要广泛得多。控制身体运行与意识状态的方法非常古老，尤其是在印度瑜伽术中。西方人几乎已经遗忘了这门技艺。首先在医疗领域中运用这种方法的是莱维（Levy）。[2] 但舒尔茨第一次从方法上向各方面扩展了这门技艺。他不仅做了测试和观察，还提供了生理学和心理学上的解释。[3]

每个人都能靠他的意志制造适宜的条件，在此条件下，无需他人暗示便能切换（Umschaltung）到催眠状态。为此，需要保持放松——选择最舒适的躯体姿势，减少外部刺激——全心全意、心甘情愿地做好准备，集中注意力（注意力固定在一点、营造单调乏味的感觉）。

按照舒尔茨的说法，切换是一个生命力事件，无需暗示，只要集中注意力、保持放松，就能切换到催眠状态。这里涉及一种原初生命力反应，类似于入睡体验的特征——松弛。自体催眠即"专注的态度变化"，虽然自体催眠在一般情况下是暗示的结果，但它并非必然与暗示相关，毋宁说，自体催眠是一种在一定条件下才会出现的自体作用（Automatismus）。

　　自体催眠状态中的体验很典型。起初，是沉重感、温暖、感官显现出来的种种显象、幻肢、心脏调节。接着，随着催眠状态加深，

---

[1]　19世纪最后十年间，人们深入研究了催眠现象。各路专家学者对催眠的描述相当一致。在这里，我们对各种五花八门的说明和理论不感兴趣。最重要的论述是：*Bernheim*: Die Suggestion, deutsch von *Freud*. Wien 1888；*Forel*: Der Hypnotismus, 4. Aufl. Stuttgart 1902；*Moll*: Der Hypnotismus, 4. Aufl. 1907。心理学家的论述有：*Lipps*: Suggestion und Hypnose（Abh. Bayr. Akad. 1897）；*Wundt*: Hypnotismus und Suggestion. Leipzig 1892。

[2]　*Levy*: Die natürliche Willensbildung（deutsch）. Leipzig 1909.

[3]　*Schultz*，*J.H.*: Das autogene Training. Leipzig 1932.

可能会出现丰富多彩的体验、创造性的意象世界、自体作用,如在书写媒介上自动书写,诸如此类。极少数情况下,自体催眠状态中完成的成就,可以达到令人叹为观止的地步。

现在的关键是,起初,人们只能慢慢的、一点一点的涉入,逐渐完成切换,但通过练习可以熟能生巧,经过反复练习后,切换速度总是会越来越快,最后只要意志一发动,几乎突然间就能切换到自我催眠状态。切换有可能与局部放松有关——如肩颈部肌肉放松。经过循序渐进的练习后,只要那些局部肌肉群完全放松,切换马上就会发生。"因此,对训练有素的内行来说,如果想要消除意外出现的情绪波动,只需要像刚刚描述的那样,让肩胛带滑动、下沉。无论躯体处于何种姿势都能完成这个毫不起眼的动作,只有知情者才能察觉出他躯体姿势的细微变化。"

由此可见,人们可以学会切换技术,初步掌握要领需要 6—8 周的时间,"一般来说,3—4 个月之后才能熟练掌握自我切换,甚至有可能取得非常显著的成效。"

经过上千年的发展,这种程序在印度已经登峰造极,达到了让我们几乎难以置信的地步。舒尔茨撤去它的世界观与信仰成分,将之置于西方文化条件下,从纯粹生理学角度加以研究;虽然他总体上确保了事实的真实可靠,但如此一来,却让印度瑜伽包含的世界观变得无足轻重了。他从形而上学的现实性中剥离出经验的实在性。刨去世界观与信仰的内容后,只剩下光秃秃的技术手段,这种程序的作用打了折扣——用印度人的标准来衡量,瑜伽是持续一生的练习,需将整个此在彻底投入。这种程序是心理治疗的一种手段,可以让人在休息时达到复原、提神、静心的目的。在自体催眠状态中,人们有可能在某种程度上控制身体运行,类似于控制肌肉收缩;犹如学会控制肌肉收缩一样,人们也可以学会控制血管舒缩、控制心脏与植物神经系统。调节睡眠、止痛和自我镇静都是这种程序的目的。

## 第二篇　异常机制

我们不是用唯一的一种方式,而是从多个视角来界定外意识机制的异常性:

1. 当显现的量度、程度、持续时间超出平常的情况时,我们就说外意识的机制出现了异常。站在这个视角看,正常和异常之间流畅的过渡比比皆是,从平均的范围内出现的显现,可以一直过渡到病理显现。激动变成过度激动,抑制变成麻痹。

2. 已经固定为机械性习惯的联想,转变成无法掌控的束缚,转变成固着。通常情况下灵活多变的心灵生命变得僵化迟钝。结果是,心灵生命受到情结、恋物癖、无法摆脱的有限想法的引导,最终陷入死胡同。在这个视角下,也可以观察到所有从正常到明显异常的过渡。

3. 既然所有的心灵生命都在不断地把分开的东西综合在一起,把倾向于分开的东西聚拢在一起,那么,终极的、无法克服的分裂就是异常的。意识是我们心灵生命彼时彼刻的波峰,而且在通常情况下,意识与无意识之间存在全面的双向往来关系。对意识而言,无意识没有一处是封闭的,无意识的内容处处皆可被意识所把握、所获取、所维护。从意识出发,经由意识的边缘地带——未被注意到的心灵生命,再到无意识,形成了一片畅通无阻的连续区域:一切都与意识有潜在的关联。不管发生、经历什么事情,即使片刻间这些事情就被意识清除掉、几乎独立于外意识,也会立刻返回、重新与此人的人格建立关联,被接纳、限制、塑造,进入带有整体导向性的心灵生命的关联。在任何情况下,彻底的解离都是异常的，它无法被意识所通达，无法通过人格被整合，与生命整体之间的连续性也断裂了。正常生命也会发生解离，但解离后总是会重新进入关联。因此，彻底的解离与正常的解离之间界限分明。解离与体验统一体的混乱状态看似相似，实则不同——好比凯撒一步跨过卢比孔河。用"解离"范畴进行的领会，可以表现为各种各样的变化形式。有人认为，神经症的症状、器官不适，就是从它们所属的富含意义的生命之源中被撕扯下来的表现。某些器官系统的独立，导致了一种不受约束的本己生命（比如，在一些感官领域）。能有效体验，却不能记住，这就叫做"解离"。在早发性痴呆中，心灵过程的四分五裂、整体性的崩溃，以及在意义、含义和类似显现上脱节断联的双重性，导致了"分裂性疯癫"（Spaltungsirresein）（精神分裂症）这个名称。自我双重化体验即"自我分裂"（Ichspaltung）。问题始终是：什么造成了撕裂（Losreißen），以及通过什么方法才能重新建立连接，以便重新获得意义、边界与均衡。

但解离究竟是什么，人们并没有从方法论和系统上加以说明。解离不仅是用来描述实际体验的一个概念，而且是关于在分裂的特殊状态下发生的事件的一种理论，同时也是关于变异为此状态的一种事件的假设。人们在心理病理学思考中处处都会遇到的基本思维是：这肯定没有切中任何统一的东西，而涉及外意识机制的各种模式。

4. 外意识机制控制着意识状态的一种切换。舒尔茨已经明确区分了在催眠和自体催眠时发生的切换与暗示时发生的切换。催眠时的切换大多数由暗示所引发，但如果人们创造有利条件、做出适宜行为，也可以不需要暗示的帮助，自动发生切换。每天的入睡体验中都发生了切换。这也部分是由于意志施加了有效的自我暗示，诱导人们入睡，但也可以不通过自我暗示，疲劳、习惯、合适的入睡条件均能引发入睡时的切换。舒尔茨从中区分出三层内容：第一，切换的过程；第二，通过切换而产生的意识状态；第三，在此意识状态中可能出现的现象和效应。尽管三者是不可分割的统一体,但人们可以从三个视角切入作出不同的观察。

所有的意识变异和状态改变都与入睡和催眠时发生的切换有类似之处,因此都可以被作为切换。尽管异常的体验反应、癔症显现和精神病状态三者的意义和倾向非常不同,但它们的出现方式始终如出一辙,同样都是仿佛猛然一震般进入一种完全不同的心灵状态,然后,这种心灵状态又为新的异常显现提供了条件。假如我们对切换有更准确的认识,而不只是用它作粗糙的类比,那么显而易见,切换的方式是千差万别的。每一种切换都是特别的,但我们只能粗略把握其特别之处,主要是将其与正常的外意识机制相比较。

以上从四个方面刻画了外意识机制的异常性。纵观这四个方面,显然,我们没能详尽地认识和把握外意识机制的任何一个方面,上面的各种表述只不过代表了我们如何用各种方式竭力解开谜团。有些显现基于假设的外意识机制才有可能出现,我们拥有关于这些显现的事实认识;有些原因推动着外意识机制的运行,在一定限度内我们拥有关于这些原因的现实性知识。因为,即使心灵的兴奋作为与其他因素共同发挥作用的因果性因素,推动着异常机制的运行,"异常机制从哪儿来?"也仍旧是一个悬而未决的因果性问题。人们把异常机制的来源追溯到特殊的异常禀性(体质)、脑部进程,以及其他的躯体疾病进程。当某个不寻常的心灵震撼触发外意识机制时,人们也在狭隘的意义上谈论心理原因,然而这种情况下始终要额外考虑到疾病的易感倾向(Prädisposition);可倘若没有那个心灵震撼,疾病的易感倾向永远也无法发挥作用。抑或,人们必须得假设,某些情境和体验能够把每个人都置于异常的外意识机制力量的支配下。有一些研究者基于各自的观察,倾向于持这种观点,可这么做也许缺乏充分根据。不管怎样,反正有特殊机制存在,比如在精神分裂症患者那里发挥作用的机制,就绝对不可能是所有人都拥有的,而且肯定还存在很多其他的机制,比如在重度癔症患者那里起作用的机制。

只要可理解的体验是外意识机制产生的根源,我们就相信,自己不仅理解了机制的内容,而且理解了机制触发时的转变本身。但我们错了。因为,尽管机制的日常性意味着我们知道了机制,却不意味着我们理解了机制。在外意识机制受触发运行时,可理解性发生了异常,这种异常不在于不可理解性(毕竟所有机制都是不可理解的),而在于出场机制的不同寻常性:可理解性的异常指的是,由于异常机制的存在,可理解的关联的实现方式是不同寻常的;可理解的体验本身——在几乎未知的先决条件作用下,成为了触发异常机制的一个因果性因素。

向着其他意识的切换,通过暗示和自体暗示是可理解与有意进行的,而通过体验反应是可理解与无意进行的。向着其他意识的切换,在因果上是由躯体疾病、毒药、极度疲劳导致的(它们采用强制的方式迫使切换发生),而暗示和体验作为原因要素在任何情境下都需要"同意"("同意"是因果的可理解要素)。

## §1. 病理性体验反应

"反应"一词在很多意义上被使用着。人们谈到了物理有机体对外部世界的影响和条件作出的反应;谈到了某个器官(如脑)对有机体内各种过程作出的反应;谈到了个体心理对一种精神病的疾病进程作出的反应;最后,谈到了心理对一种体验作出的反应。本节只讨论最后一种反应。

某些过程对于心灵的意义、其所蕴含的体验价值,以及随之而来的情绪震撼,会唤起某种反应。这种反应是部分"可理解的"。例如,在对监禁作出的反应中,在心理上起作用的是这种意识——这个事件的意义、可能的后果、情境的氛围、孤独、黑暗、光秃秃的墙、硬板床、粗暴苛刻的待遇、对不确定接下来会发生什么的紧张感。但此外也许还会出现食欲不振或饭菜太差导致的营养不良、失眠导致的精力衰竭。这些身体方面的影响部分地奠定了特殊反应类型的基础,参与制造了监禁性精神病的整体疾病征象。病理性反应状态常常不是单一的个别体验的结果,而是由多重作用的合力所引发。人们经常把身心衰竭看成反应性战争精神病的发病基础。在长期的有抵抗能力之后,有时一次相对微不足道的经历,就会引发战争精神病。

我们对体验及其引发的心灵震撼的意义和反应状态的内容理解得如此之多,然而在心理方面对正常状态向病理状态的转变理解得如此之少。在这个问题上,必须把外意识机制考虑进来。我们用特殊的禀性、用某种躯体疾病过程来进行说明,或者猜想,心灵震撼(作为原因)能够在我们正常心灵生命的根基中造成一种暂时性的改变(作为结果)。心灵震撼直接引发了大量的躯体伴随显现,同样也造成了心灵机制的暂时性改变,而且改变现在又为异常意识状态和可理解的关联的实现(意识混浊、解离、妄想观念等)提供了条件。外意识基础的改变是我们在理论上额外考虑进来的,而且必须将其考虑为在因果上是有条件的。与此类似,情绪震撼的明显躯体结果,在因果上也是有条件的。

a) **不同于时相(Phase)和阵发(Schub)** * 的反应。在病理反应下,人

---

* 雅斯贝尔斯赋予了"Phase und Schub"这两个词以特别的意义:"Phase"强调疾病是稍纵即逝的,"Schub"强调疾病发作很突然,且可能不定期地反复发作;二者与"Reaktion"(反应)的主要差别是,反应与先前的心灵生命存在可理解的关联,可共情、可理解,而"Phase und Schub"与先前的心灵生命不存在可理解的关联,只存在因果关系,不过雅斯贝尔斯也认为这种区分并不是绝对的。反应与时相、阵发的区别,有些类似于人格变化与疾病进程的区别,因此雅斯贝尔斯在下文讨论阵发时常常谈到,阵发以"Prozess"(进程)为基础。——译者

们要在原则上区分：1. 单纯被触发的精神病。其内容与体验之间不存在可理解的关联。例如，一个死亡事件触发了一种紧张症疾病进程、一种循环性抑郁症。这类精神病根本不需要与体验相符。心灵震撼可能只是最后必不可少的诱因，而此诱因导致了某种疾病的发作——或是一过性的时相，或是一个进程*的阵发；即使没有这个诱因，疾病最后也会发作。现在尽管有了诱因，疾病还是按照自己的规律发展，完全独立于心理诱因。2. 与第一种反应不同，我们区分出了真正的反应。其内容与触发它的体验之间存在可理解的关联；没有先前的体验，该反应就不会出现，而且反应的发展依赖于触发它的体验和其所属的关联。这类精神病始终与中心体验有关。在单纯被触发的精神病或自发的精神病那里，人们观察到一种原发的疾病发展——这种疾病发展只能从躯体方面予以说明，与患者的个人命运和体验无关。像任何一种心灵疾病一样，这类原发性疾病的发展也包含了具体内容，但这些内容仅仅是偶然的，没有从先前生活中汲取有效的体验价值。如果疾病后来发展到可治愈的时相，患者将趋向于清晰地认识自己所患的疾病，自由地面对它，把它当作某种完全异己的东西。经过观察，人们发现反应性精神病有两种情况，要么是患者对一种侵入式体验即刻作出反应，要么是疾病长期受到忽视、慢慢酝酿成熟，进入到由命运历程和每天反复出现的心灵印象编织而成的可理解的关联中，然后仿佛一下子释放出来。整个精神病病程结束后，虽然患者有能力判断并坦承精神病是病态的，但精神病的内容已在命运历程中发展成熟，其后效也将影响到往后的生活及与此相关的个人倾向。病愈后，患者理智上能够有正确的疾病

---

\* 雅斯贝尔斯在《心理病理学文集》中讨论"嫉妒妄想"的时候明确区分了"疾病进程"与"人格变化"，"疾病进程"是不可理解、不可共情的，我们只能用对待物理世界的客观方式把握"进程"，而"人格变化"是可理解、可共情的（*Karl Jaspers*：Gesammelte Schriften zur Psychopathologie, Nachdruck der 1. Auflage von 1963.113.）。——译者

态度,但无法在情感和冲动生命中自由面对疾病的内容。

"病理反应"概念包含三个层面,可理解的方面(体验与内容)、因果性的方面(外意识机制的改变)、预后的方面(这种改变是暂时性的)。正常状态瞬间转变为某个异常状态的过程也许可以逆转,尤其是在震撼性事实停止后疾病立刻痊愈的时候。即便如此,由于病中体验已经与人格结成了紧密纽带,于是仍然遗留下某种后效在那儿发挥作用。由于那些体验不断重复和累积,其后效最终将导致人格获得某种反应性的、异常的发展。尽管在每个反应过后,心灵的机制、功能、执行能力等又恢复原状。疾病的内容却能够继续产生后效。

只有在清晰的临界病例中,才能把真正的反应与阵发彻底区分开来。一方面是这样的精神病——某种以心灵震撼作为本质原因引发了这种精神病,而且先前体验与精神病的内容之间也显示出令人信服的可理解的关联(真正的反应性精神病)。另一方面是通过进程而产生的精神病,其内容与命运历程之间没有显示出任何可理解的关联;当然,精神病的内容一定来自先前的生活,可即便如此,先前生活的体验价值、作为命运历程的价值,并没有对早先生活的内容融入进精神病的内容中起到决定作用(纯粹的时相或阵发)。

**b) 可理解反应的三重方向。**我们把心灵震撼的幅度理解为某种崩溃的充分原因;我们理解了反应性精神病在整体上所服务的某种意义;我们还理解了特殊的反应性精神病的内容。

1. 我们已经看到,心灵体验总是与躯体伴随显现一道出现。心灵体验会触发外意识的机制,尽管我们无法进一步描述外意识的机制,却需要在理论上设定它们。外意识的机制为异常反应与可理解的内容提供了基础。但此外,在一些病例中,心灵震撼导致了某种躯体或心理障碍,而这些障碍与体验内容之间并不存在可理解的关联。先前的体验是后来发生的一个陌生事件的"心理原因"。极强烈的心灵激动会产生直接的、明显的因果作用。这是怎么发生的呢？通常只能假设。但一般而言，强烈的情绪会对循环系统产生作用，会通过交感神经和副交感神经构成的植物性神经系统、通过内分泌腺造成躯体后果，而躯体的改变反过来又对脑和心灵产生作用。也许，情绪就是通过这样的躯体中间环节导致癫痫患者的抽搐发作。也许，情绪就是通过血液循环的改变和血压升高这些中间环节，导致脑血管破裂和中风。心理原因造成的下列影响特别值得关注。

aa）一次心灵震撼能够治愈异常的心灵状态。举个大家最熟悉的例子：如果在关键情境下面临迫在眉睫的要求，有时连烂醉如泥的人都会突然清醒过来。酒精的物理作用是不容置疑的，可在上述场景中，酒精的作用怎么能突然被消除了呢？这委实令人惊异。

与此不同，另一些情况则不属于此，而属于可理解的关联。在这些情况中，异常人格包含的内容被心灵印象所改变：当思维受到重病的羁绊时，异常人格中的嫉妒妄想便停止了，而当个体必须竭尽所能时，神经质似的抱怨便停止了。

bb）剧烈的心灵震撼（遭遇灾难，如地震时）使得整个心身结构发生改变，而其征象与显现有时与触发它的体验之间没有任何可理解的关联。循环系统的变化、焦虑状态、睡眠障碍、机能能力减弱、大量的精神衰弱和神经衰弱显现，都会出现，而且很长时间过后依然顽固不变。

cc）最强烈的心灵兴奋似乎能够产生跟颅脑损伤造成的影响相仿的影响。人们观察到，在一些病例中，谵妄导致死亡，而在另一些病例中，谵妄患者出现了科萨科夫综合征（施蒂尔林）（Helm Stierlin）。在什么程度上，只有动脉硬化患者才有可能出现这里所谈的障碍,因此该障碍必须被看作是器质性障碍呢?在什么程度上,即使当事人的血管健康状况良好,心灵体验有时也能够引发这样的器质性后果呢?这些问题依然悬而未决。①

dd) 尽管很罕见,还是有可能出现下述情况——由于与之相连的心灵震撼打破了原有的平衡,一种快乐的体验居然能够诱发某种肇因于躯体的疾病存在。于是,精神衰弱患者会抱怨道,强烈的愉悦过后,不适感反倒更强烈,自己的病情肯定发生了"反弹"。

2. 我们理解了反应性精神病的一种意义:作为整体的异常心灵状态,服务于患者的特定目的,此疾病的个别特征或多或少也符合这个目的。患者想变得神志不清,不想为自己的行为负责,于是患上了监禁性精神病;患者想拿到赔偿金,于是患上了赔偿神经症;患者想要待在医护机构得到照料,于是像老病号那样成天抱怨各种各样的不适。这些患者通过上述途径本能地追求其愿望的满足。精神病(目的性精神病)(Zweckpsychosen)或神经症(目的性神经症)(Zweckneurosen)成功满足了他们的愿望。在极少数情况下,患者或多或少有意识地策划了他们的疾病。刚开始也许是有意识地装病,然后疾病逐渐发展,最后在疾病面前个体根本无力抵抗。或者,起初由于其他原因而产生的精神-神经失调在病程中变得"癔症化",因为疾病的存在能达到某个目的(免于前线服役、获得赔偿)。

自科恩斯塔姆起,人们开始谈论一种"健康良知(Gesundheitsgewissens)的失灵"。健康人自然希望自己一直保持健康,于是对各式各样的不适和躯体干扰一般忽略不计。由于他对这些漠不关心,许多刹那闪现的

---

① 参见 *Bonhoeffer*: Wieweit kommen psychogene Krankheitszustände und Krankheitsprozesse vor, die nicht der Hysterie zuzurechnen sind? Arch. Z. Psychiatr. **68**, 371。顺便提一下,邦赫费尔并没有把可理解的关联与因果关联区分开。

现象便就此消失了。即使这些不适已经像躯体疾病那样造成了机能减弱，需要得到理性对待，健康官能也会内在地疏远它们。① 在什么范围内，一个人才确实无法继续忽略这些不适呢？人们几乎确定不了这个范围的边界在哪里（如果这些不适持续不断地起作用，导致损伤、疾病恶化或死亡，那么肯定更容易判定健康与疾病的边界）。以下情况肯定真实可信：一个人在最外在的情境中彻底精疲力尽，一种真正的无力感侵袭而来，整个活性张力萎靡消沉，直到对一切漠不关心，只能明言自己无力支撑下去。不管怎样，大家仍然有可能问：是不是人们希望自己支撑不下去呢？是不是某个愿望在起作用，令自己沉浸在现有的虚弱感和无力感中呢？这些问题常常没法回答。然而，在由躯体疾病导致的癔症与疑病症的体验反应领域中，健康良知的缺失通常是很明显的。

3. 我们理解人们为什么会滑落到精神病或躯体疾病中，同样也理解其内容。这就像是为了逃离现实，尤其是为了逃避责任而遁入到疾病中。原本必须在心灵内部承受、加工、整合吸收的痛苦，现在得到了补偿——不论是通过躯体疾病（人们不用对此负责），还是通过精神病中的愿望满足（精神病会制造出一种没有洞穿而是掩盖了经验实在的现实性）。遁入（Flucht）精神病后*，患者体验到：经验实在没有提供

---

① 康德（他谈到情绪的力量，即仅凭决心就要做病态情感的主人）描述道："当焦虑来袭的时候，一个理性的人会反躬自问，是不是有某个引起焦虑的对象在那儿。要么他什么对象也没找到，要么他认识到，即使有一个这样的对象真实存在，还是什么也做不了。于是他把内在感受表达出来，借此恢复正常的日程安排，换言之，让他的焦虑待在该待的地方（好像与他无关一样），把注意力集中到必须要做的事情上。"

* "遁入疾病""遁入精神病"是弗洛伊德创立的精神分析术语。患者想要逃避现实创伤，但一般性的防御机制已经完全不起作用，只好无意识地开启最后一道防御机制，用得病自残的方式逃遁。虽然弗洛伊德提出了"遁入精神病"的概念，但真正用精神分析方法研究精神分裂症的却是布洛伊勒（Eugen Bleuler），布洛伊勒在他名噪一时、再版十余次的《精神病学教科书》中用精神分析方法对精神分裂症进行了细致的研究，提出了精神分裂症的鉴别诊断标准——"4A"症状。弗洛伊德、布洛伊勒的这套方法论受到了精神病学家的严厉批评，因为他们企图用可理解的意义关联去理解不可理解的精神分裂症。——译者

的东西,似乎已经在病中实现了。但这样的体验大多数情况下都是含糊不清的。在精神病状态中,所有的焦虑、困境连同所有的希望、愿望,以妄想和幻想的方式乱七八糟地一个接一个出现,好像真正得到了满足一样。

　　一些不同寻常的病例涉及人们在极端情境中的反应,这些情境由患者自己的行动(弑婴、谋杀)所造成。一段改变了整个生活的命运历程,引发了急性精神病中类妄想的皈依体验(Bekehrungserlebnisse),而且它的体验内容作为规定整个生活的根基被固定了下来。① 第一个病例:有一位农家女子一直以来身体壮实,心灵也非常健康,当时怀上了一位俄罗斯战俘的孩子,而孩子一出生就被她杀害了。第二个病例:一名有轻度智力障碍的男子,在另一个人的暗示影响下实施了一桩谋杀。魏尔(Weil)总结如下:两例精神病都在行为(弑婴、谋杀)实施之后发作,且患者都在监禁期间招认了犯罪事实。两例精神病患者都经历了一次祈祷斗争:这导致第一例中的弑婴犯确信是上帝想要她如此行事,还导致第二例中的谋杀犯出现记忆错乱,他当时曾把自己作为祭品奉献给上帝,上帝在他身上显灵,就好像恶行出自上帝之手。两人都有类似的幻象。其中一位发现她自己"心灵平静",另一位发现他自己"内心平静"。两人都坚持显现的实在性以及显现被赋予的意义,认为那是在上帝的恩典中获得救赎与接纳的标志。由于罹患精神病,两人对受害者毫无懊悔之心。她被悦纳为上帝的子民,而他成为上帝完美无瑕的孩子。两人都皈依了上帝,感到心境

---

① *Villinger:* Gibt es psychogene, nicht hysterische Psychosen auf normal psychologischer Grundlage? Z. Neur. **57.** *Weil:* Ein Bekehrungserlebnis als Inhalt der Haftpsychose eines oligophrenen Mörders. Z. Neur. **140**, 152(1932).

高涨。两个病例中患者的体质、人格、性格均大相径庭,但二者的愿望满足型精神病的类似性是很值得注意的。

这些病例与精神分裂症(发病早期经常出现毫无根据的皈依体验)的不同之处在于:没有任何原发症状;精神病核心的妄想内容几乎都是可理解的;妄想内容符合特定的目的,对个人原先的本质与生活状况发动了一场富含意义的革命;不存在混乱不堪、任性随意、五花八门、缺乏意义的症状。

令人惊讶的是,一个低能的人怎么可能在这样的关联中产生富含深刻意义、不同凡响的体验。魏尔的病例描述了圣诞节清晨的一次心醉神迷。这是患者祈祷时经历斗争的结果,而当时他正绝望地纠结于为什么过去会做出那些行为:"当我注视着墙壁的时候,墙壁变得如玻璃般透明。我仿佛悬在高高的空中,像太阳一样。接着一片漆黑有如暗夜,然后又变成了红色……这时,我看见一团可怕的、难以置信的大火从遥遥远方奔袭而来,越来越近、越来越大。世界和大地好像正在熊熊燃烧,然后我看到数百万人站在干枯的地面上,地上没有房子,没有树木,空空如也,只有一张张可怕的面孔由于惊恐而扭曲变形,大部分人拼命向上帝祈求,双手高举,向天仰望,仿佛还有希望获得救赎;大火球里出现了红色明亮的东西,我看见魔鬼在火球里忙碌着……接着又陷入彻底的黑暗,没过多久,又重新明亮了起来,比最美的春日景象更加绚丽。然后有那么一瞬间,我看到了尘世之上超凡脱俗的天堂世界。根本无法描述一切是多么美妙,多么令人惊叹。在如此令人赞叹的美妙意象中,我看见了许多灵魂。……突然,面前的一切都消失了,周围漆黑一团。我立刻意识到,自己还处于监禁中……"

有人认为这些病例中的患者其实是健康的,并没有患癔症。这种看法很成问题。要转变成上文所描述的状态,当事人必须具备一种非常特殊的禀性或天赋(如果这些病例还没有发展成精神分裂症的话)。

我们来做个总结:精神病有某种整体或细节上的意义。精神病旨在达到防御、保护、逃避、满足愿望的目的。精神病源自患者与现实的冲突,而只要现实仍然如其所是,患者便不堪忍受。但我们不能过高估计这种整体理解的意义。第一,我们永远也不可能理解转换机制本身;第二,不是所有的异常显现都能够纳入一个可理解的整体关联,而总是有大量的异常显现游离在可理解的关联之外;第三,即使震撼体验作为因果性因素一起参与其中,我们也很难估计这种因果意义的分量。

**c) 反应状态概览。** 为了对各种反应状态做一个概览,下面我们按照三重不同的标准对它们进行分类。1. 按照引发反应的诱因;2. 按照反应状态独特的心灵结构;3. 按照作为反应发生条件的心灵构造的种类。

1. 按照引发反应的诱因,人们首先划分出了监禁性精神病[①]——监禁性精神病得到了特别深入的研究,已构成整个反应性精神病学说的基础;然后是发生事故后出现的赔偿神经症[②]、地震精神病或一般的

---

① *Siefert*: Über die Geistesstörungen der Strafhaft. Halle 1907;*Wilmanns*: Über Gefängnis -psychosen. Halle 1908;*Homburger*: Lebensschicksale geisteskranker Strafgefangener. Berlin 1912;*Nitsche u.Wilmanns*: Referat in Z.Neur. , Ref. u. Erg. **3**(1911);*Sträußler*: Z. Neur. **18**,547 (1913). 论被终生监禁者的减刑妄想:*Büdin*: Über die klinischen Formen der Seelenstörungen bei zu lebenslänglichem Zuchthaus Verurteilten. München 1910。

② *Wetzel*: Ein Beitrag zu den Problemen der Unfallneurose. Arch. Sozialwiss. **37**,535 (1913).

灾难精神病①、思乡反应②、战争精神病③、孤独中的精神病——造成孤独的原因或者是陌生的语言环境④，或者是患者有听力障碍。维舍尔（A. L. Vischer）⑤曾这样描述身陷战俘营、仅有少量战友陪伴的战俘在孤独中的反应状态：

> 情境：被剥夺自由，且不知道要持续多久。与限定数目、固定不变的同伴们集体生活，任何时候都不能独处。出现强烈的反感。变得易激惹。这些人无法忍受最轻微的反对意见。冲动地找人讨论交流。与人交往时狭隘自私，只考虑自己的利益。言行粗鲁。注意力涣散。举动焦躁不安，生活方式变化不定。抱怨自己疲劳得很快（阅读的时候）。频繁跳跃，无法在任何一个地点停留稍长时间。记忆减退。基本心境阴沉灰暗。猜疑心重。经常阳痿。如

① *Stierlin*: Über die medizinischen Folgezustände der Katastrophe von Courrières. Berlin 1909.
此外可参阅：Dtsch. med. Wschr. **1911** Ⅱ；*Zangger*: Erfahrungen bei einer Zelluloidkatastrophe. Machr. Psychiatr. **40**，196。霍赫（Hoche）曾撰文描述敌军对弗莱堡居民进行空袭所造成的影响（*Hoche*: Beobachtungen bei Fliegerangriffen. Med. Klin. **1917** Ⅱ.），空袭未导致任何人住进精神疾病专科医院。与此相反，有个别人陷入了失眠和持续的恐惧状态，只有在天气很恶劣（敌军无法发动空袭）时才会停止，人们对所有的声音刺激极度敏感，以至于那些有能力逃离城市的人都走了。绝大多数人都已经习惯了这样的生活。个别神经质患者在空袭时会陷入明显的愉悦状态。爆炸作用的直接受害者可能会陷入贝尔茨（Bälz）所描述的漠然状态。

② 参阅我的论思乡与犯罪的博士论文。（Jaspers：Arch. Kriminalanthrop. **35**.）

③ *Wetzel*: Über Schockpsychosen. Z. Neur. **65**，288；*Kleist*: Schreckpsychosen. Allg. Z. Psychiatr. **74**；*Bonhoeffer*: Zur Frage der Schreckpsychosen. Mschr. Psychiatr. **46**，143（1919）.—Aus dem Handbuch der ärztlichen Erfahrungen im Weltkriege 1914-1918，herausgeg. von *O. v. Schjerning*，Bd. IV；*Bonhoeffer*: Über die Bedeutung der kriegserfahrungen für die allgemeine Psychopathologie；*Gaupp，R.*: Schreckneurosen und Neurasthenie.

④ *Allers*: Über psychogene Störungen in sprachfremder Umgebung. Z. Neur. **60**.

⑤ *Vischer，A.L.*: Die Stacheldrahtkrankheit. Zürich：Rascher & Co. 1918. 还可以参阅 *Vischer*: Zur Psychologie der Übergangszeit. Basel 1919。

果监禁时间超过半年,很少有人能幸免于这种状态。每个人的症状之间都有许多细微差别。

维舍尔回忆起陀思妥耶夫斯基的《死屋手记》,回忆起非常少见的、长期过着与世隔离生活者的经验:生活在热带的白人(热带精神病)、船员(特别是以前帆船上的船员)、修道院生活①、极地探险(南森(Fridtjof Nansen)*的叙述、派尔(Payer)、劳斯(Roß))。

2. 按照反应状态的心灵结构种类,我们可以刻画出一系列反应类型的特征。只有当人们能够分辨不同的外意识机制,借此把癔症反应、偏执反应、意识变异反应等当作特定反应来认识的时候,才有可能在各种反应之间划出泾渭分明的界线。目前还不可能做到这一点。能够列举一些反应类型,我们就该知足了:

a) 所有的体验,尤其是不那么重要的体验,都会产生情感的回应。这些情感在质的方面是完全可理解的,但在量的方面过分强烈,消退得异常缓慢,容易迅速引发疲劳和麻痹(精神衰弱反应)。反应性抑郁状态特别常见,而反应性躁狂则寥寥无几。悲伤往往会自行加剧,快乐则可以不断高涨,直到超过正常的限度,以至于人们仿佛都不知道自己该如何快乐了。然而与悲伤相比,快乐容易消逝、不能持久。除了体验反应的强度,反应的异常性也可以体现在后效的强度中。每个人偶尔都有这样的经历,某

---

① *Siemer, H.*: Meine fünf Klosterjahre. Hamburg 1913.
* 南森(1861—1930)是挪威的一位北极探险家、动物学家和政治家,由于 1888 年跋涉格棱兰冰盖和 1893—1896 年乘"弗雷姆"号横跨北冰洋的航行而在科学界出名。主要著作有:《穿越北冰洋》、《在北方的迷雾中》、《到斯匹次卑尔根群岛的旅行》、《穿越西伯利亚未来的土地》。——译者

天上午的心境会受到头天晚上梦境的影响。即使梦境的影响痕迹如草蛇灰线，只有心理考察才能察觉到，情况也是如此。与此相反，有些人受梦境后效的影响非常明显，可以一整天受其掌控无法自拔。同样，后效的持续时间也可能发生异常：悲伤只能慢慢地抚平；一切情绪历程都是蜿蜒曲折的，延续时间都很长。

b）接下来的反应类型是一种释放，具体表现为痉挛，或愤怒、狂怒，杂乱无章的活动，盲目的暴力行为，威胁与辱骂——自身剧烈演变成一种意识狭窄状态。人们谈到的"监禁反应爆发"（Zuchthausknall）、"狂暴"（Koller）和"短路反应"（Kurzschlußreaktionen）即属此类。克雷奇默把这整组反应称为"原始反应"。原始反应会迅速高涨到顶峰，再迅速消退。

c）在反应强度快速上升但尚未脱离正常范围时，强烈的情绪、愤怒、绝望、惊恐就已经造成了某种意识混浊。事后的回忆支离破碎。在此异常情况下出现了朦胧状态，伴有定向障碍、无意义行为、错误知觉、特定行为的装腔作势的重复（行为的意义来源于原初体验及其情境，而非来源于当下现实）。人们把这种状态称为"癔症性的"。在意识混浊状态中，人们通常意识不到诱发此状态的先前体验。如果精神病持续时间很短，先前的体验可能会彻底被压抑，事后遭遗忘。韦策尔曾经在战场前线观察过休克精神病：有些士兵极力压抑战友阵亡造成的创伤体验，表现出戏剧性言行，旋即又迅速醒转，"从装腔作势姿态恢复成威风凛凛的战士，令人印象极其深刻"。有人认为这些装腔作势的"癔症性"行为必定深深扎根于整体人格中，上述案例已经反驳了这种观点——然而意识混浊也可以是这样的：尽管当事人意识混浊，却始终能持续意识到这种状态是如何形成的，甚至意识到自己正在患病，而且事后的回忆相当完整。①

d) 如果患者的主要表现是梦样状态的神志模糊,再加上让人觉得蓄意做作的儿童般行为(童样痴呆)(Puerilismus),近似回答(牛有几条腿？五条),一言以蔽之——"假性痴呆"状态。此外,如果还能发现癔症(痛觉缺失等)的躯体信号,那么人们面对的便是刚塞综合征的朦胧状态。②

如果当事人意识混浊并伴有定向力缺失,且触发此体验的内容(试图强奸、事故等)重复出现,患者始终像第一次经历那样装腔作势地(激情作态)(attitudes passionelles)体验到全部的感情表现和表达运动,人们便称之为癔症性谵妄状态。此外,人们还在地点和时间定向力完整的当事人那里观察到木僵的征象(惊恐性木僵)、幻想性妄想的成形样态(phantastische Wahngebilde)。在漫长的监禁生涯中,当事人可能开始时只是抱有正常的猜疑与可理解的怀疑,而后从中发展出深思熟虑的被害观念,或者,开始时只是认定判决不公,而后发展为喜欢发牢骚鸣不平。所有这些状态以各式各样的方式组合在一起,不可能截然分开。

e) 监禁性精神病肇因于恶劣情境的持续作用。人们已观察到监禁性精神病患者会出现偏执-幻觉反应。焦虑紧张的患者感到无法主宰自己的思想,想要得到某种结果,形成某种见解,抱有某种执念。患者感到自己仿佛渴求得到遥不可及之物。在这种情况下,耳边响起了可疑的嘈杂声。有人对他们怀有恶意。他们听到外面过道上传来脚步声,突然一个声音说道:"今天我们要杀死他。"这些声音变得越来越大,有人开始呼喊患者的名字。此时他看见了他们的身影,迷迷糊糊

---

① *Sträußler:* Z. Neur. **16**, 441(1913).

② *Ganser:* Arch. Psychiatr. (D.) **30**, 633 (1898)；*Hey:* Das Gansersche Syndrom. Berlin 1904；*Raecke:* Allg. Z. Psychiatr. **58**, 115.

像做梦一样,在疯狂的恐惧中拼命拉扯床架子,企图自杀。这些状态经常会出现。事后,这些内容很容易被加工成妄想观念:患者坚信他确实受到迫害,一定会遭杀害。关于急性偏执反应,库尔特·施奈德①提供了一些罕见而有趣的个案。

3. 最后,按照作为反应发生条件的心灵构造的种类,人们能够划分出各种反应状态。在战争期间,人们有时可以观察到反应性精神病状态,其持续时间很短,产生这种状态的人此前、此后均未表现出任何精神变态。② 有人也许认为,每个人都有自己的"阈限",而超过阈限便会得病。人们无法客观地确定这些病例中患者的某种禀性,更确切地说,就算身体壮实、心灵显得特别健康的人(极少数情况下)也会得病。然而即便如此,人们仍然坚持认为,这些患者肯定一直有某种特殊的禀性,有很多人可能身体已经垮掉、患有脑部疾病、身心彻底衰竭,却依然没有陷入反应性精神病状态。但大多数情况下,即便不考虑反应本身,决定反应发生的先决条件在整体心灵构造中也是清晰可见的。心灵构造或是天生的、持续的(精神变态),或是变化不定的(时相),或是后天的、暂时的(衰竭)。因此,人们观察到,有的患者呈现出反应敏感性上升(易激惹、易怒)的特征,有的患者呈现出癔症的、精神衰弱的心境反应。但人们只能在某些人那里、在某些时间观察到所有这些现象,而且粗心大意的观察者几乎注意不到这些。人们看到,有些人在其他时间完全正常,但在遇到一些相对而言微不足道的诱因时却迸发出过度的感情反应,而丧失了妥善处理的能力。产生异常反应的这段不利时期可能是纯粹内源性的时相,也可能是由其他条件造成的,比如身心衰

---

① *Schneider*, *Kurt*: Über primitiven Beziehungswahn. Z. Neur. **127**, 725 (1930); *Knigge*: Z. Neur. **153**, 622(1935).

② 参阅 *Wetzel*: Über Schockpsychosen. Z. Neur. **65**, 288。

竭,或颅脑损伤、长期郁结的情绪、失眠,等等。

与心灵构造相类似,器质性疾病进程也为异常反应提供了基础。在精神分裂症患者那里,就存在着以逐步发展的疾病进程为基础的反应性精神病。这类反应性精神病与疾病进程的阵发截然不同,二者的区别在于:病程结束后,反应性精神病患者会近似的恢复到先前状态;而就算强烈的疾病显象已经减退,疾病进程的阵发仍然会造成某种持续的改变。[1] 阵发所包含的内容是一般性的,源自过去的任意时间;而反应所包含的内容是特定的,来源于一次或多次体验,精神病即从这些体验中产生,与这些体验具有连续性。阵发的产生是自发的,而反应的产生与先前体验存在时间上的关联。显而易见,反应的特征在所有精神疾病中都有所体现,只要总的来说在心灵生命中还存在着疾病内容的关联——但对疾病演进而言,反应的特征几乎始终是非本质的。[2]

最后,我们再总结一下真正的反应具有的共同点:诱因与反应状态之间存在时间上的紧密关联——诱因是我们理解反应的一个充分要素。体验的内容与异常反应的内容之间存在某种可理解的关联。如果人们对某次体验作出反应,那么反应的异常性将随着时间的流逝逐渐平复。特别是当诱发反应的原因不复存在时(重获自由、患思乡病的少女重新回到父母身边),异常反应也将随之消失。因此,反应的异常性与所有自发出现的病态过程是相反的。

然而,因果关联与可理解的关联之间如此盘根错节,其中一个强行

---

[1] 布洛伊勒首次提出了精神分裂症中的反应性精神病这一概念(Schizophrenie 1911)。关于精神分裂症患者的反应状态问题,可参阅我的文章:Z. Neur. **14**。此外还有 *Bornstein*: Z. Neur. **36**,86. *Van der Torren*: Z. Neur. **39**,364;*Schneider*, K.: Z. Neur. **50**,49(1919)。波普尔(Popper)确立了无疾病进程的精神分裂症患者的反应(分裂样反应):Z. Neur. **62**,194;*Kahn*: Z. Neur. **66**,273。梅耶-格劳斯对上述观点提出了批评:Z. Neur. **76**,584。

[2] 席尔德在分析麻痹性痴呆中的夸大妄想个案时表明了这一点:Z. Neur. **74**,1。

穿插到另一个之中的情形如此纷繁多样，以至于在个案中，人们始终无法在真正的反应与时相、阵发之间划出泾渭分明的界线。出现心理反应时缺乏可理解的内容可能让人迷惑，出现疾病进程时充满可理解的内容也可能让人迷惑：一方面存在着这样的异常心灵状态，某个心灵震撼作为原因诱发了这些异常状态（如灾难精神病、伴有狂怒和痉挛的原发反应），其内容与诱发原因之间没有多少可理解的关联；另一方面存在着由外意识进程引起的心灵构造的改变，其个别的时相或阵发与个体的命运历程之间却呈现出丰富多彩的可理解的关联。

**d) 情绪震撼的治疗效果。** 一个有趣的现实是，体验不仅能触发精神病，而且也能对已有的精神病——就算起不到治疗作用——产生有益的影响。人们相对频繁地观察到，伴有精神分裂症进程的偏执样患者住进一家精神病院后，所有症状（错误知觉、被害妄想等）暂时都消失了。[1]也有人观察到，当事人本来处于带有严重紧张症＊色彩的状态，突然被强烈的情绪唤醒，仿佛"从一种深度睡眠中被唤醒一样"，然后从急性状态中逐渐痊愈。例如，贝钦尔（Bertschinger）[2]曾报道过如下病例：

> "有一位年轻的女士几周以来言行举动极其开放，不知羞耻，喜欢赤身裸体公然示人。一天她在精神病院遇见了一位以前的老相识，她大吃一惊，当时的场面十分不雅。她脸红不已，羞愧难当，几周以来第一次能够正常上床睡觉了。从那以后一直很平静，不久就可以出院了。"

---

[1] *Riklin:* Über Versetzungsbesserungen. Psychiatr. -neur. Wschr. 1905.

＊ "紧张症"的译名会让人误以为此病与精神紧张有关，因此许又新先生建议把"katatonie"改译为"畸张症"。译者赞同许又新先生的观点，但由于大部分参考文献中仍然沿用"紧张症"的译名，所以本书还是选择这一译法。——译者

[2] *Bertschinger:* Heilungsvorgänge bei Schizophrenen. Allg. Z. Psychiatr. **68**，209 (1911).此外还可以参阅 *Oberholzer:* Z. Neur. **22**，113 (1914)。

患者经常主观地报告,在急性精神病的痊愈期发生的某些事件产生了特别有益的影响。人们观察到明显的客观好转,比如当亲属前来造访时(如果亲属极少看望患者),一位长期木僵患者变得更容易亲近了。但几个小时后患者又故态复萌,病程并未受到影响。

在什么程度上,百年前的超常规疗法和现行的疗法(比如胰岛素休克疗法(Insulinschock)与卡地阿唑休克(Cardiazolschock)疗法*,让患者经历死亡体验的震撼,让患者频繁地重复陷入极端状态)达到了一种调校(人们称之为"治疗")的目的了呢? 在什么程度上,实施上述疗法时躯体的因果性因素发挥了作用呢? 这些都是悬而未决的问题。

## §2. 先前体验的异常后效

**a) 异常的习惯。** 下面我们将为大家重现习惯的几种醒目的表现方式:如果一位精神变态者曾经以特定的心境陷入某个情境中,便再也无法从这种心境中抽身而出;例如,聚会开始时一句不怀好意的话会败坏整晚的兴致。如果患者对收治自己的精神病院满腹牢骚,便再也摆脱不掉负面心态,而当他住进条件也许更差的其他精神病院时,却平心静气。

曾经犯罪者,倾向于重复犯罪。最为轰动的案例当属几位女性投毒杀人犯(布兰维利耶侯爵夫人(Marquise de Brinvilliers)、茨

---

* 1927年,维也纳医生萨克尔(Manfred Sakel)发现胰岛素休克疗法能改善精神分裂症患者的病情,该疗法在20世纪30年代至50年代初曾盛极一时,后因副作用较大,以及新型抗精神病药物的出现,逐渐退出历史舞台。1935年,匈牙利医学家梅杜纳(Ladislas Joseph Von Meduna)首创卡地阿唑痉挛疗法。1938年,塞尔莱蒂(Ugo Cerletti)和毕尼(Lucio Bini)在此基础上发明电休克疗法,迅速淘汰了卡地阿唑药物痉挛疗法。——译者

旺齐格（Margarethe Zwanziger）、戈特弗里德（Gesche Margarethe Gottfried）等＊）。在她们眼里，谋杀根本算不上什么特别的事情。她们投毒杀人，一是出于这种或那种目的，二是纯粹出于对力量的渴求，最后，仅仅是为了消遣。费尔巴哈的《犯罪奇潭录》①曾描述过一个案例："因此对她来说，调制毒药和投放毒药是一件稀松平常的事情，不管是抱着玩笑还是严肃的态度做这些事都没什么两样。最后，她充满热情地制毒、投毒，目的不仅仅是追求此事所造成的后果，而且也是为了这件事情本身……看来毒药是她最后的、最忠诚的朋友。她感到自己被毒药深深吸引，无力抗拒，也无力自拔。毒药是她坚贞的伴侣；司法机关逮捕她的时候，她的袋子里还装着毒药……经过几个月的监禁后，当司法机关把从她那里搜查出来的砒霜摆在面前让她认罪伏法时，她高兴得浑身颤抖，如痴如醉地凝视着那坨白色粉末。然而，谈及她的所作所为时，她始终认为这只是'小小的消遣'……对我们而言，习以为常之事不再有任何新奇之处。"

　　患者脱离急性精神病状态后，原来的诱发原因已不复存在，但异常的活动和异常的表达已经成为习惯，仍将长期存在。

---

＊　布兰维利耶侯爵夫人（1630—1676）是法国路易十四时期臭名昭著的连环杀人犯，出身于贵族家庭，生活放荡糜烂。其情夫圣克洛伊在巴士底狱服刑期间跟随狱友学得一身制毒本领，出狱后，为了测试毒药的效果，两人以巴黎慈善医院无辜的流浪汉为试验品，毒杀 50 余人。后为继承遗产，伙同其情夫毒杀了她的父亲与两位兄弟。因其将毒药贩售于多名贵族，牵扯出路易十四时代的系列凶案。

　　玛格丽特·茨旺齐格（1760—1811），巴伐利亚连环杀人犯，擅长使用砒霜。利用女管家的身份给雇主下毒，待雇主中毒后再为其解毒，加以精心照料，借此获得雇主信任。成功毒杀 4 人（包括一名婴儿），另有 4 人中毒后侥幸生还。被斩首前曾言，死刑是她最好的结局，因为下毒的步伐根本停不下来。

　　戈特弗里德（1785—1828），不来梅连环杀人犯，疑患代理型孟乔森（Münchhausen）综合征。平素是一位尽心尽责的护士，享有"不来梅天使"的美誉。用砒霜毒杀家人与密友共 15 人，包括她自己的父母、孩子和两任丈夫。——译者

① 　Merkwürdige Kriminalfälle, Bd.1, S. 51.

一旦某次体验致使当事人作出正常或异常的强烈反应并体验到这种反应,便会产生后续效应(在不同的个体那里,效应的程度有所不同)。此后,如果当事人遇到以下三种情况,很可能会再次以相同的强度作出相同的反应:第一,受到很轻微的刺激——该刺激与初始体验的性质相同、方向一致;或第二,受到刺激——该刺激只是以某种方式使人回忆起初始体验;最后,经历了任何可能的情感化过程——此过程与初始体验之间的关联很难理解或根本无法理解。有人曾最近距离地体验到雷击,此后一遇暴风雨便陷入极度恐惧。有人曾亲眼看见宰杀动物的场景,从此也许再也不吃肉了(不是出于理论方面的原因,而是出于内在的抗拒)。经历某次强烈的情绪震撼后,癔症患者第一次表现出疾病的症状,从体验的角度看,这些症状在内容上常常是可理解的(上肢瘫痪、失语)。此后,任何可能的、常常是微不足道的其他事件都将重新引发相同的症状。异常的反应模式开始变成习惯。人们普遍倾向于养成难以克服的习惯,在这方面精神变态者尤甚于正常人。一端是像不良习气那样还能够予以矫治的习惯,另一端是雷打不动的习得性反应形式,两端之间充斥着一切可能的过渡。对性倒错而言情况尤其如此。众所周知,性倒错是由偶然事件,特别是童年时期的事件引起的,此后却可以表现得像原初的冲动禀性一样。①

---

① 关于性倒错,尤其是同性恋,存在两种针锋相对的观点。一种观点认为,性倒错应追溯到天生的、其内容从一开始就被规定好的冲动方向;另一种观点认为,性倒错是通过偶然的命运历程而获得的,首先,对不恰当客体的性欲被唤醒,随后,这种变态的初体验固着了下来。通常在遇到这种对立时,视个案情况之不同,双方观点都有一定道理。参阅 Stier: Zur Ätiologie des konträren Sexualgefühls. Machr. Psychiatr. **32**(1912)。还有 Naecke: Z. Neur. **10**,537(1913)。一些研究者认为,很多情况下同性恋起因于某种预先规定的性别感受的禀性。与此相反,其余的性倒错(例如恋物癖、露阴癖)起因于性欲感受的固着,而这种固着乃根据体验而获得,之后还可以部分地得到扭转。

为了举例说明体验的后效,我们讲一个冯·葛布萨特尔书[1]中的病例:一位四十岁的法律顾问在一次车祸中被抛向车顶。他瞬间眼前一片漆黑,丧失意识了一秒钟。事后他马上赶往办公室工作。后来出现了其他症状:夜晚出门踏进黑暗中,他免不了要焦虑发作。晚上不敢透过漆黑的窗户往外望。不敢从亮灯的过道走进漆黑的房间。背对着窗户坐。倒退着走进房间,直到打开灯为止。宣泄性催眠消除了这些症状。结果表明,每一次陷入黑暗都会让他回想起事故发生的瞬间——眼前一片漆黑,以及在死亡的黑色大门前的惊恐不安。

有一类习惯,其表现形式超过了正常的限度,控制着整个心灵。我们不时会在精神分裂症患者的心灵生命中遇到这类习惯。人们称之为"刻板"。

与心灵有某种关联的、一切仅仅是可能的过程——从最简单的动作一直到复杂的行为,思维过程,以及内容已被规定的体验,偶尔能够极有规律地重复上千次,以至于人们不由得拿这些人与自动机相比较。患者总是在花园里精确无误地溜着相同的圈圈,总是坐在相同的位置上,总是沿着相同的顺序拐弯,连续几个星期用相同的姿势睡觉,脸上总是挂着同样的面具般的表情(刻板动作和刻板姿势),总是重复说着相同的词语或句子,画画时总是一个挨一个地画着相同的线条和图形;思维总是沿着同样的圆圈循环打转。有一位患者年复一年地给巴黎、彼得堡的警察写着相同的

---

[1] *Gebsattel*, *v.*: Gegenwartsprobleme der psychiatrisch-neurologischen Forschung, S. 60. Stuttgart 1939.

信件,常常一次性把一大堆书信交给医生,毫不关心这些信件的后续进展。人们观察到,有些患者常年来唯一的语言表达只是不断重复同样的固定短语,这种情况在以前的病例中并不罕见。有一位患者逢人便打招呼"赞成、赞成还是反对、反对",别人回答"赞成、赞成",他才心满意足,此外再不言语。

**b) 情结的效应。**情结的效应之所以变得异常,是因为情结无法控制,还因为情结从无意识中分离出来并产生了作用。

1. 有一位患者,每次回到以前破产的地方,都会陷入严重的抑郁-偏执状态,并伴有神经衰弱综合征。人们一旦经历过可怕的事情,再次面临相同情境时,焦虑便会日益增长。经历过铁路事故后,只要一坐火车就会焦虑不安,而经历过地震、空袭后情况亦复如此。只要有极其微小的迹象表明一个从前的危险情境可能再度降临,或仅仅有一些类似之处,焦虑便会应运而生。

此外,在一些情况中,某次体验看似是情结效应的来源,但通常而言,情结效应的可理解根源超越了这种体验的范围,而植根于过往的生命历程中。某个自身根本不那么重要的体验——还不足以让我们理解情结效应,可以是某种疾病存在的来源,因为另外的体验已经为精神疾病打好了基础、做好了准备。于是,性爱不顺遂的人要比性爱顺遂的人在生活的其他方面受到更深的伤害,而同样的事件也许根本损害不到后者。最后,异常心灵状态与症状的根源,通过多条路径分叉似的深入到整个过往的生命史中。如果人们耐心地梳理过往的生命史,便能解析出可理解的关联的整张大网,网上的根根线索汇聚于当下的一点。弗洛伊德用"多元决定"概念揭示了这个事实。

2. 在迄今为止我们所谈及的案例中,情结可能都居于意识之内。就算人们没有察觉到它,情况也是如此。通过自我批判,人们也能意识到情结的存在。然而,情结可以成为某些躯体疾病或心灵疾病的症状的原因。这些症状可以被追溯到某次体验,但该体验被处于疾病存在中的患者所遗忘,不仅没有被察觉到,而且完全是无意识的：被分离的情结或被压抑的情结(例如,一些监禁性精神病患者在其意识内确实不知道他犯过罪,但当他试图唤醒以前所作所为的回忆时,却出现了更加强烈的疾病症状)。为了把握这些现象,我们需要在理论上设想"心灵过程的解离"。

**c)补偿。**内部控制力的缺失、体验的缺陷、心灵遭受的损害等将产生如下效应：仿佛是为了弥补缺失、重新恢复均衡,从当事人各种可能性的总体中发生了一种补偿。

补偿的类比来自生理学,特别是神经生理学。在这里,人们区分了两种显现,一种是直接的疾病显现,另一种是补偿显现。[①] 生命机体遇到任何障碍和破坏时,都习惯于作出改变其功能的反应,以求在变化的条件下达到延续生命的目的。人们认为,在此过程中出现了替代显现(Ersatzerscheinungen)和自我调节。在神经病学中,人们曾详细研究过这些事情,而在心理病理学中,人们对这些显现只抱有次要兴趣。

埃瓦尔德(Ewald)的实验最为引人注目：摘除狗的一侧迷走神经后,出现了躯体姿势障碍和运动障碍。几个星期后这些障碍消失不见了。然后再摘除另一侧迷走神经,这些障碍又重新出现,只是情况更严重了。几个月后,一切又安然无恙。现在,切除一侧大脑半球上的腿区(Beinregion)。常见障碍持续几周后再度消失。

---

① *Anton*: Über den Wiederersatz der Funktion bei Erkrankungen des Gehirns. Mschr. Psychiatr. **19**,1.

然而,当另一侧腿区也被切除时,先前的所有症状如疾风暴雨般重新登场,永远也不消退。若此时再蒙住狗的双眼,还残留着的一点点运动能力立刻消失殆尽。在这里,另一侧迷走神经、大脑的运动与姿势感觉区、使身体保持静止与运动状态的视感觉等相继产生补偿效应,一直到补偿的所有可能性耗尽为止。

在罹患器质性脑部疾病如偏瘫、失语症之后,经常发生某种良性补偿。但这只是补偿而已,缺陷依然潜在地继续存在。这一点可由下列现实予以证明:一旦遇到重大需求、强烈感情,障碍严重程度会立刻加剧;很容易疲劳;功能运作迟缓。

修复障碍的功能有两种模式:要么是一种全新的创造,此前一直沉睡的区域发展出相应的功能(低等动物在功能受损时,会出现某种形态学上清晰可辨的再生);要么是补偿,以前其他功能也许与受损的功能一道共同发挥作用,现在却要独自承担这项工作。

与此形成对照的是整个感官领域缺失时发生的心理补偿。尽管海伦·凯勒完全失明、失聪,却有能力仅凭触觉的感官材料掌握现代人的文化知识。或许一些对比显现的出现也属于心理补偿(视觉方面的亮度与颜色;此外,在情感方面经历深深痛苦后出现了不可理解的欢愉,前后形成鲜明对比,等等)。

然而,到了"可理解的"心灵关联这里,情况却是另一码事:"神经质者的怯懦其实是一种根深蒂固的自我保护。应该克制愤怒时,他却软弱无力、情感淡漠。人性的同感本该令他心慌意乱时,他却麻木不仁、无动于衷。他竭力避免带有强烈情感重心的复杂思维,回避眼下的重要事务,转向无关紧要的琐事。"(安东)(Anton)

如果人们把这些在发生上对我们来说可理解的、与直接明见的关联,领会为对"弱点"的补偿,那么这只是一种形象的比喻而已。这些心灵关联与上述补偿没有太大关系。此外,关于它们在生物学意义上究竟是否符合特定目的的问题,人们仍然存疑。无论哪种缺失的功能都不会被替代,而后来发生的一切只是尽量从主观上降低功能缺失所造成的不适感。从生物学角度看,这甚至是有害的。

**d) 瓦解的趋势与整合的趋势(Ganzheitstendenzen)**。体验会产生两种相反的作用:建设性作用和破坏性作用。如果我们粗略地、一般地从总体上直观生命和心灵,那么所发生的一切都表现为"死去与生成";生命就是不断地从死亡中创生,亦即从瓦解中创生,而"瓦解"意味着,身体上瓦解为单纯的化学-物理进程,心灵上瓦解为单纯的机械-自动过程。心灵与精神是聚合:不断地把在每个瞬间都倾向于分崩离析的对立与两极聚合在一起。如果我们把这种整合的趋势称作"可塑性",把瓦解的趋势看作僵化,那么可塑性的高低就是衡量生命的尺度,而趋向健康就是可塑性的上升。

上述粗略的整体直观还可以细加分析:从生物学角度看,生命之发生是身体与周围世界的整体生成(Ganzwerden);从精神的角度看,生命之发生是精神经验的所有环节在辩证进程(扬弃、保持、综合)中的体系化建设;从实存的角度看,生命之发生是本真存在的起源追寻。

我们在任何情况下都无法看透生命的整体发生,更无法支配利用它们。生命的整体发生处处都以无意识为基础。无意识在决定性瞬间创造出全新的东西,从而克服了瓦解。生命整体的这种整合性创造的失败,即死亡及其预备阶段。我们的认识和行动最多只能触及边界。在边界处,我们迎来了总体事件的关键行动——即生命本身、创造和自身存在的行动;我们在治疗上通过刺激、任务和呼吁等方式,以便在认识上围绕总体事件的关键行动。我们并不是这些行动的主人,与此相反,我们所有的能力都源自这些行动。我们的认识和从中产生的行动,能够被加以心理分析,却不能被加以心理综合。心理综合必定产生于生命的无意识、精神的无意识、实存的无意识领域,自始至终都是如此。我们可以酝酿、促进心理综合,也可以抑制、危害心理综合,却绝不能通过任何的安排、劝说或善良意志,人为生成心理综合。我们把这儿始终是统摄式的先决条件的东西,称为生命力、灵感(Einfall)、创造、实存的决断——称为恩典、自身赠予(Sichgeschenktwerden),但任何名称都说不清它到底是什么。

首先,并不存在圆满的终结。死亡、僵化和消逝,都是生命的环节。生命整体是人类根本不可能达到的目标。生命整体时刻处于日新又新的死亡与生成的道路上,直到时间中的有限此在都在死亡中湮灭。

即使一个人处于严重的病理状态,只要他还活着,总还是趋向于再造一个整体。再造整体趋势的表现,可以小到个别缺陷的补偿,也可以大至精神分裂症患者全新人格的建造。不管怎样,痴呆症患者都会重新形成统一的生命世界。在再造整体的过程中,总是有些什么东西走进新的关联,进入新条件下的控制与导向,也许它们是从自身已经变得异常的趋势中滋生出来的。不管怎样,总有某种秩序在发挥作用,对抗着涣散、脱轨、分裂与分离。然而,所有这些一般性的说法仅仅表达出一种粗略的整体观。只有当这种整体观在特定的关联中得到经验层面的呈现时,对认识才有意义。

## §3. 异常的梦

**a) 罹患躯体疾病时的梦。**有时,早期躯体疾病会在梦中和半睡半醒状态中显现出来,此时,异常的躯体感觉和异常的一般情感已渗透进意识中,但人们在清醒时还察觉不到。罹患发热性疾病时,人们会做痛苦的梦,且伴有强迫性显现,就好像各种想法天旋地转一样。此外,大量失血后的人会做具有强烈的直观性与鲜活性的梦。

**b) 罹患精神病时异常的梦。**癫痫发作前夕,患者常做可怕而痛苦的梦,痉挛过后,顿感舒适愉悦、无忧无虑,而且发作当晚绝不会再做梦。[①] 罹患持续时间很短的紧张症时的情况与此类似:紧张症阵发时,患者在短暂的睡眠期通常无梦(相反,癔症患者发病期间总是做梦)。[②]

罹患急性精神病,特别是早期精神分裂症时,患者做梦的方式常常发生变化。

康金斯基描述道:"感官谵妄(Sinnesdelirium)期间,我的梦境(就视觉图像与空间中的移动感而言)极其生动。睡眠中出现了一种幻觉。对一位出现幻觉的患者来说,清醒状态与睡眠状态之间根本不存在泾渭分明的区别:一方面,梦境中的景象如此生动,以至于人们可以说患者在睡眠中是清醒的;另一方面,清醒状态中的幻觉如此千奇百怪、林林总总,以至于人们可以说患者是在清醒状态下做梦。患病期间,我的梦境常常与现实中的体验同样鲜活;有时,当一些梦境在我的记忆中浮现时,只有经过缓慢而艰难的斟酌后,我才能判定,我到底是在现实中体验到了它们,还是只梦到了它们。"

史莱伯说道:"没有完全进入安静睡眠状态的人,认为看见梦境中的景象(几乎可以说,他自己的神经向他虚构出这些梦境景象)实属稀松平常,对此根本无需多言。但是,在空间形象的清晰

① *Göttke*: Arch.Psychiatr. (D.) **101**(1934).

② *Boß*: Psychopathologie des Traumes bei schizophrenen und organiscben Psychosen. Z. Neur. **162**,459(1938).

度和影像的真实度方面,上文提到的夜晚梦境和早先的类似幻象,要远远胜过我以前曾经体验过的一切,至少要胜过我健康时在白天体验到的一切。"据另一位女患者讲述,她的梦如此奇特,以至于她常常不知道这究竟是现实还是梦。头一天晚上,她体验到了飞翔的感觉。她飘浮天际之时,月亮正在头顶上移动,两张面孔出现在眼前,中间夹着一片小云朵。还有一次,天使加百列向她显现,后来她又看见两个十字架,一个十字架上是耶稣基督,另一个十字架上是她自己。这样的梦令她非常愉悦。醒来时,她心中洋溢着神圣的幸福。患者常把这些梦看作现实。他们体验到自己被迫害,以及躯体方面的影响。有时,妄想观念的感官基础似乎就在这样的异常梦境体验中。

博斯描述了两种只有精神分裂症患者才会碰到的梦境体验方式。这些梦境体验是很难碰到的,所以患者"守护着梦,因为他们自己在梦中清楚察觉到了精神病的运作"。

"梦的紧逼"(Traumdrängen):梦中的场景掠过梦的意识,而且速度快得不可思议,让人感觉很不舒服。梦中的场景苍白无力、倏忽即逝,表现出竞相追逐、随后消失的特点。患者试图在梦中牢牢抓住些什么,但一切努力纯属徒劳。由于害怕自己在痛苦不堪的梦中彻底丧失现实感,这些患者常常完全有意识地让自己只维持在浅层睡眠状态。

接近现实的梦:有一位女患者做了个梦,尽管梦的内容平淡无奇,醒来时她却极度惊恐,浑身颤抖,尖叫求救。她梦见自己躺在医院的床上,一位护士走过来帮她把枕头摆正。这位精神分裂症患者之所以惊恐,是因为长期以来,外部世界对她来说如同阴影，陌生而疏离，而今她却以久违的接近现实感和温暖感体验到了梦中的场景。"当这位女患者在梦中做出感情上的努力，试图与客体再次建立深层关系的时候，她已不堪忍受。"

**c) 异常梦境的内容。**赫什曼（Herschmann）与席尔德[1]相信他们已经发现，忧郁症患者有时会做快乐愉悦的梦；另外，有时恰巧忧郁症状态征象中的此类症状，在梦中能被人感受到，而当患者清醒时反而较少出现。

博斯研究了精神分裂症患者从健康一直到疾病存在的整个历程，研究了患者在此期间所做的一系列梦。他发现，随着疾病的发展，梦境变得越来越粗暴，越来越不加掩饰，"梦的审查机制瓦解了"：自我丧失了压制能力。病情进入缓解期后，梦再次发生变化，但基本上不会像清醒的人那样正常了。

> 博斯写道："我们发现，未经适当审查、极少用象征加以掩饰的梦，对精神分裂症的诊断来说相当于一个非常早期的、至关重要的症状。这些一目了然的梦境内容与患者的道德态度完全南辕北辙。尽管如此，它们却不会触发或只会触发轻微的焦虑或其他情绪化的自我防御反应。"更确切地说，青春型精神分裂症患者常常做粗俗的春梦，紧张症患者常常做攻击性的梦，偏执狂患者常常做同性恋的梦。
>
> 下面的例子是一位精神分裂症患者在患病第九年所做的梦："我和我母亲、安娜一道穿越一片沼泽。突然，我心中升腾起一股对母亲的狂怒，于是当机立断把她推入沼泽中，砍断她的双腿，剥

---

[1] *Herschmann u. Schilder:* Träume der Melancholiker. Z. Neur. **53**, 130.

下她的皮肤。然后我站在旁边观看她溺亡的过程,一种心满意足的感觉油然而生。我与安娜准备继续前进时,后面跑来一名持刀大汉,使劲追赶我们。他先捉住安娜,后来又抓到了我,把我们按倒在地上,与我们交媾。经历这些,我一点儿也不害怕。突然间我会飞翔了,身下是一片美轮美奂的风景。"

真的有"预后的梦"吗? 有人能在梦中预知未来吗? 象征性的梦境果真是本己生命、本己疾病的表现吗? 恐怕值得怀疑。博斯把过去、当下和事前预先感受到的精神病事件在患者自我中的表现描述为"内窥镜式的梦",并认为在神经症患者、精神分裂症患者、器质性障碍患者那里已经发现了这样的案例,而且他发现有些患者还会在发病前做预测性的梦。

"有位女患者在梦中目睹了一次日食。当时天空中唯有暗淡的朦胧微光。然后她看见自己站在一条繁忙街道的中央。大量的行人与车辆倒退着向她涌来,但在快要接近她的瞬间总是会及时绕开,从她身边疾驰而过,而且速度越来越快。车流和人流熙熙攘攘掠过身旁,她不由得头晕目眩,昏倒在地。突然她又发现自己置身于一间舒适的农舍,一盏煤油灯在屋子里散发出温暖的光芒。此梦让人印象深刻,14天后,患者经历了一次轻度精神分裂症发作,连续两天陷于疯癫状态。但她迅速恢复了镇定,从此以后,比以前更放松、更温情,与她先前在梦中梦见的一模一样。"

## §4. 癔 症

如果具有明确目的的意志确实支配着暗示机制的运行,就会有一股精神力量在起作用,控制着当事人本已无意识的心灵与身体事件。这类情况肯定不属于疾病。但是,如果暗示机制在当事人不知情、意志没有参与、违背本己意志的情况下运作,便会产生某种危害健康的事件。这类现象,人们称之为"癔症"。

我们发现,在癔症显现中,一切种类的暗示都发展过了头。一切有可能被激发的趋向都变成了现实,其发展不受任何抑制,既没有遭到整体人格的批判,也没有遇到早先经验的阻碍。有时,我们能够理解以下现实:癔症患者受愿望和人格冲动的驱使做出了选择,将特定的显现化为了现实。虽然患者做选择时并没有察觉到自己的愿望和人格冲动,但它们的确发挥了作用、显示了自身。接种疫苗时,人们会看到不由自主的模仿现象:一人晕厥后,其他人一个接一个也跟着晕厥。在近几十年前的女子学校里,以及更早时期的修道院里,癔症性痉挛有时会蔓延扩散。癔症性轻信(Leichtgläubigkeit)是判断暗示(Urteilssuggestion)的一种表现。一开始有意识编造的谎言,后来发展成自己信以为真的幻想(病理性谎言),而这种发展机制即自体暗示。仅仅是假装扮演某种精神疾病,就可能发展为现实的心灵变异。有位女患者自述其儿时曾假扮疯癫,不久发觉游戏竟然趋向于变成现实,于是惊恐不安,再不敢玩火自焚。禀性易患癔症的人染上监禁性精神病,大多是由于起初装病、期盼自己得病而引发了现实的心灵变异。从假扮某个角色发展为现实的妄想,从"粗野之徒"发展为无法抑制的自主兴奋,从抱怨躯体不适的半装病状态发展为赔偿性癔症,最后,赔偿性癔症变成了一种现实的、独断专行的病痛。一名处于监禁中的癔症患者满心焦虑,想象检察官与自己的未婚妻有染,后来这种想象逐渐发展为不由自主、挥之不去的假性幻觉,在幻觉中他亲眼见证了两人的性爱场景,相信两人的关系实打实。癔症患者能调整自己去适应每一种环境,其整个本质都显示出易受暗示性(Suggestibilität)。

他们太容易受别人影响了,似乎根本没有自己的性格本质。他们接受暗示所传递的观念,依当时周围环境之不同,相应地让自己变得或罪恶,或虔诚,或勤奋,或兴奋。与暗示观念的创始者一样,他们迅速拥护这些观念,强烈程度比起创始者有过之而无不及,后来受到其他暗示的影响时又抛弃先前这些观念,每次都如出一辙。他们趋向于对真实情境只做单一化的理解,在这种单一的理解中无拘无束地尽情挖掘各种可能。有位患者因遭遇意外事故领取到 250 马克的保险理赔金,觉得自己极其富裕,什么也不多想,随即订婚,分期付款购买了戒指、家具和衣物,后来因偷窃坐了两年牢。事后,他自己感觉他先前的状况是病态的。

　　癔症概念曾是很多讨论的焦点。讨论结果是:癔症概念从早期的一种疾病单元概念逐渐发展为一种特定现象的普通心理病理学名称,尽管癔症通常源自个人禀性,它还是可以出现在一切可能的疾病中。人们区分出癔症的三组不同表现形式,癔症性格(参见后文第 638 页)、癔症意外(精神意外)(accidents mentaux)和癔症征象(躯体症状,参见 350 页)。在这三组癔症表现形式中,人们辨别出两类不同的要素,一类是期盼自己得病的趋向或意志,以及一切类似的其他内容与趋向,另一类是以某种方式与解离有关的机制。[①]

我们曾见识过奇特的遗忘症,或小到对某次体验失忆,或大至对整个过往生活失忆,但失忆并不妨碍患者在无意识中活动自如,仿佛一切

---

① 关于癔症的心理病理学,请参阅 *Janet*: L'etat mental des Hysteriques,2. Auf. Paris 1911。

仍完好无损地存留在他的记忆中。我们也知道癔症患者会出现感觉障碍,却根本没有表现出感受能力真正缺损应有的样子。让内把这些奇特的现实形象地描绘为心灵的解离①。

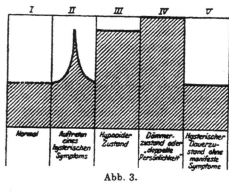

Abb. 3.

图 3

Ⅰ　正常

Ⅱ　出现癔症症状

Ⅲ　类催眠状态

Ⅳ　朦胧状态或"双重人格"

Ⅴ　无明显症状的癔症持续状态

在正常的生活中,只存在一种真正的遗忘、心灵性情倾向的真正丧失,或者,只存在一种始终维系不散的心灵生命的统一,即绵绵不绝的能力,不但能以某种方式被动忍受过往体验的后效,而且自己能意识到这一点。然而,在异常的生命中,却存在整个心灵领域的那种解离。在此情况下,感觉能力和记忆虽然产生了人们可以客观证实的

---

① *Janet*: L'automatisme psychologique, 6. Aufl. Paris 1910.

作用,却没有被本人意识到。以这种解离的心灵生命为先决条件,林林总总的情感、行动和表现纷纷登场。解离的那部分心灵生命对有意识的另一部分心灵生命施加作用,仿佛越界侵入到有意识的心灵生命内,就此而言,解离的心灵生命与有意识的心灵生命处于某种相互关联中。最确凿无疑的例子是催眠后的约定期限暗示。一位少女中午 12 点准时造访某地,因为前一天有人将她催眠,命令她如此行事,但她醒后并不知道这回事。她感到自己被推动着进行这次拜访,可过后却为此找了一个截然不同的理由当作行为动机。如果被催眠者在约定期限暗示中被命令做出愚蠢的行动,那么,奉命行事的冲动(比如把一张椅子搁在桌子上),主观上将产生非常强烈的效果,也许被催眠者还会错误地为之寻找某种自欺欺人的动机,或者视之为愚蠢的念头,将其压制下去。在这些案例中,催眠状态下的初始体验和源自无意识的推动兴起之间的关联一目了然,根本不容置疑。"心灵综合体的解离"用比喻手法贴切表达了上述现实。如果这些现实自发地出现,我们便称之为"癔症性的"。不言而喻,这只是一个比喻,是一种只适用于某些个案,而不适用于根本的心灵生命的理论表象。让内已对此做了清晰的阐述。我们将遵循让内的思路,在自由的形式中将上述情景图式直观化。

图中的斜纹阴影部分代表无意识,空白部分代表有意识的心灵生命。第Ⅰ列中,间断的虚线表示健康状态下意识与无意识之间的边界可以移动变化,变动范围在意识边缘的未被觉察区域和外意识区域之间;而在其余四列中,实线表示意识与无意识之间是截然分明的、解离的。第Ⅴ列表示目前没有明显症状的癔症持续状态:被解离的心灵生命风平浪静。第Ⅱ列表示出现了一种癔症症状,如呕吐、恶心感、错误知觉等,第Ⅲ列表示类催眠状态,如白日梦及相似状态,第Ⅳ列表示一种正常意识被排挤出局的朦胧状态。其中,第Ⅳ列的情况被特别醒目地描述为双重人格①或交替出现的意识，因为在这种情况下，解离的心灵生命看起来发展得如此丰富多彩，以至于人们相信自己面对的是另一个人格；可当此状态消退后，恢复正常人格的当事人又丧失了这段记忆。

让内的实验成功证明了一种解离的意识的存在，而这类案例很少见。催眠后暗示也很少见，交替出现的意识更是相当罕见。然而，人们还是假定，大量癔症现象中存在同样的机制。这个假定的理由首先来自于布洛伊尔（Josef Breuer）*与弗洛伊德②所做的考察。他们通过震撼体验（心理创伤）（Psychische Traumata）考察了个别症状的发生。让内认为，解离是完全自发地、单独从禀性中形成的，而布洛伊尔与弗洛伊德则认识到，在当事人具备某种禀性的前提下，解离可以由特定的体验而引发。不仅在躯体事故之后（在沙可给出的一个著名病例中，患者从马车上摔下来以后，罹患了癔症性上肢瘫痪），而且在一切种类的情绪之后（惊恐、焦虑等），创伤体验都可以引发解离。"因此，如果吃饭时出现的痛苦情绪被压制，事后将引起恶心和呕吐，这种癔症性呕吐可持续数月之久。""在其他病例中，这种关联并非如此简单；诱因与病理现象之间只存在一种可谓'象征性'的关系；心灵痛苦之外还伴有神经痛，或者，道德厌恶感之外还伴有呕吐。"在日常状态中，患者不记得引发疾病症状的先前体验，但在催眠状态中，先前的体验可以被唤醒。这

---

① *Azam:* Annal. méd-psychol. Juli 1876. 总结概括类文献，请参阅：*Binet:* Les Altérations de la personnalité. Paris 1891；2. Aufl. 1902. 最经典的案例，请参阅：*Morton*，*Prince:* The dissociation of a personnality. New York 1906；*Flournoy:* Die Seherin von Genf. Leipzig 1914. *Hallervorden:* Z. Neur. **24**，378（1914）。

　布洛伊尔（1842—1925）是一名在神经生理学中做出关键发现的杰出医生。他首先⋯⋯⋯了迷走神经在呼吸反射中的作用，19世纪80年代与他的患者安娜·O一起发⋯⋯⋯谈话疗法（宣泄法），并为弗洛伊德的精神分析打下了基础。——译者

② ⋯⋯*er u. Freud:* Studien über Hysterie. Wien 1895. 后来，弗洛伊德思想的发展远远偏离了这种观点。关于心理创伤关联的原初观点，主要由弗兰克（Frank）（Über Affektstörungen. Berlin 1913）继承衣钵，在理论上追随，在治疗上运用。

些记忆已经被解离,患者不能通达它们,却在不知情的情况下深受其苦。现在,如果让清醒的意识重新通达这些记忆(精神分析),同时让患者再一次经历原初体验(宣泄),便会出现一种宣泄作用:相关症状消失了。在创伤持续产生效果的体验期,除了类催眠状态之外,故意压抑情绪或不自觉地堵塞情绪,也起到了一种促进解离的作用。

压抑的过程和效果可以用一些实例直观地予以说明。普菲斯特(Pfister)①把这些实例绘制成表格,如下表所示,我们只对表格的行列划分做了部分修改。关键不在于这些例子的正确性,而在于它们显示出人们是如何思考压抑和解离的。

| 体　验 | 愿望与冲动的斗争导致其中的某一方面受到压抑 | | 以可理解的方式从中产生一个被解离的表象——或是在现实中达成愿望满足,或是找到一个有助于化解内心冲突的出口(解离的"实现") | 从中产生某个客观现象的可理解的内容 |
|---|---|---|---|---|
| | a | b | | |
| 芳龄十五的少女。男同学想要亲吻她,被她成功制止。 | 希望自己被亲吻。 | 由于自己的性欲不合礼俗而感到羞怯。 | "我已经被亲吻太多次了。" | 嘴唇肿胀。 |
| 一名男孩手淫,还从他妈妈那里偷东西。 | 必须坦白手淫和偷窃的劣行。 | 一想到要坦白供认自己的劣行就感到羞怯。 | 有天晚上,男孩决定坦白招认,却因羞耻感而止步不前。此时此刻,他脑海里浮现出以下念头:"我再也不能如我所愿地说话了!此刻,我面前一片黑暗。" | 正是那时,男孩出现了癔症性缄默和视觉模糊。患者并不知道自己先前的内心独白。通过精神分析,这段经历才得以再现。 |
| 年方十六的少女爱上了一位仅有一面之缘的牧师。 | 欲望感。 | 感到这份爱情被世俗禁止,不可能美梦成真。 | "我被牧师性侵了。" | 散播谣言诽谤牧师,说这位牧师用粗俗下流的方式纠缠她。她已经意识到自己在说谎,却受到不可抗拒的冲动驱使,不由自主这么做,为此深深自责。 |

① *Pfister:* Die psychoanalytische Methode. Leipzig 1913.

压抑(Verdrängung)并非总是植根于人格方面的主动作为,而是更经常地植根于两种针锋相对的冲动和愿望之间几乎察觉不到的斗争,以及后来其中一方遭受的"堵塞"。压抑本身还不会造成癔症。压抑屡屡成功发生在正常人那里,并且不引发任何障碍。然而在有些人那里,压抑遇上了癔症机制,于是癔症机制把被压抑的内容予以移置。被压抑的内容转化成为症状,而这种转化是病理性的,没有解离就不可能发生。转化造成了躯体症状和心理症状,表现为情绪和情绪缺失,以及功能障碍等。

为了把握体验与症状之间的关系,人们要么把前面讨论过的象征化、情绪转移等可理解的关联迁移到被设想为解离的心灵生命中,要么提出第二种比喻性的表象:情绪能量(Affektenergie)。如果情绪能量在自然反应中的释放被压抑所阻止,那么它将转化为其他能量形态,并以某种转化的形态在别的地方显示出来。让内提出了"改道分流"(dérivation)的概念:流失的能量通过运动性发作、疼痛、无缘无故的其他情绪等释放出来;情绪发生转换,例如被压抑的、性的力比多转换为了焦虑,或反过来,焦虑转换为了性的力比多;情绪重新占据旧的通路(Bahnung)(例如,重新引起以前曾经患过的风湿痛或心脏痛)。我们并不否认,情绪能量的比喻适用于个别情况。只是要谨防有人把这个比喻进行普遍化和理论推广。用解离的比喻和情绪能量转化的比喻所获得的经验,可以非常直观地表明——如布洛伊尔和弗洛伊德所言——"'癔症是一种精神病'的命题与以下事实存在矛盾:在癔症患者中可以找到精神最清楚、意志最强烈、性格最鲜明、最具批判性的人。在此情况下,精神最清楚、意志最强烈、性格最鲜明、最具批判性这些特征,对癔症患者清醒时的思维而言确实是真真切切的,但在类催眠状态中,患者被异化了(alieniert),就像我们所有人在梦中的经历那样。但梦性精神病(Traumpsychosen)不会影响我们的清醒状态,而作为癔症显现的类催眠状态产物,侵入了清醒状态中的生活。"令人费解的情感过剩、对某些对象感到过度兴奋(对象的客观价值让人无法理解这些兴奋),借此得到了比喻性的说明:情绪能量从冲动中源源流入,且冲动的内容与兴奋的内容之间存在可理解的关联(象征化、类似等)。反之,令人费解的情感淡漠也由此得到说明:所有情绪能量都流向唯一的一个冲动领域,并固着于其内容。因此,如果人们预设了这样的解离和转移机制,就可以把癔症患者那里情感过剩和情感迟钝二者的奇特对立,置于与患者体验有关的可理解关联中。

为了把握癔症患者的双重意志态度,人们把解离用作唾手可得的理论工具。第一重意志想要恢复健康,摆脱瘫痪和其他障碍。当事人清晰地意识到这种意志,且其恢复健康的意愿绝对真实可信。另一重意志与前者毫不相干。倘若患者果真要恢复健康,第二重意志便会用尽全力奋起反抗。人们常常观察到一种非常奇特的切换,暗示治疗、强烈的疼痛刺激或偶然的生活情境均能引发切换;必须借助这种切换,第一重意志才能重新获得正常的力量,而第二重意志——至少就这儿谈到的形态而言——才会消失。[①]

在个别情况下中,人们在什么方面可以合理推测一个解离的心灵生命(被压抑、"被包夹的情绪",仿佛已经变成"异物",变成一股异己的力量)是某个现象的根源呢?人们有什么辨识的标准吗?标准如下:1. 触发此现象的心灵体验得到客观确认;2. 症状的内容与体验的内容之间有可理解的关联;3. 遗失的记忆在催眠的半睡半醒状态中再现,以情绪为中心的具体体验也得以再现(宣泄),而且后来相关症状得到了治愈;4. 一切种类的表达显现,以某种暂时不可理解的方式伴随着症状

---

① 克雷奇默曾直观地描述了癔症患者的有意行为:*Kretschmer*: Die Willensapparate der Hysterischen. Z. Neur. **54**, 251。

一起出现,并且指向与意识现有内容截然不同的东西(例如,在被问及绝食的动机时,露出性感的表情)。

在一些癔症性谵妄的病例中,被压抑的体验内容与疾病存在内容之间的关联表现得特别清晰。这些病例中的患者总是在幻觉中重复体验触发疾病的事件(事故、性侵等),而其正常意识却不记得这些事。此外,有些监狱犯人会陷入刚塞综合征的朦胧状态,而且其中一些患者不知道自己犯下的罪行,却体验到所有愿望的满足(无罪、自由等)。

暗示指向的内容越是迎合患者的愿望(领取赔偿金的创伤性神经症患者,其自体暗示效果极强),越是让人害怕(疑病症患者抱怨身体不适,刚开始只是猜测而已,很快便成为现实),暗示就越有效果。人们可以通过相应的暗示让胆小懦弱的人患病,同样,也可以通过暗示让他们恢复健康。

一切与暗示和癔症有关联的东西,在生活中都具有诱惑性,并可能引诱研究者误入迷途。

在心灵生命的一切领域,人们总是能观察到无数令人惊异的奇特现象:一方面,人们可以确定地意识到心灵事件存在某种缺损,另一方面,后来却证实这并非真实的缺损。缺损的部分继续存在(我们说,缺损的部分存在于无意识中),继续发挥作用,能够被心理诱因(暗示情绪)重新带入意识中。大量精神障碍都以这种方式存在:针对限定时间段、特定对象或针对整个过往生活的完全性遗忘症、总体性记忆力障碍、感觉缺失、瘫痪、意志缺失、意识变异,等等。与这种缺陷同样令人惊奇的是其缺失的方式:它怎么就不在那儿了呢?女患者忘记了以前的整个生活,但行为举动却表现得仿佛她仍记得所有事情;女盲人走路时不会绊到任何东西;若情势所逼,瘫痪的女患者也能下地行走。人们总能找到或这或那的条件,而在此条件下,缺损看起来已经被消除了。人们想要把癔症现象与真实的装病现象区分开,由此检验患者是不是在装病,但一切努力均以失败告终。有些(躯体或心灵)过程允许我们在当事人的缺损状态中更准确地研究特定心理功能,但癔症现象与这些过程毫无瓜葛;在癔症中,所有心理功能总能以相同的方式出现障碍,这是一种我们仍无法精确刻画的疾病运行方式。很多情况下,我们与其说是知道,不如说是猜测这种疾病运行方式是一个统一体,并称其为癔症机制。对癔症机制的研究教会了我们认识心灵生命中神秘而重要的一面。一旦我们辨认出这种机制,就会发现,也许我们所有人偶尔都曾有过癔症机制运行的痕迹。但是,受癔症机制决定的现象只适用于对癔症机制本身的研究。利用癔症现象去分析和解释一般的心灵和躯体现象,此错误由来已久。比如,癔症性记忆障碍完全不适用于研究特殊的记忆功能,躯体化障碍完全不适用于研究正常的器官生理学。然而人们必须承认,一旦受到癔症机制的侵袭,所有的心理过程都将呈现崭新的一面。

在暗示与癔症运作的地方,人们便不可能研究生理学和心理学方面的规律和必然性,仿佛一切皆有可能。因此,所有这些现象只能用来解释癔症机制,不能越界用于生理学和心理学研究。有暗示与癔症参与的案例,不能用作支持心理学理论和论点的证明材料。本来就不可能做精确的实验,不可能进行真正的检验和判定。人们可以说,面对癔症,即使经验最老到的精神病学家也会上当受骗;同样也可以说,面对暗示现象,就连富有批判精神、专门从事心理与躯体研究的研究者也会上当受骗。可让人气恼的是,一些作者却将显而易见的暗示现象和癔症当作证据,用来证明普遍的心理学和生理学洞见。

癔症人群特别容易沾染上一种极其引人注目的暗示现象，这种所谓的"诱导性疯癫"（心理传染）①多发于、却不只局限于癔症人群。癔症性痉挛、自杀倾向、类妄想信念逐渐蔓延扩散。然而，绝不能说这是疾病进程的心理传染。在暗示的扩散过程中，人们越是放弃自我、委身于外力的影响，群体意识、共同体情感就会发挥越大的作用，甚至可能是匪夷所思的作用。有个案例特别有意思：一名罹患一种偏执样进程的患者将其观念传染给一群健康人，以至于他成为扩散运动的中心，可一旦他远离这群人，扩散过程很快便戛然而止。反之，偏执狂患者绝对不可能受别人的影响，正如俗语云："一个疯子说服一百个正常人，比一百个正常人说服一个疯子更容易。"

## §5. 精神病中可理解的内容

人们曾把很多根本不可理解的现象说成是可理解的。

于是，人们从情感中推导出几乎所有的异常现象。如果用"情感"一词表示语言用法所允许的一切含义，其所言总包含着一些正确的东西。可如果将妄想观念的成因追溯到情感，其所言便近乎空洞无物了。据说，自贬妄想、自罪妄想、困境妄想等妄想观念都是以合理的、可理解的方式源自一种抑郁的情绪；人们假设，

①　*Wollenberg*: Arch. Psychiatr.（D.）**20**，62；*Schönfeldt*: Arch. Psychiatr.（D.）**26**，202；*Weygandt*: Beitrag zur Lehre von den psychischen Epidemien. Halle 1905；*Hellpach*: Die psychischen Epidemien（in der Sammlung "Die Gesellschaft"）；*Schoenhals*: Mschr. Psychiatr. **33**，40（Literatur）；*Riebeth*: Z. Neur. **22**，606（1914）；*Peretti*: Allg. Z. Psy. chiatr. **74**，54ff；*Dix*，*W.*: Über hysterische Epidemien an deutschen Schulen. Langensalza: H. Beyer & Söhne 1907；*Nyiro u. Petrovich*: Z. Neur. **114**，38（1928）.

抑郁症患者会断定自己这么悲惨肯定是由某些因素所致。或者，人们想要把被害妄想观念追溯到喜好猜疑的感情，把自大妄想追溯到欣快的心境，可他们没有考虑到，用这种追溯到情感的方式，人们也许能让日常的错误观念、超价观念变得可以理解，但绝不能让妄想观念变得可以理解。又或者，人们把睡眠、发烧和精神病中出现的惊恐幻觉追溯到某种他因所致的焦虑，诸如此类。诚然，上述所有案例中的确存在一种可理解的关联，但是，这些案例也许向我们表明了妄想的内容与先前体验之间的某种关系，却绝没有告诉我们妄想观念、感官错觉等究竟是如何产生的。

一个妄想的实现，还必须要有新的东西。人们把新的因素称为"偏执样机制"，而这只是一个名称，也就是说，它包含了异质的内容，既可以指类妄想观念的产生，也可以指真性妄想观念的产生。

**a) 类妄想观念。**类妄想观念的内容可以从患者的命运历程、愿望与希望、害怕与焦虑等角度得到"理解"。这种想法并不新奇。弗里德曼(Friedmann)[1]就曾经描述过"温和的偏执症"的奇特病例——患者的妄想内容仅局限于与某个特定体验有关的关联。比恩鲍姆(Birnbaum)[2]经常描绘监狱犯人的妄想形成过程：在形成过程中，妄想不断变化、容易受外界影响，而在犯人出狱后，妄想即告消失。因此，他并没有称之为"妄想观念"，而是称之为"类妄想性幻想"(wahnhafte Einbildung)。从患者的愿望和情境的角度看，这些类妄想性幻想的内容在很大程度上是可理解的。

---

① *Friedmann:* Mschr. Psychiatr. 17.
② *Birnbaum:* Psychosen mit Wahnbildung und wahnhafte Einbildungen bei Degeneration. Halle 1908.

同属此类的也许还有精神衰弱人群的"敏感性关系妄想"①，这些人心软、柔弱，同时又有强烈的自我意识，争强好胜、顽固不化。羞耻的无能体验是致病原因，尤其是在性-伦理方面的挫败（比如，大龄剩女迟迟才等来爱情）得不到有效化解、找不到自由释放的宣泄口时。于是，患者得了偏执症，并伴有抑郁的自怨自艾、对怀孕的忧虑，以及关系妄想：患者认为，家人和朋友、公众和媒体都在观察、欺侮自己，并害怕警察和法院追捕自己。患者得了一过性急性精神病，并伴有兴奋和严重的神经衰弱症状，以及如此多的妄想观念，以至于这种疾病征象能伪装成不断恶化、不可治愈的疾病。但其内容和情绪却始终围绕着诱发疾病的先前体验。

**b) 精神分裂症患者的妄想观念。**偶尔总有人敢于涉险，试图从人们的愿望、期待与体验出发，去理解妄想观念和其他精神病症状的内容。苏黎世学派（布洛伊勒与荣格）将这种理解模式扩展到精神分裂症上。然而，他们没有止步于一望即知的内容，而是仿效弗洛伊德，从象征的角度去领会精神病的症状内容。于是，通过运用一种会导向无穷回溯的程序（如其研究成果所显示的那样），他们"理解"了这些精神病几乎所有的内容。在最真实的字面意思上，他们重新发现或相信自己发现了"疯狂的意义"。这些研究结果三言两语说不清楚，又没有成熟

---

① 克雷奇默提出并描述了"敏感性关系妄想"：*Kretschmer: Der sensitive Beziehungswahn, ein Beitrag zur Paranoiafrage und zur psychiatrischen Charakterlehre. Berlin 1918*。这种疾病进程可能只是偏执型精神分裂症的特殊类型。人们可以从中识别出富含意义且丰富程度非同寻常的关联，而患者的人格仍保持完好无损，符合其天性自然。无论患者在精神病发作前有没有经历过与之相关的关键体验，这些病例看上去都相差无几，正如库尔特·施奈德通过一名患者的案例所展示的那样（Z. Neur. **59**，51）。然而，清楚观察这种类型的疾病并探寻一切可理解的关联，提供了一种知识，其价值在于使混乱的现象具有秩序与构型。

到可以客观地表达出来的地步。因此,为了让大家了解这些问题,有必要罗列一些苏黎世学派的研究著述。[1] 权且举个粗略的例子稍作解释:有声音谴责患者有性侵行为,而性侵行为符合他被压抑的愿望。

布洛伊勒和荣格从解离的压抑情结出发,认为精神分裂症型精神病以及妄想观念、紧张症行为、感官错觉的内容是可理解的。这种"解释"虽疑点重重,却有讨论余地。值得注意的是,按照布洛伊勒的看法,情结根本不必压抑。情结能够存留在意识中,而且还主导着精神分裂症患者的谵妄。他们认为,癔症和精神分裂症之间有时会显示出惊人的类似——荣格就曾指出过这点。他们的整个解释就是把分析癔症时获得的概念转移到精神分裂症上去。然而,人们在这么做时绝不应该忘记:癔症与精神分裂症进程之间存在根本性差异。比如,现实表明:精神分裂症患者通常无法被催眠,极少受暗示影响,而这一点与癔症患者完全相反。

可理解的内容以一切对象化形式存在。例如,连幻觉的内容也要在对象化形式中才能观察到。幻觉内容不是完全偶然的,在部分程度上,幻觉内容拥有富含意义的关联。幻觉体验所表达的含义可以是命令、愿望满足、气恼和嘲笑、痛苦,以及启示。弗洛伊德把幻觉称为"转化为意象的思维"[2]。

**c) 不可纠正性。**在很多情况下,健康人的错误观念实际上也是不可纠正的。但持有错误观念的人多半会形成一个共同体,而共同体成员意见一致令人感到底气十足。他们之所以确信自己的观点正确,不

---

① *Jung*: Über die Psychologie der Dementia praecox. Halle 1907;*Bleuler*: Die Schizophrenie. Wien 1911;*Maeder*: Psychologische Untersuchungen an Dementia praecox Kranken. Jb. psychoanal. u. psychother. Forsch. **2**,185. 迈尔给出了深思熟虑、饱含理解的解释:*Hans W.Maier*: Über katathyme Wahnbildung und Paranoia. Z. Neur. **13**,555。

② *Jung*,*C.G.*: Der Inhalt der Psychose, 2. Aufl. Leipzig 1914.

是源自真知灼见，而是因为"我们大家都这么认为"。作为妄想的错误观念是个人独有的。就此而言，有人曾把妄想称为一种社会人格的疾病（克雷尔）(Kehrer)。然而，个人同样可以坚信与所有人观点相左的个体真理；就社会态度而言，个体真理和妄想几乎没办法区分开。人们想要理解不可纠正性，并找到了利害所在：对妄想者而言，妄想的内容是其生命的条件，而且如果没有妄想，其内心必然随之崩溃。人们一般认为，不应拿真理苛求任何人，包括健康的正常人，如果对真理的认识会危及他此在的根基的话。然而，妄想的不可纠正性比健康人错误观念的不可纠正性多出了某种东西。多出来的东西是什么，至今仍不清楚。人们说到了情绪的稳定性（布洛伊勒），重视妄想的扩散与加剧，品评妄想者的思维逻辑（此逻辑专为妄想服务，绝不可能掉头反对妄想），但这些做法始终只是给人们根本看不见、几乎把握不了的东西命名而已。可恰恰是这些问题让人不得安宁。妄想者可能是头脑冷静、通常看起来没病的人，而这些人的妄想，尤其是作为妄想系统，作为由某个世界与对此世界的态度所构成的关联整体，就是人们原本称为"疯癫"的现象——妄想者周围的其他人步其后尘也产生妄想的情况并不少见，所以愈发令人惊恐。在人类理性追求真理的伟大进程中，充斥着太多的谬误、颠倒、掩饰、诡辩和邪恶意志，不过所有的错误原则上都是可以克服的——即使在实践中没有被克服，但我们所面对的妄想却是不可克服的，是迷失于虚假当中不可自拔，是一种我们可能无法消除、却想要把握的极端情况。

　　**d) 妄想内容的类型。**令人惊讶的是，很早以前人们就已经对妄想观念的内容进行了收集和分类。这些五花八门、想象奇特、闻所未闻的妄想内容随之跃入眼帘。以前人们曾做过不少无用功，把每一种特殊的妄想内容领会为一种特殊的疾病，并命名它们（吉斯兰）(Joseph Guislain)，却没有注意到，这样一个一个命名下去将永无止境。然而，妄想内容中肯定也存在某些普遍特征，它们总是反复出现，甚至重新给妄想内容整体的多样性赋予了奇特的形式一致性。我们不想事无巨细地考察丰富多彩的妄想内容，而只想厘清其基本类型。我们可以从若干视角入手对妄想内容进行分类：

1. **以个人为中心的妄想和客观的妄想**。人人皆有冲动、愿望、希望和担忧，因此大多数妄想形成过程中的内容与个体之甘苦祸福之间，存在非常密切的关系。患者几乎总是妄想的核心。相较之下，客观妄想为数较少。客观妄想是关于世界关联、哲学问题、与患者个人无关的历史事件的妄想。患者做出了一项伟大的发明并不懈地致力于此，找到了求圆面积、三等分角等数学问题的方法，借助可测算的数字符号从天意中把握了事件的基本规律。作为发现者，患者本人觉得自己居功至伟，对他来说，妄想内容并非个人性的东西。他觉得自己的思维作品很有意义，终日遐想，充实无比。他自认有理且乐此不疲，因为否则的话，他全部的生命意义将土崩瓦解。然而，思维创造出来的作品却是客观的。这些客观妄想的构成物本身很有趣，但比起自我中心型妄想来，出现频率要低得多。

2. **对象性内容**。以下妄想内容经常反复出现，关系到患者的甘苦祸福：

a) 关于出身的自大妄想（贵族后代、养父母抚育的王子）、关于财产的自大妄想（大宗遗产、城堡的所有者，却被人用阴谋诡计据为己有）、关于能力的自大妄想（伟大的发明家、发现家、艺术家、拥有特殊智慧和天赋灵感）、关于地位的自大妄想（首席外交官的顾问、政治命运的真正领导者）。b) 关于财产的自贬妄想（困境妄想）、关于能力的自贬妄想（十足的蠢货、无能）、关于道德水准的自贬妄想（自贬妄想、自怨自艾）。c) 被害妄想。患者感到自己被别人留意、观察、歧视、轻蔑、嘲笑、投毒、施魔。因为被冤枉的罪行，而受到行政当局、检察官的迫害。受到像耶稣会、共济会之类的帮会的迫害。由于躯体受到的影响（感官错觉）和"外力制造的"现象（被动体验）而出现身体方面的被害妄想。断定别人用阴谋和欺骗手腕造成法律不公的诉讼妄想（Querulantenwahn）。d) 疑病妄想。神经衰弱症患者多抱怨心悸、头痛、虚弱和疼痛，与之形成对照的是疑病妄想的妄想内容，如：骨头软化，心脏不正常，躯体材质变了，躯体里有个洞，等等。或者是变形妄想，即患者变成了一只动物，以及类似情况。e) 钟情妄想观念（Erotische Wahnideen）。人们把以下妄想称为"钟情狂"（Erotomanie）：认定某人爱上了自己，尽管连最微小的爱情迹象都没有，且当事人断然否认（爱情与婚姻妄想）。f) 宗教妄想观念。宗教妄想观念多以夸大和自贬观念的形式出现：患者是先知、上帝之母、耶稣的新娘，或是魔鬼、被诅咒者、敌基督者。

描述特定疾病进程所特有的妄想的形成，是特殊精神病学的一项任务。这里我们仅举一个案例略加说明。对某些偏执进程来说，典型的妄想内容一般与患者起核心作用的世界重大事件有关。患者"与整个世界息息相关"，"整个世界历史"都仰赖于他，他是宇宙变革的中心人物，发挥着尽管被动、却十分特别的作用。有一名精神已经相当混乱的患者描述道："每一粒幸福的火花都被我扑灭了，我已经四处游荡了上千年，总是无意识地获得重生。此中缘由必然要追溯到世界的创造。"

3. **对立面相互结合**。所有的妄想都植根于对立面的紧张关系，这是可以理解的。弗里德曼把每个妄想之形成都视作患者体验中的基本斗争，即患者的个人意志受到共同体总体意志的强行压制。现实与本己欲求、强制要求与本己愿望、贬低与抬高之间的冲突,在妄想中清晰可见。因为妄想无一例外地包含了对立的两极:对本己的抬高与贬抑、自大妄想与贬损妄想(Beeinträchtigungswahn)、自大妄想与被害妄想,是休戚相关的。高普[①]把被害妄想与自大妄想的相互关系描述为一个可以理解的整体,并认为它建立在敏感型性格禀性(伴有骄傲、羞耻、焦虑)的基础上——如果预设了这些妄想的形式本身不可理解的话。克雷尔[②]也把被害妄想和自大妄想描述为类似的可理解整体。只要个体对生命冲突作出偏执反应,不管结果是精神分裂进程还是人格变化,其中的可理解成分都是相同的。不同的只是过程、体验的形式和心灵现象的总体。

**4. 对周围世界的三种偏执态度的形式**。克雷奇默区分出了愿望型偏执狂、斗争型偏执狂和敏感型偏执狂。无论是耽溺于虚幻的愿望满足、用妄想中的顺心遂意回应现实的失败,还是主动要把自己认定的真理强加给世界,或是忍受关系妄想和被害妄想的折磨而疏于行动、沉浸在自大妄想的内在骄傲中心满意足,三者间本质的内容差异都是不争的现实。因此,伴有类妄想性幻想的监禁偏执狂是愿望型偏执狂的一种类型,诉讼妄想是斗争偏执狂(Kampfparanoia)的一种类型,而关系妄想和自大妄想是敏感型偏执狂的一种类型。

---

① *Gaupp:* Z. Neur. **69**,182.
② *Kehrer:* Der Fall Arnold. Z. Neur. **74**,155.

# 第三章 患者对疾病的执念

正如人可以用反思的方式面对自己一样，患者也可以对疾病执一种态度。医学观察者和患者的自身反思所看到的心灵疾病大不相同。因此，有时某人认为自己很健康，医生分析后却诊断他患有精神疾病，或者，他认为自己得了某种病，可他的意见客观上是无效的，甚至认为自己有病本身就是疾病的症状；或者，通过自我澄明（Selbstauffassung），他能影响疾病过程向好或坏的方面发展。

"患者的执念"这个概念囊括了不同的事实构成。这些不同的事实构成的共同之处在于，我们试图通过它们去理解个体对疾病症状表现出什么样的态度。我们看到各式各样的正常人如何对疾病作出反应，就好像在用他们健康的那部分对患病的那部分作出反应。然而，在理解患者的态度时，我们会遭遇自我理解的边界。自我理解的边界是人格类型最重要的标志，更是人格整体因疾病而经历转变最重要的标志。

**a）患者对急性精神病突发的可理解的举动（茫然无措、意识到精神状态的变化）。** 突发急性精神病时，茫然无措是正常人的反应，是完全可理解的。因此，人们经常观察到患者的茫然无措。在一些精神病中,茫然无措的状态是仍旧存在、却退居幕后的正常人格的标志,贯穿于最严重的精神混乱状态的始终。思维抑制、领会困难、思维不连贯、思虑不能,全部都会引起相同的反应,这些反应的客观表现方式非常显眼,比如疑惑的面部表情,寻寻觅觅的举动,某种不安,惹人注目的惊讶、抓头,以及下列常用语:

"究竟怎么了?我到底在哪儿?我真的是 S 女士吗?我根本不知道人们想要我怎样!我究竟应该做什么?我什么也不明白。"此外还有针对精神病内容的疑问:"我肯定没杀人吧?我的孩子们肯定没死吧?"……

下面的引文是一位精神分裂症患者的札记,而他面对精神病情境时的茫然无措,就具体表现在他的深思熟虑中:

"我对自己情况的了解日复一日每况愈下,因此一天天下来,把一切搞得越来越混乱。我无法通过思考得出正确结论,所以绝对做不到谋定而后动,只会凭本能行事。我床上的棕色毯子是什么东西?是人吗?如果要我闭着嘴巴,我怎么活动呢?如果我的指甲总是这么白,我该用手脚做些什么呢?抓挠吗?挠什么呢?只要护士不断走动,我周围的环境就分分钟不停变化。我不理解护士为什么走来走去,因此无法回应。如果我不知道什么是正确的,怎么能正确行事呢?我就这么简简单单地思考着,像我以前还是雷奥诺哈(Leonore B.)的时候那样思考,所以我把握不了这异己的情况。对我来说,陌生的情况一天天变得越来越让人费解了。"(格鲁勒)

由于无力认清情况、不能把握新的体验,患者会陷入纯粹反应性的、可理解的茫然无措。从发生学上看,这种茫然无措在个案中常常很难跟其他形式的茫然无措区分开:

> 1. 完全处于深思熟虑状态下的偏执狂型茫然无措。妄想体验和依旧模糊不清的觉知让患者痛苦不安。他感觉发生了什么事情,他寻觅、追问,却一无所获。一位女患者向丈夫问道:"快告诉我是什么吧,肯定发生了什么吧?"2. 忧郁型茫然无措,其患者的语言表达常常让人回想起反应型茫然无措。患者陷入困境妄想、自贬妄想和虚无妄想中,用焦虑、疑问的方式看待一切:"这么多人究竟要干什么呀? 哎哟,好多医生啊,这里会发生什么事啊? 这里有很多毛巾,做什么用的呢?"

精神疾病刚开始出现的时候,有些人会觉察到一种精神状态发生变异的怪怖感(仿佛着魔、中邪一样,性欲增强等)。这样的感受让人越来越强烈地意识到疯癫的威胁临近了。这种意识是什么? 还真不好回答。它是大量个别感受的一个结果,却不只是判断,而是现实体验到的东西。

> 如果精神病本身一点儿也不让人觉得难受的话,怪怖感是怎么产生的呢? 一名患有周期性疯癫的女士描述道:"对我来说,疾病本身倒没什么可怕的,可怕的只是那一瞬间——我又一次感到犯病了,却不知道同样的疾病这次会以什么方式出现。"另一名患者患有短暂的、体验丰富的精神病:"我生命中最可怕的瞬间是那种过渡——从意识清醒状态过渡到伴有焦虑感的混乱状态。"关于前驱期现象,他还说道:"精神疾病的怪怖之处在于,我无法掌控从

健康精神活动到病态精神活动的过渡。"

经常有人谈论刚发病时的个别瞬间：零星的感官错觉,情绪表达能力的明显变化,不同寻常、无法抑制的创作冲动——思如泉涌、不假自力,等等。然而这里涉及的不是对精神状态一般性变异的感受,往往涉及的是患者事后对初次发病的确认。害怕会发疯的焦虑感,有时会出现在疾病进程的开端,受过良好教育的人尤其容易产生这种恐惧感。他们变得极度不安,试图在周围环境中确证自己没疯。有位男性患者曾把一位女性友人的手指放进他嘴里,想要看看她怕不怕。如果不怕他咬的话,就等于释放出一个信号,表明她认为他是健康的,短期内这能让他安心释怀。

此外,害怕自己患上精神疾病、感到疯癫的威胁临近,在精神变态患者和轻度循环性精神病患者(实际上他们没有罹患精神疾病)那里,是一种常常独立自存、实际没有根据的疾病症状。

**b) 急性精神病病程后的处理。**对一个人具有重要意义的一切事情都跟他过往的经历有关。对这类事情,当事人皆抱持着一种充满特定情结的态度。因此,有的人不敢回想可怕的战争经历,否则便会失控陷入情绪崩溃；有的人拒绝再次看到曾让他狂热、他避之唯恐不及的对象,拒绝重新涉足曾给他带来痛苦、至今仍郁积未解的地点和环境。于是,有些精神病本身便带来了新的意义,有些精神病的内容与患者的人格有关联(主要是精神分裂症类精神病),而另一些精神病对患者的人格来说是异己的,没有给心灵带来任何负担和意义。无论如何,患者跟除医生之外的其他人谈论这些事情,明显会感到羞愧。

研究精神分裂症时，梅耶－格劳斯①根据疾病的可理解的关联，分析了急性精神病后效的各种形式。他区分出了绝望、"新的生命"、剔除（好像什么也没有发生过）、转变（精神病带来的启示开启了新的一面）、融合。

**c）慢性状态中对疾病的处理。**在一定程度的深思熟虑中，有时是在持续状态中，患者会对各种疾病显现作出五花八门的反应。患者会用这样或那样的方式对其疾病症状进行处理。有些患者经过艰苦劳作，从妄想体验中发展出一套妄想系统。有些患者会对病中的体验内容表明态度，例如听到琐碎的俗语或完全无意义的残句没完没了地重复着，便断定发声者蠢上加蠢。躯体上的疾病感和对心灵变异的意识，经常被患者看作各种各样极度痛苦的影响的结果。针对这些影响，特别是针对躯体受到的影响，患者想出了防御的办法。面对感官错觉和不同种类"外力制造的"现象，患者常常运用形式上千差万别的方法（用主祷文祷告、工作）转移注意力，往往能起到一定效果。在其他情况下，有些患者把各式各样感官错觉的内容当成了消遣。有些患者故意唤醒视觉上的假性幻觉，以此为乐；在幻听中听到有声音伴随着步伐的节奏，于是故意改变步伐的节奏，惹恼声音，使它感到惊疑，然后安静下来。很多让人不舒服的现象都可以用自我控制的方法加以抵御。自我控制的形式可以是前面提到的转移注意力，也可以是意志的主动努力，例如意志主动抵制"外力制造的"运动、"外力制造的"愤怒。当罹患不同种类心灵疾病的患者抱怨躯体不适时，当异常心灵生命给患者带来痛苦感时，自我控制都是行之有效的防御手段。

---

① *Mayer-Groß:* Über die Stellungnahme zur akuten abgelaufenen Psychose. Z. Neur. **60**, 160 (1920).

在目前为止谈及的个案中,我们大体上可以理解患者所表现出来的行为举动。如果这种可理解性的程度越来越低,患者对疾病表现出来的举动越来越怪异,那么这些信号本身便标志着疾病已造成整体人格的改变。因此,在许多个案中,一方面,我们可以看到非常显眼的怪异现象:患者居然对症状(例如让人痛苦的感官错觉,以及其他被动接受的体验)习以为常,居然最后能做到对可怕的症状内容漠不关心,居然对根本性的、深深影响着他的妄想内容毫不重视或过后即忘。另一方面,我们同样惊讶于一些"命令性"幻觉和妄想念头所拥有的巨大力量,患者受其支配就好像受到物理性的强制约束一样。引人注目的是,居然有一些内容强烈吸引着患者的注意力,无关紧要的事物居然能深深触动他。在伴有丰富体验的急性精神病中,我们发现患者轻易便放弃自我、沉浸在意志丧失的情感中,被动忍受着最可怕的折磨。这种无能为力状态是患者经常描述的典型现象,与此相伴相生的是,患者对将要发生的事情也感到漠不关心;纵使事关超感官世界中的剧烈变革,他们却还有兴致开玩笑、言语轻浮。

一位患者试图理解自己的时候,其本人便会做出解释,这些解释为我们提供了许多教益和启发。有一位精神分裂症患者病中看到的形象里含有不同寻常的内容,他演绎如下:

> "我本人曾犯过一些微乎其微的错误,病中见到的人格形象似乎是这些错误过度人格化的产物。比如,如果我坐在餐桌旁愉悦地享用美味佳肴,那么同一天晚上便有一只恶魔现身,作为我贪恋美食的回应。其形象呈现为一只饕餮无度、荒淫贪婪的人形兽,有着硕大的嘴巴和肉感、厚实、鲜红的嘴唇,大腹便便,体形巨大。此后我感觉它一直杵在我身边,直到我克制自己享用美食(似乎是这只恶魔的营养源)一段时间后(大约2—3顿饭),它才消失。""我看

见周围所有人微不足道的性格缺陷都化身为丑陋的形象或具有威胁性的形象,这些怪物从他人的身体里夺步而出,向我猛扑过来。"

(施瓦布)

上面这位患者对他的整个疾病做出了解释。精神科医生看作进程序列的东西,在患者眼里成了意义统一体。

"我相信疾病是我自己造成的。当我企图闯入一个彼岸世界时,遇到了另一个世界的天然守卫者,亦即我自己的弱点和缺陷的化身。起初,我把这些恶魔当成了彼岸世界的低等居民,其实它们能把我当球耍,因为我没做好准备便进入了这片区域,在那儿迷路了。后来,我把它们视为从我精神(狂热形态)中分离出去的部分,它们在我附近的自由空间中生存,以我的情感为食。我相信其他每个人的身边也住着这样的恶魔,但由于个体实存感所提供的保护和快乐欺骗,其他人感知不到这些恶魔的存在。我认为人格化的生存感是一件源自记忆、思维复合体等的艺术作品,一个金玉其外、内里空空的木偶。

"我的意识水平减退到了朦胧状态,致使人格化的自我变得千疮百孔。我希望借助这些开放的孔洞接近更高级的生命之源。我以前肯定准备了很长时间,务求在我体内唤醒一种更高等的非人格化的自我,因为终有一死的凡夫俗子没有资格享用'众神的食物'。非人格化的自我摧毁了动物性—人性的自我,将其分裂为各个部分,然后各个部分逐渐分崩离析。木偶直接在水里泡得稀烂,遍体鳞伤。我为时过早地强行闯入'生命之源',结果招来了'众神'的诅咒。过了很久我才认识到,阴暗的元素早已介入其中,它们的力量变得极其强大之后,我才开始了解它们。已经无可救药了;我现在进入到了曾经梦寐以求的灵性世界。恶魔们从深渊里升腾而起,化身为守护者、地狱犬(Zerberusse),禁止越界者闯入。我下定决心投入生与死的斗争。这最终意味着我决心赴死,因为我认为必须抛弃一切滋养敌人的东西,但这些东西同时也滋养着生命。我想要不疯不癫地进入死亡,直面斯芬克斯(Sphinx):不是你堕入深渊,就是我堕入深渊!

"此时此刻我恍然大悟。由于节制饮食,我洞悉了诱骗者的真实本性。他们是我亲爱的人格化自我的帮手,同时也是骗子。现在我觉得人格化自我和他们一样毫无用处。然后,一个更伟大、更全面的自我诞生了,我终于有能力抛弃那个纠缠我至今的人格及其全部的附属物。我看出来了,我以前的人格根本不可能进入超感官王国。结果一阵可怕的痛苦向我袭来,我仿佛受到了毁天灭地的打击,可我得救了,恶魔们退缩了、消失了、死亡了。我开启了全新的生命,感到自己从此迥异于他人。和其他人的自我一样,一个由传统的谎言、假象、自欺、记忆意象组成的自我,在我这儿又重新形成了。然而,在这个自我之后、之上,永远伫立着一个更伟大、更全面的自我,其永恒、不变、不朽、不容亵渎的品质深深铭刻我心,从此以后,成为我永远的保护者、避难所。我相信,如果能了解这种更高等的自我,对很多人将大有裨益,实际上有人已采用更加有利的途径做到了这一点。"

显然,只有同时具备类妄想倾向和深层精神力量的患者才能做出这样的自我解释。这些自我解释源于患者最严肃的体验。精神分裂症患者的体验如此丰富多彩,而观察者和进行自我反思的患者不应把它们仅仅当作杂乱无章的内容堆积。无论在病态的心灵生命,还是健康的心灵生命中,精神永远都在场。但是,这种类型的解释一定不能包含任何因果要素,而且患者的自我解释只能做到让体验内容显得更清晰一些,只能做到将体验内容置于关联之中。

每种慢性病对患者来说都是一项使命,无论患者是断肢、但整体上健康的残疾人,还是得了影响到整体状态的躯体疾病,抑或是罹患同时伴发心理障碍的躯体疾病。我们经常耳闻目睹断腿、断臂、失明的残疾人战胜困难、有所作为的事迹,证明这些个体的精力、坚毅和技巧一点儿也不逊色。毕竟他们躯体的其他方面是健康的。如果障碍不只局限于某个躯体部位(虽然它也是必不可少的),而是损害到能够影响躯体和心灵状态整体的生命力本身,情况就完全不同了。

我们举个案例,了解一下染上流行性脑炎之后的患者在慢性状态中的表现。多雷尔①通过病例展示了患者可能出现的各种大相径庭的表现。患者必须自己慢慢适应新的情境。他们每时每刻都要忍受疾病带来的痛苦。周围世界变了样。工作丢了。整个世界和周围的人们都表现出对患者极不友好的另外一面。孤立无援几乎是必然结果。根据多雷尔的描述,有些过度敏感的患者退回到自己的世界封闭自己,他们只考虑自己,要求别人关注他们的痛苦,灰心丧气,变得闷闷不乐、自私自利;另外有些患者,尽管面对极端不利的情境和大量的困难挫折,却还能积蓄旺盛的精力,不惜任何代价也要拯救自己,做着远超自己能力、绝不可能成功的事情,表现出一副忙忙碌碌、疲于奔命的样子,其实自己已经意识到自己成了孤僻的怪人;还有一些患者变成了生活的旁观者,诸如此类。多雷尔想要论证下述命题:疾病把一个人变成什么样子,终究是由患者自己的性格所决定。通过与文化世界交织勾连的特定方式,通过与人

---

① *Dorer:* Charakter und Krankheit. Ein Beitrag zur Psychologie der Encephalitis epidemica.

类共同体的关联及人类共同体的回应,性格又是可以被改变的。

**d) 患者对其疾病的判断。**个人对他的体验做观察、下判断时,才算得上真正意义的"执念"。在心理判断中,患者意识到自己体验了什么以及如何体验的。对自己的体验表明"正确"态度的理想,唯有在患者具备"疾病洞见"(Krankheitseinsicht)的情况下才能实现。到目前为止,我们已经分类讨论了患者对业已改变的心灵生命如何作出反应、对疾病内容如何作出处理,由此,我们了解到患者在面对疾病现象的内容时表现出来的举动的一些特点。现在,当患者从疾病内容中抽身而出,转而回头关注自己的体验、关注自身,追问这些事件的原因,从单一特点或整体上判断他的疾病的时候,我们就得汇总整理患者所表明的态度有些什么特点了。本部分要讨论的内容涵盖了被统括为疾病意识(Krankheitsbewußtsein)和疾病洞见的一切。[1]

"疾病意识"是指患者的这种态度——他表达出了一种对于疾病存在和变异的情感,但这种意识既没有扩展到一切疾病症状,也没有扩展到疾病整体,而关于疾病严重程度的判断、关于疾病类型的判断也都没有达到客观正确的程度。只有符合所有这些条件,根据类型和严重程度对所有的个别疾病症状、对疾病整体做出正确判断,我们才称之为"疾病洞见";不过我们还要限定,上述判断的正确程度只需达到跟患者来自相同文化圈的、平均水平的另一名健康个体可能达到的正确程度即可。显然,如果患者智力水平和受教育水平较高,他对于疾病的执念肯定在分化程度、表达清晰程度、独特程度上也会更胜一筹。尤其是受过自然科学和心理病理学教育的人,其态度肯定有别于受过精神科学

---

[1] *Pick*: Arch. Psychiatr.(D.)**13**,518;*Mercklin*: Allg. Z. Psychiatr. **57**,579;*Heilbronner*: Allg. Z. Psychiatr. **58**,608;*Arndt*: Zbl. Nervenhk. usw. **28**,773.

和神学教育的人。如果要把患者表明的执念本身评价为病态的，我们就必须时刻考虑患者所处的环境。同样的执念，如果出自农民之口，也许只意味着迷信，如果出自受过良好教育的人士之口，便向我们透露出某种深入骨髓的、可能发展为痴呆的人格转变。

　　1. **自我观察和对本己状态的意识**。患者的观察和判断可以针对现象学元素，针对心灵生命不同机能中的紊乱，针对症状复合体整体，针对本己人格，一言以蔽之：针对一切也是心理病理学研究对象的东西。①

　　　　一方面，患者进行自我观察，把注意力集中到自己的异常体验上。另一方面，患者在其心理判断中对这些观察进行处理，由此能够向我们传达其内心生活。患者的自我观察和对观察的处理是我们关于患者心灵生命最重要的知识来源之一。自我观察取决于患者的兴趣、心理天资、批判性和智力。可有时候，自我观察本身便是让人痛苦的疾病症状。患者不得不违背意志，把全部时间都花在分析自己的体验上，一切常规活动都被自我观察所干扰、打断，同时，自我观察的结果可能又极度贫乏。自我观察是对本己心灵生命进行反思的态度，而这种态度本身在此变成了强制性的、充满痛苦的。这样的案例已经致使有些人不公正地断言说自我观察是有害的，而且康德早已警告过：自我观察会让人绞尽脑汁、精神错乱。不是自我观察引发了疾病，而是特定的疾病存在引发了异常的自我观察。

　　有一种对于意识的意识。我们感觉自己"神志模糊"、"昏昏沉沉"或者神清气爽。后者似乎还会以异常的方式出现。精神分裂症患者感到自己神思特别清明，可能就有这方面的因素。到了昏睡性脑炎那里，

――――――――――

① 关于错误知觉的实在判断，我已经在一篇论文里（Z. Neur. **6**，460）分析过了。

情况又完全不同了。有一位昏睡性脑炎患者曾写道:

> "我感到自己患病前从未如此高度清醒,意识的觉知力从未如此强烈。这可能是因为我持续不断地观察自身,一旦发生最细微的思维、最轻微的运动,我立刻便能意识到。每个躯体进程,例如喷嚏、咳嗽,还有思考,都让我充满强烈的好奇,想知道它们是如何形成的;然后,我试图尽可能地深入感受这些过程。"这位患者描述了他称为"登记"(Registrieren)的现象,亦即硬要把每个躯体和心灵过程都拉进意识里……"一模一样的登记程序,扼杀了我全部的快乐和希望,因为我每次都会立即对自己说:现在你正在快乐,现在你正在希望。"(梅耶-格劳斯和斯坦纳)

在心灵分化的某个特定阶段,个体似乎单纯地生活在周围世界里,不知道"任何关于自己的事"。因此,在极重度白痴、经过充分发展的急性精神病、后天重度痴呆人士那里,根本不存在个人对疾病表明态度的问题。他们完全没有任何态度。这里我们最好不要说是疾病意识缺失,而要说是人格缺失。人格缺失当然包含疾病意识缺失,后者只是前者的一个组成部分。在一定程度上,那些连自己的重度躯体缺陷都意识不到的器质性痴呆患者的奇特病例便属于此类。

> 器质性脑部疾病(肿瘤、脑软化等)患者出现瘫痪、失明、耳聋或其他类似的严重缺陷时,对这些缺陷的意识有时会付诸阙如。[①]完全失明的患者声称自己视力极佳,面对医生的检查却闷闷不乐

---

① *Redlich u. Bonvicini*: Über das Fehlen der Wahrnehmung der eigenen Blindheit bei Hirnkrankheiten. Jb. Psychiatr. **29**; *Bychowski*: Neur. Zbl. **39**, 354; *Stertz*: Z. Neur. **55**, 327; *Pick*: Arch; Augenhk. **86**, 98 (1920); *Pötzl*: Z. Neur. **93**, 117.

地作出拒绝的反应,最终怒不可遏,为了摆脱困境,像科萨科夫综合征患者那样炮制出一套自创的话语:别人拿一块表站在他面前,问他"这是什么?",他伸手抓向空中:"你看它在那儿","就在那里呀","你到底想要什么",只要有可能,他总要描述些什么(比如负责检查的医务人员一边走来走去一边还做着手势),好像他什么都看得见,他咒骂着,声称这里的光线太暗,等等。雷德利希和邦维奇尼(Redlich und Bonvicini)已经解释了一般的心灵变化(昏沉、情感淡漠、欣快症、严重的记忆力障碍)如何可以让我们理解疾病意识的这些奇特表现。与此相应的是,一些患者偶尔可以非常短暂地在某种程度上洞察到自己的失明,可转眼又忘得一干二净。然而,似乎还有个别的机能缺损,其自身本质决定了它们很难被人察觉,如此一来,患者缺乏对自己疾病的洞见就并非必然是人格解体的信号。于是皮克(Arnold Pick)描述说[1]:"兼有失忆症和失语症的患者总是感觉自己说的话不完整,搜肠刮肚寻找他所遗漏的词汇,与此相反,说起话来一派电报式风格或者全是动词不定式的失语症患者在言谈中片刻也不会停顿,他根本感受不到自己说出来的话遗漏了什么成分,而这些是他本应找出来补充完整的(即使在一些病例中的患者意识到了自己的语言缺陷,情况也依然如此)。"于是人们观察到,感觉失语症患者语言错乱、滔滔不绝地讲个不停,似乎根本不明白别人无法理解他,而运动失语症患者却始终寡言少语,他努力尝试开口说话,却意识到自己无能为力,始终愣在那儿说不出话,只好又放弃了。

**2. 急性精神病中的患者执念**。精神病患者不可能有持续的、完整

---

[1] *Pick*: Agrammatische Sprachstörungen,S. 54.

的洞见。如果洞见始终存在,那么我们说的就不是精神病(Psychose),而是精神变态(Psychopathie)。精神病患者也许能对个别显现作出正确判断,但除此之外,他根本辨认不出大量的疾病显现本身,相反,他产生了疾病感,而这种疾病感的内容是错误的,本身就是疾病的信号。例如,忧郁症患者觉得自己的躯体腐烂了,完全被病菌感染了;偏执狂患者认为他的思维过程受到了外界阴谋的干扰。患者说:"我不知道,我是疯癫还是怎么了? ……我看见了什么东西,我不知道那是什么,是我的幻想吗? ……我不知道这意味着什么,我是中邪还是怎么了?"然而,急性精神病患者可能会出现具有丰富洞见的一过性状态。有位患者从幻想体验中抽离出来,清醒了片刻,发现自己身在医院,他甚至打算快点住进精神病院。在疾病进程的开端,人们有时会发现患者具有相当明显的疾病洞见,比如纠正妄想观念、正确地判断声音是不是幻听等,以至于人们相信患者正在痊愈且处于良性的精神变态状态。但通常来说,这样的洞见完全是暂时性的。人们偶尔可以观察到,短短数小时或数天之内,这种洞见来来回回。在精神分裂症体验的中途,有时患者会突然出现一种非常清晰的意识。患者事后描述道:"有那么一瞬间,我又重新意识到自己有精神障碍。"另一位患者说:"这时,我突然意识到整件事情毫无意义。"由此可见,这种瞬间突显的洞见比大多数语言表达出来的内容要丰富得多:

> B小姐解释说,她没有病,她真的怀孕了,这不是妄想。事情发展成这样,太可怕了。未来令人恐惧。她根本不知道怎样才能摆脱忧虑。但几分钟后,她又自发解释说,这种状态以前也都熬过去了(此前她曾经历过好几次类似的时相,都被治愈了)。

在精神变态状态中,患者大多陷溺其间无法自拔,可同时却始终拥有某种洞见。冯·葛布萨特尔对一位女强迫症患者的疾病洞见描述如下：

> "她可以区分出疾病与健康的不同，感到自己二者兼而有之。她认为，终有一天，折磨她的整个强迫体系必定会'像纸牌屋一样轰然倒塌'或'像鬼魂一样消失得无影无踪'。有时'恍然大悟'——'然后她可以非常真实、自然地看到一切'，她有种强烈的幸福感，但却转瞬即逝。好比人们一从剧院出来，'舞台场景便成过眼烟云'。她认为自己终有一日必定能从疾病中脱身或清醒，犹如从梦中苏醒。"

3.**急性精神病病程结束后患者的执念**。如果人们不想在整体疾病征象方面上当受骗，那么，考察急性精神病病程结束后患者对精神病的态度，透过他表达出来的判断内容（患者表达出来的判断内容极具欺骗性）直抵其真实态度，就要比仅了解急性精神病发病期间患者的态度重要得多。比如在谵妄、酒精性幻觉症和躁狂症病程结束之后，患者丰富的洞见确实给我们提供了一个非常清晰的意象：患者毫无保留地说明自己生病的现实，详尽叙述所有的个别症状。他们自由而坦率地谈论精神病的内容，对他们而言，这些内容现在完全是陌生的、无关紧要的，就好像是根本不属于他们的东西那样，他们自由无碍地谈论这些事，也许还有说有笑。他们从自己的洞见中只得出了一些可以理解的结果：担心旧病复发，担心随后的隔离治疗所带来的污名，以及诸如此类的事情。

与此形成对照的是，在另一些精神病中，尤其是精神分裂症中，以下情况一点也不少见：尽管患者表达的主观上真诚的判断，看似显示出了丰富的洞见，细究之下却并非如此。患者说明道：自己曾经得过一次精神疾病,坚信病中内容是不真实的,现在感到自己又重获健康。但他们不会自由谈论精神病的所有内容,即使他们想要这么做,人们也会注意到,一旦被问及这些内容,他们便表现出一种不恰当的兴奋。他们的脸一会儿红一会儿白,脑门直冒汗,最后顾左右而言他,说自己不愿再提那些让人不安的往事。还有一些人干脆直接拒绝回答别人的问题。在躲躲闪闪和直截了当拒绝这两种态度之间,一切过渡形态皆有可能出现。人们偶尔注意到,疾病的个别细节(被迫害等)仍然被患者当作现实,还有像下面这样的表达:"理论上,我应该怀疑这到底是不是现实;但实际上我并不怀疑,否则我就永远困在里面出不来了",等等。在这些病例中根本谈不上有什么丰富洞见。患者的人格受到经常被人忽视的精神病内容的持续侵袭,患者没有能力把精神病的内容当作完全陌生的东西加以客观考察,而仅仅把它们当成累赘"搁置一旁""草草了结"。在其他一些病例中,急性精神病在患者的记忆中根本不是什么让人厌恶的事情。倘若急性精神病在患者的记忆中慢慢消退,他们甚至会表达出悲伤的情绪。他们根本不愿失去精神病给他们生活带来的丰富体验。

奈瓦尔对他的疾病进行了自我描述,全书开篇如下:"我想放手一试,记录长期疾病铭刻在心里的印象。疾病完全发生在我精神的神秘之域;我不知道自己为什么要用'疾病'这个词,因为我一生中从未感到过如此健康。有时我觉得自己的力量和能力增强了一倍。我好像知道一切、理解一切,想象力给我带来无尽的欢乐。失去这些,重新恢复人们称为'理性'的东西,难道不该感到遗憾吗?"

**4. 慢性精神病中患者的执念**。在慢性精神病状态中,患者语言表达出来的内容，常常伪装成一种深刻的洞见：

> 罹患不可治愈的、早发性痴呆症群中的类偏执型疾病后，患者
> 可能会说出类似下面这样的言论。S 小姐说："我患有继发性偏执
> 症"；"我患有冯·克拉夫特-埃宾（Krafft-Ebing）* 型幻觉偏执症
> （Paranoia halluzinatoria），我觉得自己完全神志错乱"；"我患有性
> 偏执症（Paranoia sexualis），医生先生，我的教科书是 1893 年出版
> 的，那时还没有早发性痴呆（Dementia praecox）** 呢"。有位工人 S
> 君，别人问他是不是生病了，他回答道："关于这个问题，我不发表
> 任何意见。我仿佛撞上了一块钢板——别人不相信我。对世人而
> 言，我的所思所言都是妄想，而世人只想要真实的东西。我什么也
> 证明不了，唯有默默自存于心，否则我将永远被囚禁在精神病院
> 里。"一阵兴奋过后，S 君又解释道："一切都是无效的，都是海市蜃
> 楼；我只相信我看到的东西，而这是现代文化的正确准则。"另一位
> 患者在面对别人的指责时回应道："我当然可以这样，要知道我可
> 是个疯癫的患者。"

尽管这样的表述让人猜想其中可能饱含着一种丰富的洞见，可患

---

\* 冯·克拉夫特-埃宾（Richard Freiherr von Krafft-Ebing）(1840—1902)，是德国精神病学
家，曾任斯特拉斯堡大学、格拉茨大学和维也纳大学精神病学教授。代表作为《性精神变
态》(Psychopathia Sexualis)，该书被誉为现代性科学的奠基之作。——译者

\*\* 1857 年，法国医生莫雷尔（Benedict Augustin Morel）建议将无外界原因自行发生的
青年精神衰退命名为"Démence précoce"。1891 年，布拉格查理大学的精神病学教授
皮克首次用拉丁语"Dementia praecox"来命名后来被称为"青春型精神分裂症"的病
例。1896 年，德国精神病学家克雷佩林综合了莫雷尔、卡尔鲍姆、海克尔等人的研究
成果，将前人认为是独立疾病的早发性痴呆、紧张症、青春型痴呆统一命名为一个单
独的疾病单元"Dementia praecox"，此后"Dementia praecox"一词才广为流传，频繁
出现在精神病学文献里。1911 年，瑞士精神病学家布洛伊勒认为"早发性痴呆"一词
不够准确，建议用新的名称"精神分裂症"取而代之。——译者

者实际上根本没有任何洞见。他们坚信自己的妄想内容具有实在性，同时从表面上的虚假洞见中又完全得不出任何结果。他们不过是学到了一些精神科医生和其他人的想法，鹦鹉学舌般把这些想法转换成相应的习语，在他们自己眼里这些都是言之无物的空话。

**e) 趋向疾病的意志。** 通过自身反思，人们能够自己审视自己、自己评判自己、自己对自己施加塑造性影响。在所有这些方面都存在两股互相对立的力量：人们想让自己变得一览无余，或者想要隐藏自己、欺骗自己、掩盖现实。在与疾病相关的领域内，有一种意志、一种趋向疾病的本能冲动，还有另一种与此相反的健康良知。这种意志能干涉心灵，能遮蔽或照亮心灵，能抑制或顺从心灵，沉迷某一方面、压抑其他方面。

疾病存在不仅是一种客观的生物学演进，同样也是一种疾病意识的主观演进。就此而言，面对自己的疾病，患者的主观意志存在着上述的种种可能性。疾病意识不只是附带的、无关紧要的意识之镜，而且是真正发挥效用的因素，是疾病存在的一部分。

客观的躯体疾病的典型过程是这样的：不适感、障碍感还不被承认为疾病。只有当生命力的自我意识发生彻底转变时，当事人才会作出"我生病了"的判断。可能是因为机能失灵迫使他停止工作，也可能是因为医生的判断。此前仅仅是让人讨厌但缺乏依据的不适感，现在成了重要症状，成了有根有据的关注对象。当事人倾向于"非此即彼"，要么健康要么生病。如果他判断自己是健康的，便无需操心那些让人讨厌的不适感。相反，如果他判断自己生病了，那么他的不适、机能减退就成了诱因，使他有理由要求接受关怀、照顾和治疗。现在，当事人不仅患有明显的躯体疾病，而且躯体和心理显现之间存在丰富的交互作用，于是，就病态躯体显现而言,当事人的基本态度有时便是至关重要的。

与在维持正常生活的过程中"毫不操心"和自我掌控相对的是躯体疾病带来的强力征服,以及全然不知不觉中臣服于疾病——为了达到一种个人目的,这有时会直接作为趋向疾病的意志而出现。患者想要博人共情、引起轰动、逃避工作责任、获得赔偿金、唤醒幻想的快感。对疾病的臣服和趋向疾病的意志不仅在神经症的躯体化疾病中,在病理性谎言的病程中发展(相信自己编造的幻想性谎言,且伴有持续一致的相应行为),并且在其他癔症显现中发挥着重要作用。在刚开始的时相故意为之,随后,这些患者很快就在违背自己意志的情况下被疾病支配了,然后,这种疾病发展出自己的演进(例如监禁性精神病)。同样地,面对程度适中的躁狂性兴奋时,人们有可能沉迷其中、兴奋加剧,也有可能能够控制住兴奋。

有些人的心理需求是希望自己生病;当某些病态的东西出现时,一方面,他们悉心培育、善加呵护,本能地对其持肯定态度;另一方面,他们的意识却要求接受医生的治疗。疾病成为他们的生活内容,成为一种手段,以便让自己变得重要,让别人为他们效劳,让自己得到好处,也是逃避现实的要求。概而言之,这些人一心想把理应由自己负责的、可以理解的事情看作无需自己负责的、纯粹因果性的事件。另一些人的心理需求是无论如何也要保持健康,希望自己在大家眼里是位健康人。他们宁可把过错归咎于自己,也不愿臣服于疾病过程。比方说,他们根本不允许神经质现象肆意发展,因为他们会不断进行自我省察。他们不想接受纯粹因果性的、不自由的事情,而是尽可能地把更多的事情变成可理解的、需要自己负责的,也就是自由的事情。当他们在异常状态中过分坚持这样的态度时,将不适感判断为"疾病"对他们可能反倒是一种解脱。

对疾病的趋向,可以影响躯体疾病存在的发展,而沙可曾对此发表过一针见血的评论:健康还是疾病,皆系于患者一念之间。

毫无疑问,心灵的态度会对躯体障碍产生影响。某人在电话里听到令他悲痛万分的消息,放下听筒便感觉手和胳膊疲惫不堪。某人写字的时候出现书写痉挛。工作时对此忽略不理,入睡后书写障碍便自行消失了,然而病根已经埋下,一旦受到极微小刺激就会卷土重来。有位患者每次遇到压迫性的不利情境便感觉"手臂被子弹击中"。莫比乌斯报道说:一位患有疼痛性运动不能(Akinesia algera)的患者,"考虑到他的状态似乎会伤害到自己。因此,他试图强行把注意力集中到其他目标上。只有在入睡前和睡醒后,转移注意力的办法才不怎么奏效。然后,他感到自己的思维仿佛倾注到了四肢内,知觉到四肢是如何变得对疼痛越来越敏感的"。

克雷奇默①试图澄清,或多或少清晰的意志如何能够维系和发展心灵态度向躯体显现的转化。人们可以在自己身上观察到,本人的意志是否决定增强反射的强度,将导致相同的膝跳反射呈现出不同强度的结果。这种正常的转换过程常常出现在一些癔症显现中。首先,癔症患者会产生某种急性情绪反射(例如浑身颤抖)。在起初的巅峰期,情绪反射过于强烈,几乎无法被压制下去。然后,反射的强度有所降低,此时,意志的决断轻而易举就能增强

---

① *Kretschmer:* Die Gesetze der willkürlichen Reflexverstärknng in ihrer Bedeutung für das Hysterie- und Simulationsproblem. Z. Neur. **40**, 354. 即使克雷奇默很好地突显了意志与躯体现象之间的关联,人们也无需亦步亦趋地把它绝对化,用这种关联去否认癔症的存在。

反射的强度。后来，由于习惯的力量，反射重新又顽固起来，程度更甚于从前，反射逐渐变得越来越强烈。最后，即便意志倾尽全力也压制不住。意志的决断有能力瞬间增强反射的强度，而且能够通过不断重复这一过程，把自己悄悄植入到反射之中。

**f) 患者对自己疾病的执念所包含的意义与可能性。** 克尔凯郭尔基于本己经验有感而发，下笔写道："一个人不知道自己遭受的痛苦是情感疾病还是罪，不仅现在是、将来也永远是他最大的心结。"

我们在心理病理学中用来区分和领会研究对象的粗糙范畴，并没有深入到人的根基中。人的根基中包含着一种本原。从本原出发，人们似乎能解脱一切束缚——发生的事情，接受的思想观念，由于与真实自我渐行渐远而让自己变得不像自己的那些因素。一个人的禀性、性别、种族、年龄、疾病——哪怕是精神分裂症，所有这些人生要素总归在某一方面是他自己的，毕竟这些东西要不离不弃陪伴人一辈子。但是，他可以外在地看待所有这些要素，对它们采取一种态度：不是认同它们（"我就是这样的"），而是宁可把它们当作被交付给自己的东西，接纳它们，做它们的主人。在这么做的时候，此人才第一次成为他自己本真的样子。不过，此后他必须在被给予的人生要素中创造出意义，借此理解他的现实、领会并解释他的现实、了解现实的内涵。然后他必须质疑：什么是他禀受的天性自然，什么是由他自己造成的？什么缺乏意义，什么富含意义？哪些使命是本真地、切实地为他设置的？这种理解个体实存的意义并将其真正据为己有的解释过程，永远也没有尽头。人们能够获取无可辩驳的客观知识，然而客观知识的范围是有限的；除此之外，人还有本己的意义世界，人对自己的看法和态度永远处于生生不息、无穷无尽的运动中。一个人的世界里发展出来的人之存在的范畴和意象，为他指明了理解自己、成为自己的道路。但是，一个人行为举动的方式超越了他当时可以明确表达出来的知识范围,与他的本质相关联却无法被客观化;一个人行为举动的方式是由被给予性、可理解性与创造性所构成的整体,至于它是如何产生的,观察者最终也说不清道不明:可能是放弃希望、自满自足,可能是对本己根基的爱或本己根基中的自我憎恨,可能是有条有理的自律、只想把自己塑造成某个样子,也可能是内心活动令此人用行动迎合迁就自己。

如果时刻牢记上面简要回顾的人之存在的基本情境,那我们就要考虑到(就算仅在极少数例外情况中才清晰可见)有可能存在意义极其丰富的行为举动——它们由个体的历史性实存严肃发展而来。在这些例外情况中,我们起初也许只看到了精神分裂症,实际上我们在科学认识中也看不到别的东西了,然而我们却能感受到知识的边界。"患者对其疾病的执念"(我们这样称呼)处在对立的两极中,一极是关于疾病过程的一种客观知识,另一极是关涉本己实存根基的一种理解式掌握(verstehendes Aneignen)。客观知识和医学知识的意义相同。患者可以读书,甚至患者自己就是精神科医生、能够运用科学视角看待自己的疾病。与之相反,"理解式掌握"是一种只有在居间状态中才可以理解的行动。正是在拥有最完备知识的情况下,理解式掌握才能更纯粹地展开。作为认识者,我们一定要避免以平均状态为标准去衡量所有人。人之为人,必定包含了隐藏不露、几乎感觉不到的因素,而这些因素作为可能性处处皆在,只需要在极少数情况下获得显性表达。人的实存是人认识的边界,而且从人的实存中会产生这样一种看似自相矛盾的东西。一方面,个体可以与每种疾病外在地对立,仍然把疾病当作一个他者;另一方面,却又认为自己跟我们通常称为"疾病"的东西在内容上是相同的。在我们看来,有些事情的根源客观地存在于疾病进程中,但如果有人持续不断地赋予其意义、解释之、包容之,也并非直接就意味着此人缺乏疾病洞见。克尔凯郭尔去看医生,"不想回避人类的权威机构"，大概是在冲动之下，自己可以清清楚楚、名正言顺地承认，他认为是罪的东西其实是疾病。可想而知，他深感失望。医学范畴与克尔凯郭尔个体经验之间的关系，大概就相当于波托库登人（Botokuden）*的语言与柏拉图哲学之间的关系。但就算他面对的是心理病理学的顶尖专家，从原则上说，情况也没什么两样。如果一个人全副身心地严肃投入、在最清醒的意识中亲历了上帝与自己的隐秘交流，而且这种隐秘性最终绝不允许人们知晓上帝的言语和意图，那么此人在这种交流中所获得的经验，就不能在一种关于单纯自然事件的科学知识中被抹去。

　　然而心理病理学家始终要面对临界知识。如果心理病理学家不去假设经验上可以确证的疾病进程，而去假设一种实存变异的基本事件，那么他的研究方法便是极端荒谬悖理的。心理病理学的知识和经验是无法触及实存的。①

---

\*　波托库登人是巴西东南山岳地带印第安土著的古旧称呼，属于拉吉人种。据 2011 年的统计数据，波托库登人总人口只有 600 至 1 000 人。——译者

①　假如能在其显现中全面了解那些包含了实存动机和宗教动机的自我解释的案例，我们一定会抱有浓厚兴趣。关于克尔凯郭尔与医学的接触沟通方面，我们所知甚少。尼采在联系疾病存在时进行的自我领会，在一定程度上还算是有成效的（我在《尼采》一书的 93 至 99 页对此进行了记述）。关于精神科医生的自我解释，可参看以下精神病学文献：*Gaupp. R.*：Ein cyclothymer Psychiater über seine seelischen Krankheitszeiten. Z. Neur. **166**，705。

# 第四章　可理解的关联的整体(性格学)

## §1. 概念界定

在心理病理学的一切领域里,首要之务都是清晰地使用特定概念。然而,也许没有任何概念像"人格"或"性格"概念那样,使用起来含义如此之多、如此变化无常。

**a) 性格是什么。** 从一个人表达自己的特殊风格,行为举动的特殊风格,体验各种情境并对情境作出反应的个人方式,如何去爱,如何生发嫉妒之心,如何过日子,有哪些需求,哪些冲动和向往是本己的,设立了哪些目标,有哪些理想以及这些理想是怎么形成的,受哪些价值指引,做了什么,创造了什么,如何行事等细节中,我们可以看出此人的性格。一言以蔽之,个体各不相同、特征鲜明的心灵生命的可理解的关联的整体,我们称之为"人格"。由此,可做出如下界定:

1. 并非所有可理解的东西都算人格。我们理解了一般性的、与人格没有任何关系的事情,比如,某个突如其来的感官印象使人的注意力转向它,我们还理解了新奇之物具有强烈的吸引力等。下述一切心理关联,都不看作是人格:我们孤立地考察这些心理关联本身,理解到它们并没有超出自身之外而指向整体关联,而这些心理关联就好像我们手中的碎片,只不过它们是从心灵内部被看到的。直话直说,尽管我们理解上述所有这些心理事件,可它们都包含了特有的非人格的东西。如果心理事件完全由这样的碎片组成,比如在已经成形的急性精神病中那样,我们根本就不会谈及"人格"(然而,在急性事件的幕后,在患者表现出来的茫然无措、偶尔突然清晰的判断中,我们还是可以觉察到作为个体本质的人格)。

如果我们仅仅把心灵当作意识和体验,那么心灵就不是性格,而只是一切心灵此在的普遍共性。唯有通过个人的心灵内容整体,性格和人格才可能存在。

2. 可理解的关联的整体并非始终都是人格。比如,重度智力低下者遇见可怕的东西便会逃跑。我们理解此事,而且形成了一个关于此人心灵生命的可理解的关联的整体意象。可我们几乎不把它视为人格。个体要具有人格,必须具备某种对他自身的感受,即一种个体的自我感(Ichgefühl)。这里我们指的不是那种以相同方式伴随着一切心理事件的抽象自我意识,而是自我感,亦即在他的历史性中意识到他自身是一个特殊的自我。人格意识是相对于单纯的自我意识(Ichbewußtsein)而言的。没有自我意识就没有人格意识。当这种有自我意识的人格,脱离心灵生命的低级层次时,性格学也将随之终止。动物性格学,无论是物种还是个体(如黑猩猩)的性格学,则根本是另一码事——我们可以类似地理解动物自身意识不到的本性和行为方式。

3. 并非所有的个体变化都算人格,作为人格基础的心身系统所发生的个体变化不属于人格。如果我们想要区分开自身可理解的关联和各种不可理解的东西,就不应该把以下特质跟人格混为一谈:所有的机能能力、记忆力、易疲劳性、练习能力等,所有这些心身机制的基本特质,所有的天赋、智力,简而言之,所有的工具——这些工具是人格和人格变化的条件,但并非人格本身。尤其是智力与人格之间密切关联,极易诱使我们把二者混而为一,但我们绝不应犯此错误。智力是一种我们可以检验、测量、根据表现进行评估的工具,而人格是一种在自我中意识到其自身的关联;智力是被动的质料,而人格是主动的——按照人格的兴趣、目标和需求,在行为中去塑造质料;智力是一种条件,而且只有通过智力,人格才能存在和发展;人格是一种让工具运作的力量——如果没有这种力量,工具将因无用武之地而逐渐荒废。通常意义上的痴呆或智力低下的概念,不仅涉及智力的损毁,而且涉及人格的损毁。

概而言之,人格由满足下列条件的所有心理事件和表现构成:这些心理事件和表现超出自身之外、指向个体的完全可理解的关联,而且个体在体验这些关联的同时,也意识到了他自己的特殊自我。

**b) 性格之生成。**我们在前面的讨论中把人格或性格看作一种现成的存在:性格如是存在着,就像现在这样;性格从出生之初便在那儿,本质上一直没有发生变化,而仅仅是逐渐展现出来,然后意识到其自身,但性格并没有创造出自身。然而,这只是一种容易酿成错误的片面视角。性格同样是生成和已然生成,是在世界中通过各种情境、通过在这些情境中被给予的机会和使命实现自身之所是。性格,连同其历史给定的缘起,是人的具有时间性的自我表达,而不只是在时间演进中最终出现的如是存在者(So-seienden)的类型。就此而言,在那些把握住了个人生命历程及生命中各种可能性和决断的传记里,才能窥见性格的全貌。

因此,跟所有的理解心理学一样,性格学的思考必然有两层含义。如果人们对性格的思考致力于确定实际(was so ist),则这种思考就变成了对现实的认识。如果人们对性格的思考致力于澄清可以是什么(was sein kann),那么这种思考就变成了对自由的呼吁。

**c) 可理解的性格与不可理解的因素。**用理解的方式认识性格,我们终将逼近不可理解的因素。各种可理解的关联整体都奠基于不可理解的因素。从外部看,不可理解的因素是世界现实——世界现实紧紧围绕在个体的旁边,给予他们一些东西,拒绝给予另一些东西;强迫他们经历一些事情,任其自由处理另一些事情。用这些方式,从一个人出生之日起他们的整个生命便决定了。从内部看,这些不可理解的因素一方面是生物学上给予的禀性,另一方面是作为可能"实存"的人的自由。后者不是认识的对象,人们也无法对其加以研究;但作为心理学家和心理病理学家,我们只能把人当成研究对象,在科学框架内一窥人之究竟。不可理解的因素实际上承载着所有可理解的东西,我们打算把这些不可理解的因素当作某种生物学的东西来把握。

1. 所有可理解的关联、冲动动势和情绪波动、反应、行动、目标和理想,总会让我们额外想到某种禀性。在这些被意识到的实际心灵事件及其表现中,禀性显露了出来。我们也把这种禀性称为人格。这里我们指的是趋向这些可理解的关联整体的外意识的性情倾向。我们以此表明,虽然这种人格禀性在其显现的关联中是完全可理解的,但人格禀性现实的、作为整体的此在却是不可理解的,必须通过诸如遗传定律加以说明,作为某种体质的要素加以把握。

2. 为人格奠基的东西、我们称作人格自由的东西,不是研究的对象,而是一种研究的边界。有人说,一个人是"人格",另一个人不是"人格"。这类陈述是哲学评判,而非经验论断。在这些陈述中,我们意指的是一个人实存的严肃性,我们也许能发展出关于实存可能性的哲学澄明,却无法获得关于实存现实性的认知。我们能够从实存的各种理念中构筑出各种理想,随即便发觉,即使从哲学角度看,这些理想无一例外也都是错误的。我们用"人格"一词可能意指的是一个理想——个体极度丰富多元的生命中所蕴含的极度统一。此人在适应实际生活环境的过程中不断逼近这个理想。思维与行动中的无矛盾性、前后一致性、可靠性,都属于这种理想人格。这里,人格被视为前后一致的思想者,无矛盾、动机恒定不变的意志,或艺术性的生命形态。在此意义上,人们说到了不同类型的理想人格,比如智者、圣徒、英雄的理想。所有这些人格概念与此处的讨论根本是不相干的。

对人的研究是有极限的,而我们不仅应从哲学角度意识到研究的极限,还得为了研究本身的益处了解这种极限。尽管研究是无限制的;凡是能从实际上把握、确认、探询、调查的内容,都应该通过研究把握住。可一旦人们索求无度,妄图知晓整体或能够从原则上知晓整体,研究便会错误丛生。在认知完全失败的时候,研究者就可以知道,有一个空间打开了。他踏入这个空间,不再作为与人这个研究对象相对立的研究者,而是作为与研究对象共在的人,作为命运之友(Schicksalsgefährte)。人作为实存,要比可理解的关联整体蕴含更多内容,要比其生物学上可把握的禀性整体蕴含更多内容。

在界定性格或人格概念时,我们所作的全部讨论都有一个共同点。性格始终是某种开放的东西,始终指向其他东西。理解心理学的研究对象是:在不可理解因素的所有样态之间的居间存在。然而只有通过理解心理学,作为事实的不可理解因素才会完全显露出来。与这种居间存在相对应,我们所理解的性格,首先指向体质和所有生物学的被给予性的不可理解因素;其次,指向实存、超越的起源和人类的永恒目标等不可理解因素——对它们来说,不断变化的性格仿佛成了工具和现象。我们在性格中认识不到任何最终的自在存在。虽然从经验上看,性格往往是各种可理解性的整体,但其方式却是这样的:在人之中存在某种东西,而通过这种东西,经验上看来极不可能的事情永远保持着成为现实的可能。自由可以在每一瞬间从头开始,并赋予一切以不同的意义。我们所理解的性格,不是此人原本是什么样的人,而是一种经验性的、非封闭的显现。此人本身是什么样的人,这是他在超越面前的实存,而实存和超越二者不是研究性认知的对象。实存不能被视为性格,而是在性格中显示出来。性格本身不是终极的。

## §2. 性格学分析的方法

长久以来,心理学家、善于识人者(Menschenkenner)、哲学家和精神病学家,一直在运用相似的概念和方法分析性格。① 所有这些性格学方面的孜孜研究,皆有别于对各个人格的传记学把握。二者的不同之处在于,性格学分析着眼于典型的东西,着眼于普遍可表达的东西。传记编写者面临着把握具体人格的无尽任务,而性格学能为其提供一些辅助手段,于是性格学的任务便是,把握这些苍白的类型、图式——它们跟具体的人格相反,哪怕这些类型与图式分岔到任何的细支末流,也依然是清楚的。如果有可能的话,借助这些类型与图式,把人类的人格本性腾挪移转于其间的整个跨度范围,都用概念表达出来。

每种人格在其现实性与可能性方面都是无穷无尽的。通过命运、职业、使命,通过本己的精神有效融入精神传统,每个人格各自是其历

① 人格分析(性格学)自古有之,例如特奥法拉斯特(*Theophrasts*)的《论性格》(Charaktere)。也可参阅 *Bruns*, *Ivo*: Das literarische Porträt der Griechen. Berlin 1896. *Kant*(在他的人类学中);*Bahnsen*, *J*: Beiträge zur Charakterologie. 2 Bde. Leipzig 1867(性格学"Charakterologie"一词即由他首创);*Klages*: Prinzipien der Charakterologie. Leipzig 1910;7. u. 8. Aufl. 1936(以《性格学基础》为标题)。也可参阅本书 452 页所列举的那些有关理解心理学的著作,379 页以下所提及的关于相面术和表达学说的著作。此外,关于这个主题有大量内容广博、价值良莠不齐的文献,大多堕落成了肤浅和迷信之谈、江湖方术和狂热呓语。大约 1920 年以来,这类文献蔚然成风。直到今天,性格学依然没有任何清晰而明确的研究方向,也没有任何方法,而是一个大杂烩。其中除了科学兴趣之外,到处都掺杂着其他方面的兴趣。黑尔维希所作的批判性概览是富有见地和值得参阅的:*Helwig*, *Paul*: Charakterologie. Leipzig 1936.

史性的内容塑形。因此,在其具体的整体中,人是精神科学的研究对象,但精神科学也不能穷尽人之所是。我们从可把握的心理学分析中所得出的,只是相对粗略的引导性手段。下面将为大家呈现性格学分析的各种方法。

**a) 意识到用语言描述性格的各种可能性。**若要描述人的本质有哪些特征,语言能够提供极其丰富的辅助手段。据克拉格斯统计,德语中有 4 000 个用来指称心灵的词汇,全都指向人格的诸要素。他正确地指出,我们在各个语词名称中所把握的无限精微的差别,已经在这些词汇的日常使用中损失殆尽,而人们应该有意识地恢复这些词汇的真正含义。在那里,心理学们家焦头烂额,只想在被当作机制来把握的心理领域内找到勉强够用的术语,而在这里,克拉格斯却不堪语词充裕之重负,难以辨析出最深刻、最原则性的人格差异。因此,一个主流的、普遍有效的性格学体系断无可能。人们只能仔细钻研现有的分析成果,悉心掌握文人和思想家作品中的语言,从而学会在直接的理解中作出心理学把握,并将已把握住的内容用语言表达出来。通过这些努力,人们能变得灵活、谨慎、不带偏见。人们可以让自己意识到,语言如何在实际上不成系统,但其中却草蛇灰线般渗透着潜在可能的各种系统分类所蕴含的某种无穷无尽的多样性。虽然人们多半察觉不到,但语言其实支配着一切精神病学的叙述——只是丰富或贫乏的程度多多少少有所不同;语言在其意义中遍历了社会学方面、道德方面、机能方面、美学方面评价的一切维度,承载着表达心理学上的内容和相面术上的身体含义。语言的意识,其实就是时刻不忘人的本质是无限的。

性格学的描述与分析是一门艺术。它在方法上根本没有充分的根据,也绝非通过学习就能学会。这门艺术为语言所支配,因此每每受制于时代精神的基本特征。随着人们价值观和思维方式的变迁,尤其随着人的体验的诸多可能性扩展,它也会相应地发生变化。

**b) 性格学的诸概念都是像理解心理学这样的。**只要理解心理学专注于整体的人当中蕴含的诸多可理解性的各方面关联,并且想要领会一个人特殊的如是存在,人们就可以说,一切理解心理学都是性格学。

于是,这种不由自主的、支配性的基本模式及各种可理解性均建立于稳定的"特质"基础上,而性格被把握为各种特质的总和,或被把握为由各种特质交织而成的可理解的关联。各种特质是基础性的持存。人们认为,特定的行为方式源自各种特质的组合。各种组合的可能性数不胜数,一个无穷无尽的游戏就此展开。这类论调一直颇有市场,但作为性格学领会的基础却具有误导性。如果按照这种说法,那么性格的运动将不复存在,特别是对立面中一切可理解内容的辩证关系亦将不复存在。

为了把整体的、封闭的性格理解为各种特质的组合,我们想大致知道,按我们的理解,哪些性格特质彼此互为前提或相互矛盾,哪些特质与特定的其他特质紧密相连,哪些特质彼此互相排斥。如果这就是我们的目标,那么我们的奇特经验将表明,该目标不可能实现。在一切理解心理学中,对立面双方都在同等程度上是可理解的,相应地,对立的两极彼此直接结合在一起。可理解的生命必然处于对立之中。一旦片面地、排他性地固定在一极之中,人们所理解的东西便会枯萎而死。生命力是对立面的结合,是克服对立趋向整体,而非趋向有限的片面性。勇者之所以勇敢,在于能够克服恐惧,完全感受不到恐惧的人不是真正的勇者。

这种对立的基本关系的结果是,性格特质或性格的一切理想类型建构都会落入二元对立组中。经验性的性格分析往往漫无止境地陷入个人错综复杂的生命细节中,时刻证实着下面的话:"他不是一本精致繁复的书,而是一个自身充满矛盾的人。"与之相比,理想类型建构的标志性特征便是在这样的两极对立中来回打转,尽管理想类型建构是经验研究不可缺少的手段。但这意味着,理想类型建构不是性格种属的现实,而是关于性格类型的理想建构。人们往往能借助这些理想建构,去理解某些关联。理想类型建构切中的是理解的视角,而非存在的实体。因此,跟人的现实性相比,对性格特征的建构是开放的。这种建构不是对如是存在的最终诊断,而是对每个理解他人、同时也理解自己的人的一个呼吁,呼吁他的能在(Seinkönnen)自由。在最终可予确认的意义上,一种绝对的如是存在,始终是我们理解的边界。从来没有人能完全确定无疑地断言一个人的如是存在,因为这涉及此人的未来;回顾一个人的生命经历也只涉及实际上已经成为现实的现象,而如果对自由、决断和偶然认识不清的话,其所理解的此人的如是存在只能僵化地定格于过去。没有封闭的性格。假如有封闭的性格,那么这些性格肯定没有生命、没有可能性,肯定是片面、僵化、有限的,仿佛是自动机器一般。

因此,思考性格学问题的路径是,先借道于暂时的假定,再返回关联整体,即先暂时假定存在"各种特质",再把这些特质融入到可理解内容的运动中去。然而,性格学的根本缺陷始终在于,用各种特质把一个人的性格物化(Verdinglichung)成了一种如是存在。

**c) 作为方法的类型学。** 如果我们把一种特质作为持续稳定的东西,并在其显现中,在其反应方式、表达情景和行为方式中理解它,我们便发展出了一种类型。我们建构出特质及该特质的一切结果,并把这种整体直观看作某种显然融贯自洽的关联。如果把一个或多个这样的特质作为一种全面的总体直观之基础,密切关注可理解的关联对整个人产生的影响,察看这个关联如何扩散到此人的一切,察看一个人体验到了什么、做了什么,我们便是在勾勒性格的类型。

只有在经验中,诸性格类型才会向我们显现出来;即便与经验现实有关,这些类型也依然是理想类型。理想类型已经通过个别的人,在完全的普遍性中显露了出来,它们不是推断出来的,也不是抽象出来的,而是忽略掉不属于它们的东西而直观到的。理想类型不是通过频率统计出来的平均态,而是仅仅趋近现实、却不等于现实的纯粹构形,是典型的边缘情况(Grenzfälle)*。理想类型的真理性在于其所蕴含的可理解的整体关联;除了那些罕见的边缘情况以外,理想类型的现实性在于单个类型在现实中的零碎显现,而且理想类型在现实中受到各种因素(从类型本身的角度来看,这些因素是不可理解的)的限制,因此不会在所有方面都产生影响。

每种性格类型都可以套用在每个人身上。只是个人对不同性格类型的容纳度与契合度或多或少存在差异。在同一个人那里,一些性格类型表现得比较突出,另一些性格类型则表现得不那么明显。诸性格类型彼此关联的情形亦复如是:在一个现实的个人身上,对立的性格类型并非互相排斥,而是彼此直接结合在一起。

在诸性格类型的真实意义面前,不可能通过把一个人归入单一性格类型的方法,充分而合理地切中此人的本质。一个具体的人多多少少会有符合一种性格类型的地方,但这始终只是他本质中蕴含的一方面特征而已。尽管该特征在某种总括性、启发性的领会活动中变明朗了,但并未通达作为整体的人本身。

当类型不是指理想类型,而是指现实类型时,类型的意义便截然不

---

* "边缘情况"强调理想类型处于理想与现实的边缘,是现实中的极限情形,偶尔也会在现实中出现。举个案例:DSM－Ⅴ给出了反社会型人格障碍的诊断标准,完全符合 A 条七项症状表现及 B、C、D 标准的人即反社会人格"理想类型"的"Grenzfall"。但在现实中很难找到符合全部诊断标准的人,只要是符合 A 条七项症状表现中的三项及 B、C、D 标准的人,就可以被诊断为反社会型人格障碍。英译本把"Grenzfälle"译为"borderline cases"(边缘性案例、疑似病例、非典型病例或临界案例),似乎医学色彩较浓。但这里的"Grenzfälle"其实是不限于医学领域的普遍概念。——译者

同了。此时,类型的实在性植根于某种无法理解的被给予性、某种生物学上的原因、某种体质。其结果是,实在类型是通过观察共现频率获得确认的,只能在部分程度上得到理解。

在理想类型和实在类型之间存在某些性格的直观图像。它们在经验中不受控制地自发形成,暂时具有某种有效性,但其原则实际上仍晦暗不明。

## §3. 性格学中各种基本划分的尝试

如果让各种性格学在大家面前鱼贯而过,人们会产生这样的印象:性格学分析是无穷无尽的。几乎每位作者都相信自己已经把握了人的本质,并带着某种不容置疑的绝对性维护自己的性格学模式。那些缺乏批判精神的读者率先接受了他们的观点,并觉得他们说得还挺有道理。但不同的性格学观点差异极大,因为各人的文化层次、直观力和形而上学的深度千差万别;其中,形而上学思想涉及关于人之存在的预设理念,对性格学观点产生了特别深刻的影响。性格学家各自看到各自眼中的人之类型,这背后其实蕴含着一种历史观。若要呈现性格学领域内的思考,就不能绕过这种历史观。无论何时,主流世界观都会自发地孕育出作为人之存在的本质形式的各种人物构形,大多表现为正面图像与反面图像,表现为善与恶的理想。这里只需提醒读者,有不计其数的文献讨论过这些思维方式展现出来的相应构形。我们择其要者概述如下:

**a) 个体人物形象。**打一开始,一切性格学的基础便始终是对个体人物形象的鲜活直观。各式各样的个体人物形象让人铭记于心、难以忘怀,并在想象中即刻再现。文人创作的人物构形,在传记中栩栩如生的历史人物构形,以及我们遇到、看见的活生生的人,对性格学来说都是不可缺少的资料。这种内部直观先于一切概念性把握,却能异乎寻常地切中要害。丰富多彩的内部直观是性格学思考的前提。每一位心理病理学家都应当持之以恒地扩展和深化这种直观。

当人们倾向于概念和系统秩序,倾向于对意象与实际经验进行方法论的比较时,科学意义上的认识才开始萌芽。系统秩序分为若干种:勾勒理想类型的蓝图,对主要性格的普遍构造进行系统分类,建立现实类型的清单。

**b) 理想类型。**作为理想类型秩序的类型学,在大量两极对立中勾勒出性格学的种种可能。坚持自我和放弃自我、愉快和悲伤、外向和内向,等等。人们在所有性格类型学里毫无例外地看到了两极对立图式。

我们的任务是,尽可能精确地提炼出对立二元组,规定并了解它们的意义,别把它们跟人的现实性混为一谈。首要之务是,不能让所有对立二元组模糊不清地彼此混杂、融入一个宽泛的两极对立中。① 理想的类型学应该先行把一切可能的、经过严格界定的对立二元组分门别类,使其构成一个井然有序的系统,把可理解的东西变得像数学那样严密、精确,然后再开展无穷无尽的经验分析。

如果可理解的"特质"从单一的对立性扩展到多个维度,那么单一的两极对立模式将变得更加完善。人们会思考对立的两个方面均获正面评价的那些两极对立,比如节俭与慷慨;与之相应的偏离形式,即吝啬与挥霍。或者,人们认为,在极端的两极之间存在适中的、真实的、有益于生命的状态,并将其设想为中庸之道(das Mittlere);继而,要么非辩证地把中庸之道设想为确凿无疑的量化平均状态——量化平均状态

---

① 依我之见,精神病学家们的性格学研究有其鲜明特点,他们总是试图建立单一的一个对立二元组,然后不得不在其中过度容纳大量异质元素,于是该对立二元组重又变得模糊不清了,尽管其核心要旨清晰明了:*Jung*,C. G.: Psychologische Typen. Zürich: Rascher 1921; *Kretchmer*,E.: Körperbau und Charakter. Berlin 1921。

规避了极端状态,要么辩证地把中庸之道设想为内含张力、统摄的一(umfassendes Eines)——其内部包含了极端状态,毕竟背离常态的可能性始终都存在。

上述这些理想类型建构表明,各种综合的总体类型绝对无法被清晰描述,而那些片面的、两极对立的类型反倒确凿无疑。但这种确凿无疑性是付出代价换来的:片面的类型始终是有缺陷的类型,清晰、片面、封闭的性格是一种应予否定评价、仿佛陷入僵滞的性格。像这样触手可及的两极对立型性格特征,终将发展为对人之存在的放弃。

**c) 主要性格的构造。**克拉格斯试图厘清主要性格的构造,而其研究极富成效。在人们迄今为止所做的种种尝试中,克拉格斯的性格学绝对是一枝独秀。他区分开了形式上的人格标志(他称之为性格结构)和人格品质(包括冲动、追求、兴趣)。

人格结构中又可以作出三重区分:1. 情感激动性的节奏,即情感浪潮的持续时间、情感反应强度。这些因素造成了各种"气质"的差异。不同的气质在粘液质和多血质之间波动不定。2. 主要的生命心境。不同的生命心境在忧郁和欣快之间、在愤世嫉俗和乐天知足之间波动不定。3. 意志过程的形式特性。意志过程的形式特性在意志坚定和意志软弱之间波动不定。就主动方面而言,意志坚定表现为能量、行动力、行为的自发性;就被动方面而言,意志坚定表现为顽强、坚韧、抵抗力、表现为反应方式上的顽固、执拗。

克拉格斯把性格品质与这三重结构形式对置而立,仿佛性格品质才是性格的实体或本质成分。他把性格品质称为冲动弹性的传动系统(跟气质、生命心境和形式的意志禀性相比,性格品质属于狭义上的性格)。这才是真正的人格。真正的人格当中包含了一组对立:意志 VS 冲动、明确意识到目标和目的 VS 毫不知情地在冲动的趋向中寻求满足、经过有意识的辨识和评判所得出的价值 VS 单纯感受到的世界的各种性质。一方面是人格的内容,犹如构成人格的质料,另一方面是将质料塑造成形的意志,意志能够抑制、压制或促进、激发质料,却没有能力给质料增添任何东西。由于意志体验的方式,意志中总是包含某种带有掌控、自我保存、可觉知、主动性色彩的东西,与此相反,一切冲动中都包含了某种轻易任其发生、甘心顺服、无意识、带有被动性色彩的东西。在意志和自我保存的冲动这一面,涉及所有的理智(务实、个人趣味、责任感、良心)和所有的利己主义(获利欲、好胜心、谨慎、诡计)。而在冲动生命和甘心顺服这一面,则涉及所有的热情(认识冲动、对真理的爱、对美的渴求、爱)和所有的狂热(贪婪、权力欲、性别冲动、复仇欲)。①

在这些主要性格的构造之外,克拉格斯还出色地勾勒出许多性格学的理想类型。它们比构造本身更直观、更真实,毕竟主要性格的构造只是用来厘清性格秩序的一种合理的辅助手段。这些理想类型的多样性植根于各种不同的出发点,而且从这些出发点入手,作为整体的人才能被理解。克拉格斯的出发点包括:心境和感受能力中的基本状态,心灵生命的节奏和内部张力,意志状态、冲动弹簧及其各自的等级秩序。

与上述出发点相比,克拉格斯最后的出发点在性质上迥然不同:人在反思中以什么方式意识到他自己,以及这种反思会产生什么作用。于是有两种不同性质的性格发展,一种是自然的性格发展,即被给予的禀性之自行展开,另一种是反思的性格发展,即自己通过反思对自己施加影响,在内心行动中塑造自己的性格。

然而,性格学分析的所有方向都会碰到极限——在这里,人能够内

---

① 这些简要的复述未能精确再现克拉格斯的立场。克拉格斯理论的基础是他的形而上学。按照他的形而上学,意志(精神)作为摧毁性的力量从外部闯入生命,作为绝对的魔鬼闯入完整自足、安分守己的鲜活生命。“性格”只存在于过渡时期,在此期间生命还没有被完全摧毁,而正处于摧毁过程中。克拉格斯的这种立场属于信仰,超出了可以理性讨论的范围。

在地超越自身,成为本真的自己。这样的人把自己变成了质料,却又没有堕落为单纯给予的质料,也没有遭受反思的破坏性作用,从而避开了任何一种心理描述式的性格学。

因此,一旦性格学思考倾向于把人像塞进封装盒那样纳入纯粹类型之中,便会导致谬误。第一,人不可能被任何一种类型所穷尽,确切地说,一种类型只能用来清晰把握此人显现的一个方面。第二,总体而言,每种类型模式都是一种相对的模式,只是许多可能模式中的一种,还有很多另外的可能模式。第三,性格始终在其情境中面临多种可能性,没有任何一门知识能绝对做到一览无余;性格始终处于发展中,而不是业已完成的。像在账单上划线结账似的对一个人下定论,以便一劳永逸地搞清楚此人是什么样的人,这种做法无论从科学还是人道角度看都是不可能的。通过"诊断"一个人属于某种类型的方式,确定此人是某类精神变态者,这种做法乃是对人施暴,无论何时都是错误的。人道地看,对一个人的本质作出分类与确定,意味着盖棺定论,细究之下,这不但是侮辱性的,而且阻断了进一步的交流。在为了澄清人之所是而对人进行性格学的概念化把握时,我们绝不应该忘记这点。

**d) 实在类型。**实在类型来源于现实。实在类型利用了建立在各种可理解性基础上的理想建构。可一旦经验直观强行使人看到可理解与不可理解的混乱统一,实在类型便立刻放弃了上述理想建构。人们从古至今建立的一切实在类型,其缺陷始终一成不变,即这些实在类型的实在基础非常可疑。一端是以理解为要务的理想建构,另一端是源自零碎的生物学观察的理论发展,而实在类型乃是两端之间的一种折衷妥协。作为直观的"临床意象",实在类型在少数经典案例中的表现确实令人满意,但这些实在类型根本不足以应用于大量案例,或一应用到众多案例上便出错,所以它们缺乏普遍性。实在类型的出发点是被给予的实在性,与之相应,实在类型的秩序不是系统性的,而仅仅是罗列枚举式的。于是克雷奇默勾勒出三种性格类型,每一种性格类型都在特定的两极间来回打转:敏感与迟钝(分裂气质)、开朗与严肃(循环气质)、爆发与冷静(粘着气质)。*这三组两极对立根本没有可供其隶属的上层概念,因为理解式观察的直观出发点只允许枚举。真实的看法是,这些实在类型的根基在某种可把握的生物学实在性中(参见关于体格的那一章)。由此可以推断,这种实在性是某种完全不同于显现的东西,虽然显现最终也能在那儿存在,却缺乏我们所意指的那种实在性。关于分裂样精神变态者,卢森布格尔(Hans Luxenburger)**说,仅当这类人确实跟某个精神分裂症患者有血缘关系时,他才会谈论他们。因为还有另外一些分裂样精神变态者不符合这种遗传生物学的立场。"如果在与精神分裂症患者、躁狂-抑郁症患者或遗传性癫痫患者的生物学亲近关系中,观察克雷奇默提出的三组性格类型,我们只能认为,三组性格类型在基因型上与这三类遗传疾病有亲缘关系。"

## §4. 正常人格与异常人格

性格何时以及何以变得异常? 此问题可能没有明确答案。我们必须始终意识到,一般来说,"异常"不是事实论断,而是价值评判。当性格被领会为可理解的关联整体时,便会从事实中产生某种价值评判。根据一个人内蕴的可理解要素的统一或分散程度,各人的性格彼此不

---

\*　克雷奇默的三种性格类型说在我国流传颇广,译法各不相同,"schizothyme"也译为"乖离型","zyklothym"也译为"躁郁气质"或"回归型","viskös"也译为"粘着型"。"粘着气质"的两极"explosiv und phlegmatisch"直译为"爆发式的与粘液质的",考虑到可读性,这里我们择取了"粘液质"的重要特征之一"冷静",将其意译为"爆发与冷静"。——译者

\*\*　卢森布格尔(1894—1976)是德国精神病学家、种族卫生学家、军医。他曾参与慕尼黑精神病学派的布姆克(Oswald Bumke)等人编纂的多卷本《精神疾病手册》(Handbuch der Geisteskrankheiten)项目。——译者

同：可理解的要素越分散、越不统一，性格就越是异常。或者人们察觉到，在可理解的要素的统一性中存在某种整体上的平衡与和谐：可理解的要素整体上越不和谐、越不平衡，性格就越是异常(déséquilibré)\*。或者人们注意到，在可理解的生命体中存在两极对立与对立面的综合：越是片面凸显为一极，性格就越是异常。然而，所有这些都是非常一般性的视角，上述定律不可能完全现实地体现在一个独一无二的人当中。

上面这段述及的系统性原则只是实际领会与描述怪异人格的一种辅助手段，而非其起源。心理病理学中富有价值的成果乃是通过直觉敏锐的研究者构造出来的形态而获得的，他们用人们容易记忆、难以忘怀的方式成功描述了可重复识别的性格。构造出来的这些性格形态——其可能的数量无穷无尽——是实在类型，是在各式各样理想类型的辅助之下勾勒出来的。它们只能被罗列枚举、编组分类，被挑选出来细细观察。这是精神病学专门领域的事情。这里稍做几点简短说明。

我们区分了两种实在类型：1. 异常人格。异常人格仅仅表现出某种背离平均态的禀性，是人之本性的极端变异。2. 真正的病态人格。某个外部闯入的进程导致原先的禀性发生改变，于是产生了真正的病态人格。

## Ⅰ. 人之存在的各种变化[①]

偏离人之本性的平均态，这样的变化本身不是疾病。通常我们绝

---

\* "déséquilibré"的本义是"不平衡、失去平衡"，引申义是"精神失常"。——译者

① 读者可以参阅精神病学著作中最古老的奠基性著作：*Koch*，*J. L. A.*：Die psychopathischen Minderwertigkeiten. Ravensburg 1891 – 1893。当今的著作中则需要重点关注：*Schneider*，*Kurt*: Die psychopathischen Persönlichkeiten. 4. Aufl. Wien 1940。库尔特・施奈德的这本论著旨向清晰，见解不偏不倚，为读者提供了接触全部文献的便捷通道。

不会把极少见的变异称作最高程度的"异常"。确切地说,我们在实践中主要研究须在医疗门诊和专科医院接受治疗的性格变化者。在此意义上,我们把下面这类人称为"精神变态人格":"他们因自己的异常而痛苦不堪,或社会因他们的异常而痛苦不堪"(库尔特·施奈德)。

按照对刻画性格特征具有决定意义的那些基本概念,性格变化分为以下三组:1. 性格学基本状态的变化,这些性格学的基本状态在性格"构造"(克拉格斯)中曾得到专门区分。2. 某种猜测的生物学基础变化(人们曾把这种生物学基础称为"心灵力量")。3. 由于一切可理解要素的基本辩证运动、由于自身反思(反身型性格)而发生的变化。

**a) 性格学基本状态的变化。**

**1. 气质的各种基本状态**①。异常的易激动者(多血质者),会对一切外部影响作出迅速而活跃的反应,如火似焰一点就着,可激动的消退也同样迅速。这类人的生活很不安宁,喜欢生活在极端中。其日常意象如下:心灵动荡不安,倾向一切极端面,或活泼欢快、热情洋溢,或敏感易怒、烦闷苦恼、轻率易变。反面意象是粘液质的人,没有什么能让粘液质的人走出他被动的平静状态,这类人根本不作反应,而且要是作出了反应,也只是缓慢地反应,然后伴有长时间的后效。

异常愉悦(欣快)的人洋溢着快乐,对一切发生在他身上的事情都感到极其开心,总是满足且自信。快乐的心境引起某种特定的兴奋,也包括运动性兴奋。抑郁的人则把一切看得很严重,总是心境阴郁,凡事只看到糟糕的一面,沉默寡言、懒得动弹。

**2. 意志状态**②。人的意志本性独立于冲动和冲动内容,且各人的意志本性彼此不同:意志软弱者很难做出一种意志努力。他们任由一

① 克雷奇默的描述很精彩:Körperbau und Charakter,11. Aufl.,S.118 – 135.1936。
② *Birnbaum*:Die krankhafte Willensschwäche. Wiesbaden 1911;*Graßl*,*E.*:Die Willensschwäche Leipzig 1937.

切自然发生、毫不干涉。无意志者或没有主心骨的人只会像回声一样被动回应每个加之于他们的外部影响。不管机遇或其他人引导这些无意志者趋向何方,趋向善或恶,他们既无力抵抗,也无力追随。他们能瞬间迸发出巨大能量,但在任何事情上都无法坚持下去,除非一成不变的周围环境迫使他们被动保持相同状态。其他情况下,他们总是被动跟随新的冲动(世界每时每刻改变着他们,不断在他们心中激发出新的冲动)。他们受周围环境左右、心随境转。意志坚强者用非同寻常的力量和坚忍不拔的精神从事他们所做的一切。他们主动作为,把一切阻挡他们前进的东西推到一旁,毫无顾忌地实施自己的意图。他们似乎只要跟人握手就一定要把别人手捏得生疼,只要着手追求一个目标就一定要实现该目标,哪怕世界因之毁灭。

3. **情绪和冲动状态**。决定一个人本质最关键的因素乃是此人冲动的内容或内容的缺乏。本真性格、冲动和情感禀性系统的质性变异,比结构、气质、意志的一切变化更深刻地影响着人格的本质。这里,不同禀性的人之间裂开了一道鸿沟,比其他方面的差异更终极、更彻底。在这些显著的性格变异中,人们研究得最早、也最频繁的当属"悖德狂"*(库尔特·施奈德称之为"无情精神变态")。人们用该名称来指称如下人格:当性格变异经过一系列过渡抵达终点时,这些人表现出极端且罕见的"天生犯罪人"特征。[1] 这种人格的本质与通常的一般人格相去甚远,令我们觉得无比陌生:他们完全没有是非心,完全感觉不到父母

---

\* 1835 年,英国精神病医生普里查德(J.C.Pritchard)在其论著《论疯狂及其他心理障碍研究》(A Treatise on Insanity and Other Disorders of Mind)中首次提出"悖德狂"(moral insanity) 概念。该词所描述的人格类型如今已被归入反社会型人格障碍中。——译者

[1] *Longard*:Arch. Psychiatr. (D.) 43;*Scholz*,*F.*:Die moralische Anästhesie. Leipzig 1904;*Dubitscher*: Z. Neur. **154**,422 (1936);*Binswanger*,*O.*: Über den moralischen Schwachsinn mit besonderer Berücksichtigung der kindlichen Altersstufen. Berlin 1905.

之爱或朋友之爱,仅受毁灭和破坏冲动的支配。在他们眼里,残酷无情是很自然的事情,但其个别的情感活动又显得非常怪异(比如喜爱鲜花),他们完全缺乏社交冲动和工作兴趣,对其他人和他们自己的未来漠不关心,享受犯罪本身的乐趣,同时充满了不可动摇的力量意识和自我确信,任何教育手段和外界影响都无法改变他们。

另一种类型是狂热者。他们无条件地献身于世界中的一个有限目标,对其他一切视而不见,以至于无意识中为了某事投入了他们的整个此在。把单个目标孤立出来、过分抬高其重要性,这种迷信是他们此在的一项特殊兴趣。他们受到狂热的驱使,把生命与一件个别的事情融为一体,并在其中经验到一种特别的喜悦与痛苦。库尔特·施奈德区分了斗争型狂热者(Kampffanatiker)和内敛型狂热者(matten Fanatiker)。前者为了维护其权利或臆想的权利而争讼不休,后者极少公开表露自己的狂热,也极少为自己辩护。他们是天生的宗派主义者、怪人,全都是稀奇古怪的世界观的代表,他们为这些世界观而活,在内心的自我确信中傲然蔑视所有其他人。[1]

**b) 心灵力量的变形**(神经衰弱患者和精神衰弱患者)。人们常谈论神经衰弱综合征和精神衰弱综合征。这两类综合征大致可描述如下:

1. 神经衰弱综合征[2]被定义为"易受刺激的虚弱":一方面,极其敏

---

[1] *Kolle*:Über Querulanten. Arch. Psychiatr.(D.)**95**,24(1931);*Stertz*:Verschrobene Fanatiker. Berl. Klin. Wschr. 1919 I;*Grohmann*:Die Vegetarieransiedelung in Ascona. Halle 1904;*Grohmann*:Ein Soziales Sondergebilde auf psychopathischer Grundlage. Psychiatr.-neur.Wschr. 1904/05 I;*Kreuser*:Über Sonderlinge. Psychiatr.-neur. Wschr. 1913/14 I.

[2] *Beard*:Die Nervenschwäche(deutsch). Leipzig 1883;*Möbius*:Zur Lehre von der Nervosität. Neurol. Beiträge,Heft 2. Leipzig 1894;*Krafft-Ebing*:Nervosität und neurasthenische Zustände. Wien 1899;*Müller*:Handbuch der Neurasthenie. Leipzig 1893;*Binswanger*:Die Neurasthenie. Jena. 1896;Bumkes Handbuch,Bd. V.

感、极易激动,敏感的感受能力令人备受折磨,对一切种类的刺激都异常容易响应;另一方面,疲劳得异常快,恢复得异常慢。对疲劳的主观感受很强烈:出现大量不适感和疼痛,头脑昏沉,浑身疲乏,精疲力尽,具有强烈的疲劳感和虚弱感,这些后来都成为持续存在的显现。疲劳、衰竭、过度工作、过度努力会导致很多众所周知的后果,所有这些现象都属于神经衰弱综合征——但也仅仅是这些,如果当事人稍微受点刺激、稍微出点力干点活,这些显现就会出现,甚或持续伴随生命左右。

2. 精神衰弱综合征[①]界定起来相对没有那么清晰。众多被人们当作精神衰弱综合征的显现借由"心理力量减退"的理论设想而汇聚到一起。心理力量的减退表现为心灵对各种体验普遍没有抵抗能力。此人迫切希望完全退出社会,以免暴露在各种情境的重压之下,在这些情境中,当下发挥着异常强烈效力的"情结"使他丧失了镇定、记忆、自制。所有自信心不翼而飞。在意识中,强迫思维束缚着或追赶着他,无缘无故的担忧折磨着他。无力决断、怀疑、恐怖症令他不可能实施任何行动。大量异常的心灵状态和情绪状态在强制性的自我观察中被反复研究和分析。患者必然趋向于无所事事、沉溺幻梦,而这只会让所有症状更加恶化。由于理解完全失当、过度崇拜某些人而产生的印象,或由于平淡无奇的景色突然显得秀美无比而产生的无害印象,患者偶尔会沉浸在令人陶醉的幸福感中,但这样的幸福感往往得由让人饱受折磨的病态症状"反弹"来买单。心灵处处缺乏对其生命进行整合统一的能力,缺乏对各种体验进行加工、应付自如的能力,缺乏构造其人格的能力,缺乏平稳发展的能力。

这类综合征很少是稍纵即逝的真正衰竭状态,而是疾病进程的附

---

① *Janet*: Les obsessions et la psychasthénie. 2. Aufl. Paris 1908.

带显现(让内提到的精神衰弱病例中有一部分明显是精神分裂症)。但它们与可理解的生命史中的内容关联得如此紧密,以至于与其说它们是综合征,不如说是性格本性。人们用"心理力量减退"的形象说法切中了这些性格本性,发现这些性格本性实际上尽管频繁跟躯体和生理上的虚弱征象结合在一起,却并非仅仅与这些虚弱征象结合。

因此,人们会说,一切性格与气质类型都可能表现为精神衰弱,即当虚弱、无力、效率降低的某个征象很明显的时候才叫精神衰弱。冲动虚弱、黯淡,情感不活跃,意志无力,所有方面的机能能力微弱。描述这种类型的最佳方式便是将其形象地比喻为缺乏心理力量。毫无疑问,先天变异的各种不同趋势中确实存在这样的东西。

有一些奇特的现象,其迹象在人群中广泛存在,还偶尔表现为时相性症状和一些其他疾病的症状。如果这些现象经常反复出现、令人备受折磨,又不涉及明确而具体的疾病,而且形成了一幅主宰全部生活的疾病征象,那么这种情况下,人们习惯于把这一系列奇特现象视为精神变态的症状。于是,所有强迫显现的承载者叫作强迫型人格(库尔特·施奈德认为,强迫型人格的基础是自我的不安);此外,人格解体、知觉世界的疏离感,诸如此类显现的承载者叫作精神衰弱型人格[*]。

**c) 反身型性格。**前述种种性格可以理解为已经被给予、一直伴随他们的一种状态。与此不同,我们把反身型性格称为通过对他自身的意识、通过把注意力集中到本己此在、通过"想要如是存在"(Soseinwollen)的意图而自行发展出来的人格构形。比如下列人格就

---

[*]　"Zwangserscheinungen"(强迫现象)中的"Zwang"(强迫)是德语常用词,而"Anankasmus"一般专指"强迫型人格障碍"或"强迫性神经症",因此我们根据上下文把"Anankasten"意译为"强迫型人格"。同理,我们没有把"Psychastheniker"直译为"精神衰弱者",而是意译为"精神衰弱型人格"。DSM-Ⅴ、ICD-10和CCMD-3中仍保留了"强迫型人格障碍",均废弃了"衰弱型人格障碍"的叫法。——译者

属于反身型性格:

1. 癔症型人格(Hysteriker)。在精神病学中,"癔症"一词有多重含义:躯体症状(癔症的症状痕迹)(hysterische Stigmata)、伴有意识变异的稍纵即逝心灵异常状态(精神意外事件)(accidents mentaux)、癔症性格。不同的含义共用一个名称并不符合科学研究的目的,主要是因为人们运用语言时把迥然不同的异质元素总括进了"癔症性格"一词中。让内说得很有道理:"癔症既能侵袭有德之人,也能侵袭邪恶之人。人们不应把这种疾病误当成性格特征。即使不得癔症,性格特征也一样会如此表现出来。"癔症性格虽然频繁,却并非总是与癔症机制结合在一起。可即使是人们称之为"癔症"的那些性格类型,也还是不尽相同的。① 无论人们想用什么方式更加清晰透彻地把握癔症性格的类型,始终会反复遇到同一个基本特征:癔症人格者并不满足于被给予的禀性和生命的可能性,而需要在自己和他人面前表现出比他们的真实样子更多的东西,超出他们的体验能力去体验更多的东西。取代其原初真实体验和自然表达的,是一种人为造作的、戏剧表演式的、强迫的体验,但这并非有意识的"人为造作",而是凭能力(真正的癔症天赋)完全生活在自己的剧场舞台上,他们此时此刻完全置身其中,因而表面上显得很真实。癔症人格的所有进一步特征都以人们可理解的方式,由此派生而来。最后,癔症人格者仿佛完全丧失了内核,仅由变换不定的外壳组成。戏剧一出接着一出上演。由于内里空空如也,只好向外部寻求一切。他们想在自然冲动中体验某些不同寻常的东西,不是任其自然发生,而是试图利用这些冲动达到各种目的,如此一来,简单的冲动变得飘忽不定或消失了。通过夸张的、缺乏相应心灵基础的表达

---

① 参见克雷佩林在其教科书中的描述和克拉格斯的《笔迹学诸问题》(*Klages*:Die Probleme der Graphologie,8.81ff.)。

活动,癔症人格者令自己和其他人相信,强烈的体验确实存在。一切来自外界的、带来强烈刺激的事情都吸引着他们：丑闻八卦、流言蜚语、著名人物,艺术观和世界观中一切令人印象深刻的、过分的、极端的东西。为了确信自己是不可或缺的重要人物,癔症人格者总是不得不扮演某个角色,处处想让自己引人注目,甚至不惜以其声誉和尊严为代价；即使只在短时间内遭人忽视、缺乏参与感,他们也会伤心难过,因为马上就会意识到自己的空虚。因此,倘若觉得别人要限制他们的地位或影响,他们便会无比嫉妒。如果其他方式无一成功,他们就通过生病的方式吸引别人的注意力,上演殉道者、受难者的戏码。他们可能对自己毫不留情、让自己遭受苦难(伤害),他们有种想要生病的意志——只要他们觉得这样确实能影响其他人、达到自己期望的效果。为了提升生命体验、找到新的可能途径去发挥自身影响力,最终他们求助于谎言,而起初有意识的撒谎很快发展为完全无意识的、对自己深信不疑的"病理性谎言"[1]：自责、虚构性侵事件控诉别人、在陌生环境中的言行举动显得自己好像是一位重要人物、富有而高贵。这种情况下,患者不仅欺骗了别人,而且也欺骗了自己,他们丧失了对本己实在性的意识,对他们而言,自己的幻想变成了现实。但这里还是有一些区别。在一种情况下,当事人对虚假的谎言完全不知情："我不知道我撒谎了。"在另一种情况下,当事人撒谎的时候是知情的："我撒谎了,但我情不自禁。"[2]戏剧造作成分发展得越多,这些癔症人格者就越是缺乏任何真实的本己情绪活动。他们不值得信赖,不再有能力维持长期持续的情感关系,哪儿都不能实打实深入下去。只还剩一个模仿和戏剧体验的

---

[1] *Delbrück*：Die pathologische Lüge. Stuttgart 1891；*Ilberg*：Z. Neur. **10**（1913）；*Stelzner*：Zur Psychologie der verbrecherischen Renommisten. Z. Neur. **44**，391（1919）.

[2] *Wendt*：Allg. Z. Psychiatr. **68**，482.

舞台,这便是癔症人格的极端成形状态。

长久以来,理解心理学学者们一直都明白癔症人格的本质。沙夫茨伯里(Schaftesbury)已经谈论过"源自二手的热情"。费尔巴哈描述了"假作多情者(Empfindelei)借助没有真正感觉到、只在想象中感觉到的内容,仿佛强制性地刺激内感官,由此,他把对真情实感的鬼脸式模仿当成了现实的东西,企图欺骗自己和别人。一旦这种行为成为习惯,他便永远毒害了最确凿无疑的真实性之源,亦即情感。这种毒害一路贯穿、侵袭到其内心最深处。伪装、谎言、虚假、诡计以及与此相关的一切,都是种子;种子虽非必然、却很容易在心灵中发芽生长,随后枝繁叶茂;虚假造作已成习惯,仿佛在用本己情感浇灌伪造的情感,令其发芽生长。此外,真实情感很容易在捏造的情感下窒息死亡;这也说明了为什么假作多情者能够表现出极明显的情感麻木、情绪僵滞,甚至残酷无情,能够与这些状态非常和谐地共处"。

2. 疑病型人格(Hypochonder)。当身体在人的生命中显得很重要时,异常就出现了。健康人靠身体而活,但并不考虑身体,也不关注身体。现在,在大量躯体病痛中有一部分难以界定的躯体病痛,它们并非肇因于具体的躯体疾病,而是肇因于心灵的反思。如果人们试图界定哪些躯体病痛可能由脆弱的身体性(衰弱)造成,哪些躯体病痛是心灵事件的典型躯体伴随显现,那么排除这两块之后,剩下的一块领域便是由自我观察和操心而引起的躯体病痛。当身体成为一个人生命的主要内容时,这种躯体病痛也随之变得严重。自我观察、期望和忧虑致使身体功能混乱失序,导致疼痛、引起失眠。害怕生病和希望生病两种念头双管齐下,逼迫人反思自己的身体,把有意识的自觉生命变成了拖着病态身体的生命。此人躯体上没有病,但他也没有装病。他感到自己真的病了,其躯体实际上发生了改变,像患者一样饱受病痛之苦。由于其人格本质,想象中的患者以人们未曾见过的新奇方式,真的病了。

3. 不自信型人格(由施奈德提出,以下描述完全遵照他的原意)或敏感型人格(由克雷奇默提出):由于通过反思意识到自己的无能,这类人不断变得越来越敏感。每个体验都变成了一次震撼,原因在于:不自信型人格者过于敏感,导致印象的刺激性剧增,而他又没有对这些印象进行自然的加工、将其塑造为合理形态。在他眼里,自己的所作所为根本无足挂齿。在任何时机和场合下,他都觉得自己在人群中的地位很成问题。无论是现实的失败,还是在其反思中想象出来的失败,都会引起他的自责。他在自己身上找原因,并且绝不原谅自己。内心的这种加工并非压抑,而是和自己进行劳心费神的消耗战。他过着一种内心充满耻辱和失败的生活,而这是由外部体验和他个人的解释所造成的。他无助地渴求外界的证实,以便支撑令人痛苦的自轻自贱,甚至在发展为类妄想的临界状态时(无论何时都不会发展为妄想),在别人的举动中多多少少看出对他本人的有意伤害;外界的任何轻视和贬低都会令他饱受折磨,因此他又再次到自己身上寻找真正的原因。这种不自信诱使他对切身体验到的自卑感进行过度补偿。强迫自己恪守社交礼仪、举手投足显露贵族做派、过度自信的姿态,都是用来掩盖内心不自由的面具。苛求自己的言行,是为了掩饰实际上的胆怯。

## Ⅱ. 由进程所致的人格变化

前面所讨论的一切异常人格类型都源于禀性的变化,与此不同的是,病态人格得由某种进程才能引发。大多数精神疾病都伴有我们可以明显觉察到的人格变化,这一事实催生了如下命题:精神疾病就是人格疾病。然而,我们可以看到,精神疾病患者会出现感官错觉甚或妄想观念,在此期间却未表现出任何显著的人格变化。此外,在急性精神病中,心灵生命完全肢解为支离破碎、互不相关的个别行为,患者根本谈不上还有什么"人格"。可有时候,当急性精神病患者处于茫然无措状态,偶尔发出疑问、作出判断时,人们突然在他那里觉察到一种自然的、可共情的、原样未变的人格,而这种人格的痕迹只在短时间内隐约闪现。

人格受限或瓦解,乃是一切由某种进程而形成的人格的共同之处。我们在这些病例中所谈到的痴呆,指的是智力障碍、记忆障碍等方面的障碍以及人格变化。

**a) 器质性脑部进程所造成的痴呆。**特定的性格特征有时似乎是由器质性脑部进程造成的:一些脑瘤患者的诙谐癖、酒精中毒者的绞刑架幽默、癫痫患者的宗教狂热、撒谎成性或学究式的一丝不苟、多发性硬化患者的欣快,都可以这样来领会。

在一定程度上,人们可以用同样的想法来把握这些性格特征,这套想法也适用于另外一些人格变化:进程清除了习得性抑制,所有冲动立刻转化为行动,相反的想法和相反的渴求不复存在。表象一旦被激发,便立即发挥作用,不受任何抑制。因此,由于应景而生的想法,一位麻痹性痴呆患者(Paralytiker)* 可以上一秒哭泣,下一秒又转而为笑("情绪失禁")。

伤害最深、影响最大的是那些众所周知的器质性脑部进程所致的人格瓦解,比如麻痹性痴呆(极严重的动脉硬化症、亨廷顿舞蹈症和其他器质性脑部疾病的情况与之类似)。

**b) 癫痫患者的痴呆。**陷入一种进行性疾病进程的癫痫患者会表

---

\* 这里的"Paralytiker"指梅毒螺旋体引发的麻痹性痴呆患者,雅斯贝尔斯习惯用"麻痹性痴呆"或"全身性麻痹"的简写形式"Paralyse"。——译者

现出典型的本性改变①：所有心理过程的速度变慢(甚至神经反射也变慢了)，具体表现为理解困难、反应时间大幅延长；此外还有固执己见、情绪滞留、刻板行为等倾向。自发性和主动性丧失，伴有某种强烈的、急切的不安，却又没有明确目标。患者越来越易激惹，自我中心式的过度敏感和虚荣心导致出现爆发式的反应。平时安安静静的患者会出现粗暴的运动性发作。常有人描述，癫痫患者会零距离地对别人纠缠不休，所谓的"粘人"，谄媚地讨好别人。神经紧张和情绪空洞共同规定了癫痫的疾病征象。在这种束缚中，患者显得不自由、受限制、死板生硬，变得迂腐较真，而这种束缚也能让患者看起来认真负责、遵循传统、踏实可靠。

　　**c) 精神分裂症造成的痴呆。**通过某个进程而形成的那些人格当中，属于精神分裂症大类的人格占据着一个特殊位置。多数精神病院的长年住院患者即属于此类。这些人格极其多样，从本性中的轻微改变，只在可理解性方面受到限制，一直到人格几乎完全瓦解，各种情况都囊括其中。很难辨认这些人格的共同之处在哪里。过去，精神病学界已经尝试用"情绪性痴呆"描述其共同特征；如今，人们则强调，第一，这些人格的思维、感觉和意志中缺乏统一性。第二，他们的情绪波动与相应表象内容之间存在冲突。第三，他们没有能力将现实把握为现实、让现实自身彰显其重要性(布洛伊勒提出的自闭症思维：退回自己的世界、沉溺于幻想中、无视现实)。与此同时，其智力的各种运行工具依然完好无损。主观地描述这些人格的共同之处(描述这些人格对观察者所产生的影响)，要比客观描述简单得多。所有这些人格都具有某种

---

① *Stauder*，*K. H.*：Konstitution und Wesensveränderung der Epileptiker. Leipzig；*Eyrich*，*Max*：Über Charakter und Charakterveränderung bei kindlichen und jugendlichen Epileptikern. Z. Neur. **141**，640(1932).

不可理解的、陌生的、冷淡的、不可通达的、生硬的、僵化的独特性,即使他们的思维能力和语言沟通能力正常、甚至很乐意谈论自己。人们相信,自己也许能够理解那些离我们非常遥远、和我们迥然相异的禀性,与其和谐共处,然而,面对这些人,人们感到彼此间隔着一道深深的鸿沟,至于是什么样的鸿沟,根本没办法进一步描述。但这些人却觉得他们自己根本没什么不可理解的地方,尽管对我们而言,他们身上有些东西犹如谜一般神秘难解。他们因为一些微不足道的理由而离家出走,并且自认为这些理由已经足够充分。他们无法从情境和现实中得出显而易见的结论,根本没有适应能力,笨拙、淡漠得让人不可理解。有一种类型是青春型精神分裂人格,人们以前认为,这种人格类型的特征是过度生长(Hypertrophie)和一直保持着青春期年龄段的幼稚、孩子气而停滞不前。详尽研究这类人的本性,我们就必须设立大量人格类型,但这里我们无暇去区分如此多的人格类型。最轻微的人格变异在于,患者变得好像更冷淡、更僵化了。患者的灵活性有所下降,变得更安静、更缺乏主动性了。

患者对精神分裂症所致人格变化的自我领会:有些轻度精神分裂症患者本人会谈论自己业已改变的本性。他们"不怎么兴奋了"、"不再像从前那么专注和深入,但说话说得明显更多了",发现自己只要一打开话匣子便停不下来,同时却没有丝毫的兴奋。他们发觉,自己有时会漫无目的地凝视着角落,做事效率也降低了。有些人只能简单地说,自己发生了"深刻的改变"。他们感到自己"灵活性下降",感到不像从前那么易激惹。罹患精神分裂症的荷尔德林曾用动人心弦、朴实无华的诗句道出了他的自我认知:

> 你在哪儿? 人生方始,我却呼吸冰冷
> 我的黑夜已至。静谧无声,犹如阴影

　　　　　我已在这儿;已经不再歌唱

　　　　　颤抖的心在胸中安眠。


病情进一步发展后,他又写道:


　　　　　我曾安享世间的愉悦。

　　　　　青春的欢乐早已! 早已! 消逝。

　　　　　四月、五月和六月飘然远去,

　　　　　如今我什么也不是,我不愿再活下去。

第三部分

# 心灵生命的因果关联
# （说明心理学）

我们从内部把心灵关联理解为意义；由外部把心灵关联说明为合规律的或者完全必然的共在和相继关系。

**a) 简单的因果关系及其困难。**在因果思维中，我们每次都把两个元素联结在一起，其中一个被看作是原因，另一个被看作是结果。为了清晰地提出因果问题，首先必须澄清原因和结果。酒精和震颤性谵妄、季节和自杀率的上升或下降、疲劳和机能下降以及自发性感觉现象的减少；甲状腺疾病和易激惹、焦虑、不安；脑溢血和语言障碍等。上述每一对显然都有两个事实构成：一个被称为原因，另一个被称为结果。心理病理学整体的概念塑造，都是为了形成因果思维的元素。甚至像可理解的心灵生命整体，即我们称为"人格"的这样无限复杂的对象，有时也可以变成因果思维的元素，比如被问到某种特定人格类型是不是由遗传所致的时候。

但原因和结果之间的这种单线关系，本身完全处于晦暗不明中。在原因和结果之间还有大量中间环节。结果绝非每次都伴随原因出现，而只以一个或高或低的频率出现（结果伴随原因出现的频率必须达到最小值，因果关系才能成立）。从我们对因果关系的领会中，很快可以顺理成章地得出以下结论：

1. 相同的现象可由很多原因引起，无论这些原因是同时还是轮流起作用。但如果人们给一个疾病过程列出大量的可能原因，却又不真正了解其中任何一个原因的作用机理，那么这种情况多半表明，我们对真正的原因一无所知；因此，比如几乎所有躯体疾病、便秘、中毒、衰竭等,都曾被列为疯癫(Amentia)的原因。人们不仅证实了疯癫的疾病存在征象也可以在没有上述原因的情况下出现,而且对于那些躯体原因的常见心理作用也没有确实可靠的认识。人们主张的原因越多,对因果性的认识便越少。

2. 我们探寻中间原因,以便从最初发现的外部远因一路摸索到现象的直接近因。比如,人们看到慢性酗酒会引起非常不同的结果,而且不同情境下的不同个体可能表现为简单的酒精性痴呆(Alkoholverblödung)、震颤性谵妄、酒精性幻觉症或科萨科夫精神病。人们假定,在酒精的直接作用结果和由长期酗酒而形成的疾病征象之间,还有性质各异的各种中间环节(比如一种有毒的新陈代谢产物),然后根据中间环节的特殊类型,再引发各种特定疾病征象中的一种。随后,人们区分出作为远因的酒精和假设的、作为直接原因的代谢毒素。就其本性而言,直接原因必定会比远因产生更同质、更符合规律的结果。可我们根本不知道任何一个现实的直接原因。

3. "原因"概念具有多层含义,包括长期环境的单纯条件、触发性诱因以及起决定作用的力量。比方说,条件也许是一种长期的精力衰竭造成的生命损耗,触发性诱因也许是一次强烈的情绪震撼,决定性力量也许是导致出现这种类型而非其他类型精神病的某种遗传禀性。显然,上述每种情况下"原因"概念的意义截然不同。我们没有区分原因的各种不同意义并且只满足于单纯的可能性,因此会用关于因果关系的各式各样讨论去代替对因果关系的真正认识。此外,"后此谬误"(post hoc auf das propter hoc)式*未经验证的推理方式根本无法带来任何知识。这表明,人们是在两种情况下讨论"原因"的:第一,该原因

---

\* "post hoc auf das propter hoc"源于拉丁文"post hoc, ergo propter hoc",其推理逻辑是:若事件 A 在事件 B 之前发生,则 A 是 B 的原因,B 是 A 的结果。这种推理方式在逻辑学中称为"后此谬误",或"事后归因谬误",或"假性因果"。——译者

导致某个结果确定无疑和不可避免地出现;第二,该原因可能导致某个结果出现。人们又在两种情况下讨论"条件":第一,该条件是一个"必要条件"(conditio sine qua non)*;第二,该条件作为情境,可能会推动结果发生。在精神疾病方面最常见的谬误是,人们把已经是疾病症状的东西当成了原因(康德早已发现这个错误),因而极强烈的情绪震撼、冲动动势、"罪感"等,特别容易被人当作致使疾病发作的原因。

要克服这些困难,首先需要在思维上善于区分差异,以便擦亮双眼去认识那些现实的、却一点儿也不明显的原因。这些原因不是作为可能性被讨论出来的,而是通过研究结果(对比病例报告、统计频率)被揭示出来的。如此一来,不仅那些众所周知、人们预料之中的原因可以得到精确的确定或反驳,而且那些隐藏不露、尚无人思考过的原因也将大白于天下。虽然通过这种途径,一些原因变得更清晰了,但用这种方式获得的因果认识会陷入无穷后退的泥潭,会面临堆积如山的困难,而要克服这些困难,就需要一种完全不同的关于因果关系的框架设想——用一种生物学的框架设想取代单纯机械论的框架设想。

**b) 机械论与有机论**(Mechanismus und Organismus)。单线因果性是我们把握因果关系时一个必不可少的范畴,但它无法穷尽生命的丰富可能性。生命事件是在一系列事件的诸多循环中——在形态学、生理学、遗传学方面持续不断地整合为整体或构造成形态——的一种无限的相互作用。** 虽然生命利用了各种机制(要认识生命体的因果关系,我们必须把握这些机制),但这些机制本身是由生命创造出来的,处

---

\* "conditio sine qua non"一般译为"必要条件"或"不可缺少的条件"。事件 A 是事件 B 的"conditio sine qua non",当且仅当:若 A 不发生,则 B 一定不会发生;即使 A 发生了,B 也未必会发生。——译者

\*\* 机械论因果观的关键词是"单线的"(einlinig),表明因果关系是一维线性的;有机论因果观的关键词是"相互作用"(Wechselwirkungen)和"循环"(Kreisen),表明在生命这样的非线性复杂系统里,因果关系一定要在整体论视野中来把握,绝不能(转下页)

于生命的各种条件之中,并且这些机制是可变的。相比于一台机器的自动机制,生命是被创造出来的整套复合机制系统(Maschinerie)的、持续不断的自我调节,但我们发现,最终极的调节中心只能在一般生命体的无限性中作为理念存在,无论哪里都不可能找到真实存在的调节中心本身。因此,对有机体施加的外部影响也许部分涉及了那些可以预见的机制,但总的来说,并没有影响任何一个始终如一的物理机制,而是影响了个体性的、随着时间推移不断变化的生命有机体。因此,我们可以理解,相同的外部原因在不同个体那里会引起完全不同的结果。相同的"诱因"会引发不同的精神病发作,比如,一种抑郁症或一种精神分裂症。另一个案例是,酒精的作用结果因人而异,而醉酒的表现方式也是多种多样的。

因此,为了更深入地钻研因果关联,我们必须踏上两条完全不同的道路。第一,简要的因果关系将得到分析、获得更确切的把握,而且人们将从粗糙的认识中发展出越来越精细的内容,在最初发现的原因与结果之间不断插入中间原因。第二,只有在对整体进行直观且对整体进行越来越清晰把握的框架内,上述一切才有意义;因果关系在生命整

---

(接上页)被孤立化、狭隘化。为避免读者对"相互作用"一词产生误解,这里我们有必要区分开康德和雅斯贝尔斯对"相互作用"概念的不同理解。在康德看来,"相互作用"是对关系范畴中"作用与反作用"范畴的描述,处于"相互作用"中的作用和反作用双方是对等的。而在雅斯贝尔斯看来,由于有机生命体中因果关系的复杂性,"相互作用"的双方并不是对等的:第一,某个原因一定要跟生命体的其他条件共同作用才能造成特定结果,所以一个因果关系必然要跟生命体的其他因素交织在一起,互相影响,此为第一层"相互作用";第二,生命体中的因果作用机制本身就是由生命创造出来的,被创造出来的因果作用机制又反过来对生命体产生影响,此为第二层"相互作用";第三,生命乃是生生不息、循环往复的创造与构形过程,某个原因之所以能起作用,是因为融入了生命自我创造的过程,因此,某个因果关系不是发挥一次作用就结束了,而是在生命之整合、构形的不断循环中持续地发挥作用,且在每个循环中的效力都不尽相同,推动生命朝不同方向发展,此为建立在第一层和第二层"相互作用"的往复循环之上的第三层"相互作用"。——译者

体中发生,在生命整体中有其条件和界限。因果问题来自整体,对因果问题的回答具有机械论的因果性形式。

在机械论的因果关系框架内,由于滑入无穷后退和自相矛盾的泥潭而面临的那些困难,站在生物学思维的框架内来看,不过是现实因果关系的自然显现。

1. 各个活生生的生命整体中的具体事实,绝不容许被孤立为一个简单的因素、一个简单的原因,就像台球的撞击与被撞击那样因果分明,而只能被看作在大量条件共同作用下的一个错综复杂的事件。必须用生命体无限交织网络(往复循环)的意象取代单线因果关系的机械论意象。每当人们把唯一的原因看作决定因素时,更仔细的研究立刻会表明这很成问题。所谓的决定因最多只是一个必要条件,极少是唯一的、仅靠其自身便足以导致现象产生的原因。

因此,命题"原因越多,认识越少"只适用于机械论式的因果性认识,当人们在认识过程中考虑到原因的诸多可能性时就会发生这种情况。然而,实际上每种精神疾病的发生史都非常复杂。这里,因果性认识将合乎现实地涉及形形色色的各个方面。但我们将把这形形色色的各个方面凝聚到共同所属的生命体有机循环中,凝聚到生命体不断构造出来的形态中(我们将在第四篇中研究此问题)。

在因果认识中,人们让整体从眼前掠过,转而聚焦于简单的、单线的原因-结果-关系;大量准备就绪的条件能够在那儿存在,却什么也不发生,而最终因素被看作激活这些条件的原因。但最终因素能够发挥作用,是因为一大堆现实的前提条件已经在那儿了。因此,只有在个体中的一切条件都已经具备时,特定的细菌才会引发疾病。如果缺乏这些条件,这些细菌便没有危害。但若这些细菌不存在,那些不良条件也不会起作用。如果最终原因不介入,整个事件便不会发生,但整个事件并非仅仅由最终原因造成。这些形形色色的各个方面,即各种因果关系交织而成的网络中无穷无尽的各个方面,乃是生命中的现实。

2. 因果关系不仅是单线的,而且处于各种相互作用之中,在诸多循环中其效力不断增强,或建构着生命,或作为恶性循环推动着生命的某个破坏进程。

诚然,生物学因果性不是加诸机械论因果性之上的另外一种全新的因果性。一切已知的因果性都具有机械论特征。但现实事件向我们显示,机械论因果性总是处于各种相互作用的交织纠缠中,而为了领会机械论因果性,人们必须在各要素的分散与组合中、在形态化的建构中,去把握因果关系所涉及的形形色色的各个方面。

于是,人们站在整体的视角上能够说明,视乎原因的强度不同和整体状态的差异,相同的原因如何能产生完全相反的结果,使人兴奋或瘫痪、患病或健康、愉悦或悲伤等。

心理病理学家必须像生物学研究者那样获得对生命体的直观。一旦做到这点,心理病理学家面前便会打开一个新世界,就连心灵生命的现实也参与了这个世界(尽管心灵生命绝对没有专心致志投入这个世界)。反正每个医学生肯定都得学习生物学,这就要求他们对生物学的根本原则一清二楚。为达此目的,他们除了要掌握当今的经验科学,还要熟悉伟大生物学思想家的思想。①

**c) 内源(endogene)原因和外源(exogene)原因。**生命的基本现象是在一个周围世界中把自己现实化;生命从其本己的内部出发,构造出了

---

① 关于生物学史的两本佳作: *Rádl*,*Em.*: Geschichte der biologischen Theorien,Bd. I,2. Aufl. Leipzig 1913. Bd. II. Leipzig 1909; *Nordensköld*,*Erik*: Die Geschichte der Biologie. Jena. 1926. 在哲学方面,康德的《判断力批判》至今仍无人超越。

周围世界<sup>*</sup>;生命依赖于周围世界,又经验到周围世界对自己的反作用。只要活生生的生命整体被分割为周围世界和内部世界,周围世界和内部世界两者又被分解成诸多因素,那么生命现象便会被追溯到外部世界的肇因因素<sup>**</sup>(作为外源原因)和内部世界的肇因因素(作为内源原因):外部影响与内部禀性对峙而立。生命始终处于外部和内部的相互作用中,因而没有任何现象是完全内源性的。反之,所有外源影响在一个有机体内发挥其独特作用,其外源性作用的特殊方式总是会显现为本质因素。尽管如此,我们仍然有理由区分开内源主导的作用结果和外源主导的作用结果。

1."周围世界"概念。周围世界是指活生生的生命个体生活于其中的世界整体。它是物理性的周围世界,会对身体产生影响,并通过身体对心灵产生影响。它是承载着意义的周围世界,而其承载意义的方式乃是通过事物的意义与本质,通过情境,通过周围人的存在、意志与行为:这一切都会对心灵产生影响,并通过心灵对身体产生影响。

我们把发挥因果作用的物理性周围世界分解为各种各样确定的具体因素,并研究这些外源原因的作用结果,比如毒素、日夜、季节、感染、躯体疾病。

2."禀性"的概念。禀性是心灵生命所有内源条件的总称,因而其含义非常宽泛,人们每次使用"禀性"一词时,务必要知道自己指的是哪

---

*  雅斯贝尔斯已经在导言§2d中专门分析了"Umwelt"(周围世界)的含义,指出"Umwelt"和"Milieu"(环境)是两个不同的概念,"Umwelt"概念来源于生物符号学和世界现象学的创始人于克斯屈尔。在人类眼中,"Milieu"是客观存在的,所有生命体都生活在相同的"Milieu"中;而"Umwelt"并非纯粹客观的,"Umwelt"是生命体面对客观环境时,根据其特有的符号处理系统(比如感觉器官、意义赋予)自己塑造出来的世界。例如,壁虱、海胆、阿米巴变形虫、水母、苍蝇跟我们人类所处的"Milieu"是相同的,但"Umwelt"是不同的。——译者

** "Kausalfaktoren"也可译为"因果因素"。在生物学和医学中,"Kausalfaktoren"特指"致病因素"、"病因"。——译者

种禀性。

我们必须区分开先天禀性和后天习得的性情倾向;因为,有机体和心灵各自的潜在预备状态虽然在开始时是取决于先天因素的,但此后便取决于所有曾经发生的生命事件、疾病、体验,简言之取决于生命史,生命史或持续不断地调整着个体禀性,或将其转变为灾难性的疾病进程。

更进一步,我们还必须区分开可见的禀性和不可见的性情。前者是形态学和生理学上可见的体质,后者是遇到特定刺激和危险时才显露出来的潜在预备状态。

然后,我们还必须区分开躯体禀性和心灵禀性,区分开长期持续的性情和只在特定生命时段出现的性情等。

我们把外部条件区分为很多类别,同样道理,也需要在禀性中找到单个禀性要素,建构出禀性内的更小单元,一言以蔽之,像我们在一切领域从事科学研究那样,这里也必须进行细致入微的分析。可如何才能掌握并非随意建构而是具有现实意义的单个禀性要素呢?唯有通过追踪调查整个家族多代人的禀性。这里有两种事实指引着我们:个体变异和遗传。通过研究变异趋势和遗传相似性,才有希望掌握现实的禀性单元,如此一来,我们便能谈论特定禀性、而非一般禀性了。①

3. 禀性与周围世界的共同作用。梅毒是麻痹性痴呆的原因,但只有约10%的梅毒患者会发展为麻痹性痴呆。危险的生命处境(比如一次海难)会对不同人产生不同影响,令一人动弹不得,却使另一人积极应对;一个连自己生活都处理不好的精神变态者却能在那样的灾难中沉着镇定、果敢应对,远远胜过那些平时健康、临难却不知所措的人。

---

① 关于"禀性"概念,可参阅: *Kehrer, Ferd. u. E. Kretschmer*: Die Veranlagung zu seelischen Störungen. Berlin 1924.

慢性吸烟似乎会导致一个人出现血液循环障碍和神经障碍,对另一人却不会造成这样的影响,诸如此类不一而足。疾病是禀性对周围世界的影响作出的一种反应。只有在临界情境中,外源或内源才变得不重要。因此,即使没有周围世界的相关影响,亨廷顿舞蹈症或先天低能依然会出现。相反,麻痹性痴呆与梅毒感染密切相关,酒精性精神病与毒素密切相关,尽管源自禀性的某些本质因素必定对这些疾病的形成造成了影响。只有在纯粹毁灭的情况下,比如颅脑碎裂导致死亡,外源原因才单独发挥了全部作用。内源-外源的关系大多极其错综复杂,我们只能根据其重要程度予以评估,比方说,在精神分裂症和躁狂-抑郁症的情况下,内源原因更重要,而在感染性精神病的情况下,我们赋予外源原因以更优先的地位。

没有任何心灵事件仅仅由禀性决定,更确切地说,心灵事件总是由某个特殊的禀性与特殊的外部条件、命运的相互作用而产生。我们可以直接把握外部条件的变化。但禀性却始终是某种含糊不清、有待解释的东西。当我们完全在一般意义上使用"禀性"概念时,十有八九只是用它来掩饰我们的无知。我们谈论"环境"时,肯定会详细指明具体的外部条件,同样道理,使用"禀性"概念时,也必须竭尽全力,在尽可能狭窄的限定范围内指出禀性的具体类型。我们绝不能问,一个整体(比如一个非器质性疾病进程、一个人格、一个人的犯罪行为等)是由环境还是由禀性而形成的,而只能把对整体的评判当作未完成的任务暗藏心底,把内源-外源的共同作用分解为单个要素,以便在部分程度上区分开禀性因素和环境因素。

我们不能认为人的有机体和人的心灵生命在所有情况下都是一样的,更确切地说,例如,不同个体对相同毒素的反应就完全不同。所以显而易见,就算在研究外部原因的作用时,我们也绝不应忘记禀性。人们从未见过相同的结果在任何一个人那里都以同样的方式原封不动地重复出现。即使最稳固的因果关联也存在例外情况,有些结果之间存在质的差别,有些结果只出现在有限数量的个体中。

同样,反过来看时,遗传而来的禀性也需要周围世界的各种条件才能够显现出来。因此,面对内源性疾病时,我们同样必须追问这些周围世界的条件,比如,人们发现,单卵双胞胎的其中一位罹患精神分裂症时,另一位通常、但并非总是会患上相同的病。

4. 内源-外源与类似的概念二元组之间的关系。内源和外源概念具有不同的意义,其具体含义取决于人们使用这两个概念时是单纯针对躯体疾病还是单纯针对心灵疾病。躯体疾病的所有外源因素(毒素、细菌、气候)也是心灵疾病的外源因素。但我们也把躯体疾病,甚至把躯体-内源性脑部疾病称为影响心灵禀性的外源因素。

> 例如:a) 麻痹性痴呆是一种外源性(由梅毒引起)脑部疾病,这种脑部疾病本身又是摧毁心灵生命的外源因素。b) 肿瘤是一种内源性脑部进程,而这种脑部进程又是影响心灵禀性的外源因素。

在此意义上,一切体因性(somatogene)现象都是外源的,而一切心因性(psychogene)现象都是内源的。但我们在心灵事件中区分出了类似于外源现象和内源现象的反应性现象和自源性现象(黑尔帕赫(Hellpach):反应性异常和生产性异常)。由于在各种命运打击和外部事件中的体验而产生的心灵反应,类似于外源现象;没有发生外部事件,由于内部原因而在特定时间出现的时相与进程,类似于内源现象。

**d) 作为外意识事件的因果事件。**所有因果关联的共同之处是,在因果关联中某种不可理解的事件清晰显现为必然的。这种不可理解的因果必然性只能在经验上获得确认;人们构想出某种外意识基础,并借此使这种不可理解的因果必然性在理论上变得可以把握;但这种不可理解的因果必然性本身并不是明见的。

所有对因果关系的研究,本质上都会随着研究的逐渐进展而深入到心灵生命的外意识基础中,然而,理解心理学原则上始终存在于意识中,一跨过意识的边界即告终结。在研究因果关系时,我们总是必须思考某种外意识基础,将其作为现象学单元或可理解的关联的基础,或其他那些我们视为心灵生命要素之研究对象的基础。于是,我们使用"外意识的性情倾向"和"外意识的机制"的概念。但我们绝不能从这些概念出发,在心理学中发展出一套支配一切的理论,而只能为了相应研究目标因事制宜地利用这些概念,只要这些概念确实有用。

至此,指引我们的基本领会是:所有因果关联以及心灵生命的整个外意识根基,其基础均在躯体过程中。外意识基础在世界上只能作为躯体性的东西被发现。我们猜测,这些躯体过程存在于脑部,尤其是脑皮层(Grosshirnrinde)*和脑干中,并且我们把这些躯体过程设想为高度复杂的生物学过程。对这些躯体过程的探索离我们无限遥远。不知道有什么唯一的躯体过程可以像我们设想的那样,充当特定心灵过程的独特基础。一切被视为失语症、器质性痴呆原因的严重器质性损伤,始终只是对心灵生命遥远的间接条件的损伤;原则上,这与下述情形毫无二致:完好无损的肌肉是产生意志行动的条件,而完好无损的感觉器官是产生知觉的条件。我们所了解的关于脑的一切,都可以归入躯体生理学方面,从来不知道有任何检查结果可以直接在心理学方面加以利用。更准确地说,人们有时发现,在发生极严重的心灵变异时,当事人的脑部却完好无损——或者,发生严重的心灵变异时,当事

---

* 脑(Hirn)包括大脑(Grosshirn)、小脑、间脑、脑干。虽然本书中"Hirn"和"Gehirn"有时也指"大脑",但为了避免混淆,我们只把解剖学意义上的"Grosshirn"译为"大脑",把"Hirn"和"Gehirn"统一译为"脑"或"脑部"。——译者

人只有极其微小且在很多个体中广泛存在的器质性变异,这样的反差让人觉得不可思议——反之,人们相对罕见地发现,有些人的脑皮层发生严重变异,心灵上却几乎未出现任何异常。[①] 精神疾病患者脑部的很多器质性改变对于特定心灵过程而言完全不具有典型性。人们把麻痹性痴呆视为唯一发生了众所周知的典型脑部变异的精神疾病,却根本无法在这种脑部变异与特殊心灵变异之间建立任何关联。更确切地说,麻痹性痴呆就像多发性硬化、动脉硬化那样,是整个神经系统中的一种进程。大多数脑部进程通常都会对心灵产生某种影响,其中,麻痹性痴呆总是会对心灵产生影响,且影响特别大。像许多脑部进程一样,发生麻痹性痴呆时,有时也会出现我们所熟知的大多数心灵异常过程,只不过心灵的损毁很快便跃居台前,掩盖了这些心灵异常。

虽然假设一切正常和异常的心灵过程都有其躯体基础,但我们从不了解这些躯体基础。我们尤其要避免把那些熟悉的脑部进程视为特定心灵过程的直接基础。我们的知识水平允许我们越过那些未知的直接躯体基础,径直谈论我们能够认识的脑部进程对心灵生命产生的影响,就像我们谈论代谢疾病、毒素的影响一样。于是,人们曾多次提出的观点重新获得了意义:个体的心灵禀性决定了心灵对脑部疾病进程的特殊反应形式。人们甚至认为,相同的躯体疾病或相同的脑部进程,这次能引发周期性精神病,下次又能引发痴呆进程。虽然这种观点未经证实,但人们已熟知,不同患者对相同脑部进程的反应可以有所不同,比如一位患者的反应是癔症症状,另一位患者的反应是心境异常,

---

① 令解剖学家们大为惊异的个案为这些结论提供了佐证。一个众所周知的例子是老年痴呆症。一般老年人和老年痴呆症患者的脑部改变在质的方面是相同的。人们发现,老年痴呆患者最严重的脑部器质性改变,跟健康老年脑部改变的方式是相同的。可人们也发现,有时健康的老年人也会发生严重的脑部器质性改变,有时老年痴呆患者的脑部改变相对来说反而微乎其微。心灵缺陷的严重程度和解剖学改变的严重程度之间不存在平行对应。

第三位患者的反应是无症状的痴呆。不言而喻,这些区别只在疾病进程的开端有效,而到了进程的终末期,由于心灵遭受了普遍破坏,不同患者的病情总是变得越来越相似。

有很多心灵障碍和精神变态的病例,人们在患者脑部根本没发现任何改变,既没找到直接的也没找到间接的躯体基础。尽管如此,人们几乎毫不怀疑,每个独特的心灵过程都有其独特的躯体条件。然而,精神变态人格、癔症,或许还有很多现在仍被当作早发性痴呆的精神病(心理进程),其躯体基础与造成人们性格和天赋差异的脑部躯体基础并没有什么不同;也就是说,单单是把一般的躯体基础当作潜在可能的研究对象这件事,便离我们无限遥远。

与此针锋相对的另一种观点在过去几十年曾盛极一时,但近来势头已经减弱。这种观点可以表述为"精神疾病就是脑部疾病"(格里辛格、迈内特、韦尼克)。此命题是一个独断论教条,其否定形式同样是一个独断论教条。让我们把情况再次解释清楚:在许多案例中,我们发现躯体变异与心理变异之间是以这样的方式发生关联的,即心理变异肯定可以被视为躯体变异的结果。此外,我们还知道,如果没有某些躯体基础作为条件,根本就不会有心理过程存在:这其中并无"鬼怪"显灵。然而,我们从来不知道有任何一个脑部的躯体过程仿佛可以作为与病态心灵过程完全对等的"另外一面"。我们始终只知道心灵过程的各种条件;我们从来不知道一个心灵过程的确定原因,而始终只知道一个原因。因此,跟实际上有可能实施的研究以及种种现实的经验相比,上述那个著名命题也许是一个更有可能达到、却无限遥远的研究目标——但该命题绝非一个现实的研究对象。热衷于讨论这类命题、意图从原则上解决这个问题,意味着人们缺乏方法论的批判精神。随着哲学思辨从心理病理学里日渐消失,随着心理病理学家越来越具有哲学教养,这类命题将日渐退出精神病学的舞台。

从历史方面看,"精神疾病即脑部疾病"这一教条的统治地位有利亦有弊。利处在于,它促进了脑研究。如今每一所医院都拥有自己的解剖学实验室。弊处在于,它危害了独具一格的心理病理学研究;有些精神病学家不由自主地强烈感受到。只有先对脑作出非常准确的了解,才能了解心灵生命和心灵障碍。他们完全忽视了心理病理学研究,认为心理病理学是非科学的,甚至抛弃了心理病理学迄今为止所获取和积累的知识。如今,解剖学研究和对心灵生命的研究二者互相独立、齐头并进的态势业已形成。

因果事件必须被视为外意识事件,明白了这点,平时经常使用的几个概念的含义便一清二楚了:

1."症状"。我们无法直接感知外意识的事件,而只能通过症状认识它们。如果我们把本真的基本事件看作因果事件,那么心灵生命和躯体生活的所有显现都将变成症状。如果外意识的事件是一种大家熟悉的躯体进程,那么心灵现象便是此进程的症状。

症状就是可被重复识别为同一者的那些显现。一个症状的同一性建立在什么基础上呢? 答案得由整个原因学说给出。一个症状是同一的,因为该症状是由相同的外源原因(如毒素、躯体疾病类型)所引起;或由不同疾病进程的相同病灶定位所引起。这些疾病过程对脑部的相同部位造成损伤或刺激,使其兴奋或瘫痪;或由相同的禀性所引起,等等。

如果有些显现被看作与因果基本事件有关的症状,那么根据症状与原因的距离是近还是远,人们区分出了基本症状(原发症状、轴心症状)和附属症状(继发症状、边缘症状)。与此类似,人们在造成症状的各种原因中区分出了病理发生因素(病理发生因素导致症状显现出来)和病理塑形因素(病理塑形因素仅仅赋予症状以形式)。

2. "器质性-功能性"。为了说明那些体验到的心灵显现,人们额外想到了外意识的机制,迄今为止,外意识的机制从来未能在躯体方面得到直接证实。然而,人们发现有大量在躯体方面可把握的显现(脑部进程、中毒、其他器官的躯体变异,人们必须假定这些显现也会对脑产生影响),它们不是心灵过程的直接平行过程或直接原因,而是心灵过程的远因。那些能被归因于这类躯体方面可把握的原因的心灵变异,人们称之为"器质性的"。对于器质性心灵疾病,人们要么运用目前的医学技术手段,现在已经能够探明脑部变异,要么基于其他的躯体显现,可以期待在可预见的将来找到脑部变异。我们称下面这些心灵变异为"功能性的":人们无法找到这些心灵变异的躯体原因,并且对于这些心灵变异,目前人们在躯体领域也没有任何依据能够假定这样的躯体原因确实存在,更准确地说,这种假定建立在"一切心灵变异必定存在躯体原因"这个纯粹假设的基础上。

然而,"器质性-功能性"区分具有多重意义,尽管这些意义彼此内在相关:"器质性"意指形态学、解剖学、体格方面可把握的变异,而"功能性"意指形态学上保持不变、仅仅在事件和身体的机能表现中显现出来的生理学变异。此外,"器质性"意指不可修复的事件、无法治愈的疾病;"功能性"意指可修复的事件、可以治愈的疾病。

显然,器质性和功能性二者的对立不是绝对的。某种变异可以始于心因性,陷于功能性,终于器质性。器质性变异可以在一个可修复的功能性事件中表现出来。但器质性和功能性的对立始终与躯体事件有关。

**e) 切勿把因果认识予以绝对化。** 从躯体研究和神经病学研究的立场看,在人们熟知的脑部过程中出现的心理障碍,只是"症状"而已。认识躯体过程在实践上非常重要,单单是认清心理障碍的躯体基础,便极有希望在未来让人们实施成功的治疗——彻底治愈。怀着这样的想法和期望,很多人倾向于把上述立场当作唯一正确可行的立场。他们相信自己已经在躯体疾病中认识了心灵疾病的"本质"。对于兼为心理病理学家的精神病学家而言,这样的立场背叛了其本职使命。他不想去研究那些神经病学和脑组织学已在研究的脑部进程,而一心想研究心灵过程。迄今为止,这些心灵过程的详尽原因在何种程度上能在躯体条件中得到揭示? 心灵障碍的复杂整体和心灵障碍整个病程的唯一原因,怎么会在脑部进程当中(器质性疾病)? 这些器质性疾病如何得到诊断? 它们是如何造成的? 所有这些问题肯定会引起精神病学家的极大兴趣。尤其对医生而言,了解这些躯体条件非常重要。

通过最简单、最必然的合法则性,我们对因果性的需求获得了最深的满足;人们可以期待,这些因果法则将在疾病治疗方面发挥最大威力;但仅当因果性确实在经验上得到认识,而不只是理论、不只是设想出来的单纯可能性时,情况才如此。有些人爱把单纯的因果性思辨当成首要之务,而这种倾向严重危害了人们从经验上认识心灵异常的各式各样的形态。有些人偏爱空洞的抽象,为此抛弃了虽然无法给予因果说明、却直观可知的世界。但不同于从因果性思辨中得到的满足,在对各种现象和心灵此在的各种形态进行有序而透彻的直观中,我们的认知欲获得了一种别样的特殊满足。

人们也许能在各种治疗可能性中,把因果认识的重要性和界限看得一清二楚。因果认识将不可理解的事件视为由其原因引起的必然事件,于是能够通过相应措施对该事件产生决定性影响,而亟待救助的心灵根本不需要主动参与这些治疗措施。我们无法预料,在血清学研究、内分泌研究、激素研究的基础上,将来可能出现什么新疗法。无需医生和患者个体心灵的投入,注射即可实现有效治疗;注射治疗可以在各个病例中完全相同地反复实施,并取得广泛疗效。与之截然相反的是这样的疗法,即医生倾心投入,患者主动作为,通过塑造患者的周围世界和生命,令其内心发生逆转、作出决断,患者内心的逆转和决断成为了疗愈之源。

这两种极端对立的治疗方式有很多中间阶段。一极是单纯的"执行操作",另一极是激励、照料;一极是规训,另一极是教育;一极是制造疗愈的条件,另一极是深入干预心灵、重新塑造生命。在这些各式各样的对立中,因果认识和理解认识各占一席之地。

实际上,因果性是很难认识的。可是,普遍性的因果认识一经确认,应用起来就相对容易了,变成了可以复制推广的大众化现象。相反,一般来说,可理解的东西把握起来容易,应用起来却很难,因为其应用不是从普遍性规律中推导而来,而是始终会在特定医生和特定患者的个人生命构形中进行具体理解时,变成这种具体理解的崭新的、历史性的起源。理解认识在治疗上的应用,最彻底地呈现出了完全个体性的一面。

因果认识面对的是陌生的、不可理解的、可以执行操作的对象,而理解认识面对的是我自己设身处地进入他者内心,面对的是作为亲近者的人。

如果人们明白了这里仅仅简略至极地讨论过的一切,便会产生这样的洞见:所有的范畴和方法都有其特殊意义。范畴和方法之间彼此争斗,乃是荒谬可笑的。每个范畴、每种方法都有现实的用武之地,都能收获丰硕成果,只要它们保持纯粹、符合现实,同时被加以必要限制。如果有人把每个范畴、每种方法都绝对化,就会陷入空洞的要求、无效的闲谈,陷入不恰当的行为方式,以至于阻碍人们对事实进行自由观察。尤其对因果事件而言,将因果性不断向更深入、更具说服力的层次推进,是我们从事认识活动的一个基本驱动力;前景无比光明,但在通往目标的道路上有重重困难,需要足够的耐心。然而,无论因果认识走得多远,都绝对无法认识事件本身和事件整体,因此绝对无法对其执行操作,总是有什么东西挡在前面,需要人们处理:人的一切治愈,最后关键取决于人自身中的东西,而我们只能用理解的方式接近这些东西。

**f) 对因果认识的概览。**我们将本篇分为三章。第一章将仔细研究各种个别的因果因素,迄今为止这些因素一直是我们的认识对象(我们把个体视为在其周围世界中的、能进行心灵活动的身体)。第二章将展示遗传因素对于心理病理学认识的意义。遗传是一种对一切生命体来说最突出的、主导性的、无所不包的因果因素,因为遗传因素决定了所有其他的因果因素(我们把代际关联中的个体视为由遗传得来的禀性所决定的本性)。第三章将讨论那些引导和误导我们的因果思维的各种设想——各种理论,我们自发形成了这些关于外意识事件的理论设想(我们设想,应有某种事件作为现象的基础)。

专注于做因果说明的心理病理学,在其各种基本设想和各种视角中处处依赖于生物学,依赖于生物学的整体认识视域,尤其依赖于人体解剖学、生理学、神经病学、内分泌学和遗传学(基因学)。我们在下文阐述中肯定会简要提到这些方面。

# 第一章　周围世界和身体对心灵生命的作用

对于在其统一、分离和关联中的身体和心灵,我们要在几个彼此完全背离的视角中加以研究(参阅第 329 页)。本章将考察,哪些明显的躯体因素和物理性的周围世界因素会对心灵产生一种可以证实的作用。谈论身体一般和心灵一般纯属徒劳无益,因为普遍性的身体和心灵太过不确定。关于二者,人们给不出意义清晰的陈述。关键是把握经验上可确认的特定躯体和心灵显现,然后看这些躯体因素会产生哪些作用。

对"外在的"因果性考察而言,躯体对心灵施加的一切因果作用都得通过脑。我们预设(迄今为止的经验证实了这点):身体对心灵没有直接的因果作用,而只能经由脑的中介产生因果作用。如果整个身体性都与心灵相关,那么只有当躯体通向脑的作用路径确实存在,并在这里找到了其作用的起始点时,身心之间才有因果性。但我们该如何去设想躯体对心灵的作用起点呢? 即便只是想一想这个问题,也完全是无从入手。我们将从周围世界的因果因素开始阐述,一直讲到脑对心灵的作用。我们将看到,尽管有大量有趣的现实,可我们抵达不了心灵本身,因为身体与心灵之间还有一大片"中间原因"的领域是不可逾越的。通过揭示躯体显现与心灵显现之间经验上可证实的种种关系,人们总是尽力去弥合一道永远填不满的鸿沟。有人说,心灵在整个躯体中、心灵在脑中、心灵在脑的某个部位中、心灵哪儿也不在。每次人们都说出了一种经验:每个命题都有正确之处。然而,对因果性考察而言,如果人们想要作出关于脑和心灵关系的普遍的、实证的认识性陈述,那么因果关系的上升路径便会通向脑,通向脑中的确定部位,然后在那儿落空。

## §1. 周围世界的作用

周围世界会对一切生命和心灵持续地产生作用:应该从心理病理学角度列举出这些特殊显现,人们已经观察到由于日夜、季节、天气和气候的更替变换而产生的这些特殊显现。发生极大的生命损耗,从而导致衰竭或生命状态的某种根本变革。这类显现对于周围世界的特定类型不具有特异性。

**a) 日夜、季节、天气和气候。**[①] 关于心灵显现对气象环境的依赖性,我们所知甚少。毕竟,一种这样的依赖性恰好最突出地表现在病理性心灵过程中。我们当然必须区分开直接因果作用和间接因果作用:前者是经由躯体对心灵产生的直接因果作用,也是我们这里的主题,后者是经由可理解的印象而产生的间接因果作用。景色、天气、气候使得心灵产生了一种可理解的印象,即可理解的心境与内容可能呈现的一大片广阔领域,能通过文人与艺术家被意识到,却几乎不能通过科学被意识到。

---

① *Hellpach*: Die geopsychischen Erscheinungen, 3. Aufl. Leipzig 1923. 4. Aufl. unter dem Titel "Geopsyche" (neu bearbeitet und verkürzt.). Leipzig 1935.

1. **日夜**。关于日夜，人们观察到，抑郁状态经常在早晨恶化，类疯癫和谵妄状态经常在夜晚恶化。抑郁症患者会在早晨感觉自己病得厉害，在夜晚却感觉自己是健康的。[1] 此外，以下现象也具有典型性：白天思维正常的老年人出现夜间谵妄、夜间不安、焦虑、四处乱走。有些癫痫患者只在夜晚发作。

2. **季节**。关于季节的意义问题，我们有一项数据材料，即一条年变化曲线展示的一系列显现的发生频率。从中可见，自杀和性犯罪，以及似乎所有那些可归因于心灵主动性增强的活动，在五月和六月发生得最频繁。另外，在春季和夏季，精神病患者住院人数最多。长期以来人们已经发现，从不同方面获得的精神病院接纳住院患者数量的年变化曲线，彼此间是一致的。海德堡大学精神疾病专科医院[2]对此进行了更为详尽的研究。结果表明：农村住院人数年变化曲线比城市住院人数年变化曲线更具典型性，女性住院人数年变化曲线比男性住院人数年变化曲线更具典型性；随着年龄的增长，精神病患者住院人数与季节的关系越来越松散。首次住院者，即新患病者，其住院人数的年变化曲线具有典型性。一切都表明，决定年变化曲线的不是社会环境，而是天体运行的影响。

3. **天气**。有些神经质和风湿性病痛依赖于天气情况（在潮湿天气和低气压天气时病痛加剧），一定程度上这只能被认为是天气对躯体的直接作用。许多神经质者（die Nervösen）对每一种天气变化都很敏感，这种情况下，心灵因素也参与其中并发挥了作用。但异常的心灵状态，例如在雷雨和下雪之前的异常的心灵状态，很明显是由因果作用决定，而不是由可理解的意义决定。

---

[1]　关于每日病情的周期性：*Bingel*：Über die Tagesperiodik Geisteskranker, dargestellt am Elektrodermatogramm. Z. Neur. **170**，404（1941）。

[2]　*Kollibay-Uter*，*Hanna*：Z. Neur. **65**，351，351. 参阅 *Meier*，*E.*：Z. Neur. **76**，479（aus Burgbölzli）。

4. **气候**。当人们研究某些气候的致病作用时,可以撇开在那儿生活的病原体。气候本身会产生怎样的作用?答案未可知。例如,"热带精神病"是否主要由殖民地的社会环境所孕育?此问题仍悬而未决。

**b) 疲劳与衰竭**。由于功能被耗用而导致躯体与心灵功能的降低和损害,人们分别称之为疲劳和衰竭。生理学观点认为,疲劳是由使人瘫痪无力的代谢产物之堆积而引起的,这些代谢产物能够通过血液流动在短时间内重新被冲洗掉,而衰竭是由生机物质(lebendigen Substanz)的过度消耗而引起的。生机物质必须得通过新的培养得到替代。人们注意到了大量与疲劳相伴的主观现象:

> 内心观念飞跃:漠不相关的各种想法在头脑里杂乱无章地飞驰而过。或者相反,人们无法摆脱个别的想法、表象和图像(尤其是情绪化的记忆图像)。这些现象如此鲜活逼真,近似于感官现象;表象犹如假性幻觉,思维犹如谈话;自发的感官兴奋亦参与其中。
>
> 有人常听到"钟声"或类似的感官错觉。自主记忆失灵,思维的协调性降低,自主运动减退,运动性兴奋增多,颤抖次数增多。有时,一切皆笼罩在某种无缘无故的高涨心境中。

人们通过实验确定了疲劳的若干影响:

> 有人测量了工作机能(算术题等),并证实了疲劳取决于饥饿、睡眠减少等因素。[1] 同时,人们观察到了工作机能降低、注意力高度分散,以及倾向于观念飞跃式联想。

---

[1] 参见克雷佩林的《心理学作品集》(阿沙芬堡、魏甘特,Psychologischen Arbeiten, Aschaffenburg, Weygandt)。

韦伯发现，在疲劳时，器官血液灌注表现出一种颠倒：其他时间正常的人在疲劳时相中会出现一过性器官血液灌注颠倒现象，神经衰弱患者会出现连续性的器官血液灌注颠倒现象。疲劳的脑力工作者在工作期间，上肢血容量增多而不是减少，头部血容量、脑部血容量减少而不是增多；颈动脉收缩，而不是扩张。

如果人们把一个电路的阳极放置在受试者的一只眼睛上，闭合并接通电路，那么，随着少许电流强度的刺激，受试者会觉察到一道闪光。观察者可以发现，受试者另一只眼睛的瞳孔出现了某种运动。如果人们测量刚才出现闪光（光敏强度）时的电流强度，以及刚才瞳孔运动变得可见（反射敏感性）时的电流强度，那么在健康人那里，二者比值大约是 1∶3。布姆克的此项发现被海曼[①]作为研究不同患者的基础。他发现，在一切种类的衰竭状态中（在体质性与后天性神经衰弱中、在罹患躯体疾病之后、在癔症中），1∶3 的比值将提高到 1∶30 或 1∶40。在研究过的四例创伤性神经症中，他发现了正常比值；在功能性精神病中，他同样发现了正常比值。

以前，人们把衰竭当作急性精神病的一个肇因要素，赋予其重要意义。如今情况恰恰相反，人们倾向于否认真正的衰竭性精神病的存在。一方面，只存在一种能达到非常高程度的、已提高的易疲劳性；另一方面，只存在疲劳的多种多样的表现方式：疲劳以哪种方式表现，视乎遭受疲劳者个人的、暂时的体质而定。尤其是在以禀性为基础的心理病理状态中，疲劳的表现方式迥然相异：登山旅行引起抑郁、任意躯体劳累造成人格解体显现和异己感的出现、衰竭导致发展出一种经过长期

---

① *Haymann*：Z. Neur. **17**，134；*Bumke*：Ein objektives Zeichen nervöser Erschöpfung. Allg. Z. Psychiatr. **70**，852.

酝酿的关系妄想(超价观念)。出现爱哭、易激惹和烦闷、情感淡漠状态、恐惧感、强迫观念等现象,简言之,出现多样的心理病理现象。

最后,一切种类的内源性精神病都能由衰竭"触发",如同被其他因素触发那样。据观察,第一次世界大战中,极严重衰竭者中根本没有一例精神病,与之相比,发生最剧烈的情绪震撼时,衰竭却能为病理反应创造条件。[1]

尽管如今没有真正的衰竭性精神病,但有些人却表现出衰竭性精神病的典型状态。这类人的易疲劳性天生就已经异常高,后来又长期处于巨大的劳累、匮乏、担忧,不幸的生活和营养不良中。这样的人根本没有一刻能摆脱疲劳。他们深受与自身禀性相应的很多心理病理现象折磨。然后,如果他们罹患由上述典型状态所触发的某种可治愈的内源精神病,那么,这种由先前的衰竭引起的精神病有时会染上一种特殊的"虚弱"色彩,类似于他们罹患严重躯体疾病时惯常伴发的所有精神病那样(表现出无力、疲倦,此外还有表达贫乏)。

## §2. 毒　品

药物和毒品对心灵生命的作用,是相对容易研究的,因为每次的原因都是明确而唯一的,甚至可以在人身上做实验探究原委。这方面的研究主要有三个方向:

a) 第一,人们试图获取各种主观体验显现的直观表象,弄清楚当事人摄入特定毒品后如何产生各种主观体验现象。人们证实了,相同毒品对不同人产生的作用存在差异,相同毒品在不同时间对同一个人

---

[1]　关于战争中的衰竭及其后果问题的文献,可参看布姆克《精神病手册》中科布施(Korbsch)的相关论述(Handbuch Bd. I , S. 312ff)。

产生的作用存在差异，另外，不同毒品的作用也存在差异。前者的例子：酒精迷醉有多种多样的类型，而大麻迷醉也有多种多样的类型；后者的例子：酒精、大麻、吗啡的作用各不相同。在摄入更大剂量的情况下，所有毒品都会引起意识变异（迷离恍惚、意识丧失、昏迷）或睡眠。

在个别病例中，毒品的瞬时作用如此偏离平均态、如此严重，以至于人们说产生了病理性毒性反应。最广为人知的例子是病理性酒精反应。即使摄入相对少量的酒精，也会出现朦胧状态那样的意识混浊及不理智行为，或者出现其他异常状态。这些异常状态常以深度睡眠结束，并且醉酒者事后将此完全遗忘。同样的个体也常常遭受其他类型的病理性反应（对感染、事故、体验的病理反应）之苦。另外一些人连极少量的酒精也无法忍受；饮酒后他们马上感到不适，或心灵事件的过程发生强烈改变，以至于他们必须完全避免饮酒（酒精不耐受）（Alkohol intoleranz）。这种酒精不耐受既可以是天生的，也可以是后天的（由于头部受伤等原因）。

吸毒沉醉的体验引起了人们的浓厚兴趣。这类体验本身就是令人惊异的显现，其魅力会唤醒人们对这类经验的好奇，其享乐会造成摧毁生命的巨大危险。而且，这类体验仿佛是一种"模型精神病"（Modellpsychose）（贝林格）*，人们能够在其中经验到远远比梦中体验

---

\* "Modellpsychose"直译为"模型精神病"，实际上指的是"实验性精神病"。实验性精神病是以动物或人为实验对象，用拟精神病药物、感觉剥夺、睡眠剥夺、社会隔离等手段人工制造出来的精神病。20世纪20年代，对仙人球毒碱的致幻性研究曾风靡一时。许多研究者用人和动物做实验，测试仙人球毒碱对精神状态的影响，比如感知觉变化、幻觉、错觉和意识变异等。1927年，贝林格发表专著，综述了仙人球毒碱引发的各种精神障碍。这类精神病是通过实验用仙人球毒碱诱导出来的，跟真正的精神病不是一回事，它们只是拟精神病，只是实验模型，因此贝林格称之为"模型精神病"。——译者

和疲劳体验更接近急性精神病(尤其是精神分裂症)的东西。关于这类现象,有些文献非常有趣。① 詹姆斯写道:"在我们的清醒意识的周围——清醒意识只是意识的一个特定类型,还有其他潜在的意识形式,这些意识形式之间仅被薄墙分隔开。我们可以在从未预料到这些意识形式存在的情况下度过此生,但如果使用必要的刺激物,那么只需要极轻微的接触,这些意识形式就会完全清晰地显露出来。"在现象学中,人们曾报道过这类吸毒沉醉者自述的很多显现。但恰恰是单个个体孤立地描述的这些显现令人生疑:这些现象是否因植根于某一个原则而彼此关联?许多吸毒沉醉的广泛相似——虽然在不同个人、不同毒品的情况下各种吸毒沉醉之间存在非常显著的偏差,但它们有某些共同之处。

b) 第二,人们客观地研究可测量的机能,比如领会、联想、持续工

---

① 尤其是参阅雅克-约瑟夫·莫罗和德·昆西等人的自述:*Moreau de Tours*:Du hachisch et de l'alienationmentale. 1845;*de Quincey*,Th.:Bekenntnisse eines Opiumessers。可以一并参阅波德莱尔关于大麻体验的作品。(莫罗是最早一批尝试用大麻治疗精神病的法国精神科医生,曾亲身试验吸食大麻。1844 至 1849 年间,莫罗加入了由戈蒂耶创建的巴黎"大麻俱乐部",俱乐部成员包括波德莱尔、奈瓦尔、雨果、巴尔扎克、大仲马、德拉克洛瓦等一众文化艺术精英。——译者)*Serko*:Im Meskalinrausch. Jb. Psychiatr. **34**,355(1913);*Mayer-Groß*:Selbstschilderung eines Kokainisten. Z. Neur. **62**,222;*Beringer*,*Kurt*:Der Meskalinrausch. Berlin 1927;*Fränkel*,F. u. E. Joel:Der Haschischrausch. Z. Neur. **111**,84;关于其他毒品,可参阅:*Baum*,*Joseph*:Beiträg zur Kenntnis der Kampferwirkung, S. 8 – 12. DISS. Bonn 1872.(街道上显得一片混乱,樟脑中毒者自己也陷入其中。阅读的时候,字母竟移动起来。他产生了"荒凉的感觉",听见震耳欲聋的声响,直到失去意识。苏醒时,他完全不知道关于樟脑的事,可马上便回忆起樟脑的气味。他觉得一切都显得新鲜而异己,好像刚刚才获得生命。他不知道自己原先在什么地方,为什么要使用樟脑。)*Schabelitz*,H.:Experimente und Selbstbeobachtung im Bromismus. Z. Neur. **28**,1.(慢性溴中毒者会发展出一种轻躁狂状态,伴有严重的记忆障碍和疲劳发作。听觉错觉,闭上眼睛后感觉到光的各种显现。在运动性言语行为的过程中,起初,发声说话变得更轻快了,随后会出现言语表达障碍。溴化物戒断后,当事人会出现牵连理念和抑郁状态。)关于溴化物中毒的总结概括,请参阅 *Amann*:Z. Neur. **34**,12.

作等,研究在各种毒品的影响下这些机能如何变化。克雷佩林发展出来的"药物心理学"①已发现,摄入不同毒品后发生的机能改变存在典型的差别。所以有人曾观察到,饮酒后,一开始运动机能会加速,但领会机能马上就会下降,而饮茶后情况正相反,领会机能增强,运动机能仍保持不变。然而,这些关系大多非常复杂,以至于几乎所有结果都难以经受得住严厉的批判。改善研究方法、使其更加精致,远比单纯获得普通心理病理学的有趣结果进步得多。

　　c) 第三个研究方向涉及的不是瞬时毒品作用,而是多次摄入毒品的事后作用和持续作用,无论是不知不觉摄入毒品(铅中毒)还是出于享乐目的摄入毒品(酒精、吗啡、大麻)。② 这是临床观察的固有领域:据观察,长期滥用酒精、吗啡和可卡因后,会出现持续的人格变化和一过性的急性精神病(长期摄入毒品的后果)。绝非所有个体都会经历相同的毒品作用,这一点在原则上至关重要。比如,据观察,有些人长期摄入巨量酒精,却没有出现明显的损伤。但另一方面值得注意的是,相同毒品对不同个体的毒性作用常常极其相似,以至于人们仅仅从心理征象就几乎能确凿无疑地辨认出是哪种毒品。因此,在精神病学中,震颤性谵妄(酒精性谵妄)是人们所了解的最典型的精神病之一。

　　慢性中毒和精神病之间的因果关系很复杂。这无关乎直接的毒品作用,而涉及两者的中间环节,我们至今对这些中间环节可能仍然一无所知(据猜测,中间环节可能是新陈代谢障碍、毒素形成、血管改变)。有时,还会出现其他的因果因素(受伤、感染)。如果涉及由相关毒品引起的、人们经常观察到的典型的精神病形式,那么在个别情况下,这样

---

① *Kraepelin*：Über die Beeinflussung einfacher psychischer Vorgänge durch einige Arzneimittel. Jena 1892. 进一步的研究可参见克雷佩林的心理学工作。

② *Schroeder*，*P*.：lntoxikationspsychosen. Leipzig u. Wien 1912.

的因果关系归类确实毋庸置疑。其他情况下则存在这样的可能性：一个附带有慢性中毒的个体罹患全然不同的另外一种精神病。

人们发现，在慢性中毒所致精神病中，除了所有差别之外，还有某些共同特征，这些共同特征部分近似于在脑部进程和其他外源性器质疾病中出现的精神病显现(邦赫费尔)：1. 意识混浊的一过性状态，伴有大量感官错觉、定向力障碍、焦虑(谵妄)，治愈后具有完全的洞察力。2. 躯体症状，这些躯体症状是其他器官疾病的信号，部分程度上是不同毒品各自特有的典型躯体症状。3. 急性状态期间的抽搐发作。4. 持续的人格变化，具体表现为情感生活变得粗野，兴趣变得狭隘，冲动生命单方面突显*，意志薄弱、放任懒散。结果是社会地位沦落，极易激惹，行为粗暴野蛮却宣称自己清白无辜，完全不可信赖，尤其是承诺将来要节制、戒断之类的鬼话，根本不可信。后面这些改变几乎只在享乐品(酒精、鸦片、吗啡、大麻)产生的作用中才能见到。这类个体多半原本就有精神变态(人格障碍)，并由于精神变态(人格障碍)才"上瘾"[1]。在其他毒品(一氧化碳、麦角、铅等)那里，人们观察到了简单的心理虚弱状态，伴有科萨科夫综合征的特征，但并没有那些与上瘾有关的性格特征。

## §3. 躯体疾病

人们在同一个人那里观察到躯体疾病和心灵异常，这两类显现绝

---

* 原文为"in einseitigem Hervortreten des Trieblebens"，直译为"冲动生命单方面突显"，意思是任由冲动自由释放，沉湎于本能欲望的生活。——译者

[1] 关于上瘾，请参阅：*Rieger*: Festschrift für Werneck. 1906；*Fränkel*, *F. u. E. Joel*: Der Kokainismus. Berlin 1924；*Maier*, *H. W.*: Der Kokainismus. Leipig 1926；*Stringaris*, *M. G.*: Die Haschischsucht. Berlin 1939。

对不需要彼此相关,就像在同一个人那里,病态脑部进程和精神病不总是相关那样。我们必须区分开躯体疾病和精神疾病的下述各种可能关系:一个已知的有害因素既是躯体病痛的原因,也是心灵疾病的原因,例如酒精既能引起多发性神经炎,也能引起科萨科夫综合征。或者,一个未知的有害因素同时引发躯体疾病和心灵疾病,例如一些紧张症患者除了有精神病之外,还有进行性营养失调和营养不足,而且就算患者能正常进食,这类营养障碍也仍然不可阻挡。或者,躯体疾病可以看作心理疾病的结果,例如有些胃病由剧烈的情绪波动或循环性抑郁症引起。或者,躯体疾病和精神病彼此独立,例如癌症和早发性痴呆。或者,躯体疾病和精神病有一种统计学上的相关性,这种统计相关性又指向遗传禀性中的某种关联,例如肺结核和早发性痴呆。或最后一种情况,躯体疾病是造成心灵痛苦的原因之一。这里,我们将专注讨论最后一种关系。

**a) 内科疾病。**几乎所有的躯体疾病都会对心灵生命产生某种作用。可反过来,心灵生命也会对躯体状态产生某种作用(在躯体心理学中已讨论过该问题)。这里,疾病中有时会形成一种恶性循环。比如,出于对生病的恐惧而滋生出心脏病;发展出躯体疾病之后,对疾病的恐惧又再度增强。先出现躯体症状时,可能会产生一种"神经质的叠加"(nervöse Überlagerung),起到促进疾病发展的作用。敏感性提升,注意力集中于疾病和可能的症状,特别是来自主治医生的无心暗示,这些方面共同作用,创造出一个意象;在这个意象中,由躯体因素直接导致的结果与或多或少由心灵因素造成的结果,再也不能截然分开。即便上述循环是可能的,也还有大量暂时纯粹的躯体疾病。我们要问:这些躯体疾病是如何影响心灵生命的?

我们必须一如既往地区分开因果的关联和可理解的关联。躯体疾病要么产生因果作用:通常以一种未知的方式(毒素、内分泌素)影响心灵生命的脑部器质性基础;要么产生可理解的作用:通过生活方式(个人被躯体疾病逼得采取这样的生活方式),通过疾病存在带给此人的感觉、体验、命运。在一切类型的疗养院长期住户和慢性病患者那里,经常能观察到躯体疾病对心灵生命的作用:比如气量狭小、视野受限、多愁善感,所谓的"疗养院痴呆"*,以自我为中心、自私自利。

在每一种躯体疾病中都会出现轻微的心理变异,而这是躯体疾病的直接作用结果:机能减退、更易疲劳、易产生烦闷或欣快的自发心境和自发情感。有时,人们起先是从当事人的心境改变中——在儿童那里表现得特别明显,瞧出了传染病发病初期的端倪。但在本性非常均衡、心灵非常强健的人那里,则很少出现这些显现;在另外一些人那里,躯体疾病引发的心灵变异实现了更加丰富多样的发展——所以他们被称为"神经质"[1]。

人们曾经特意关注过某些疾病群造成的心理后果。据观察,心脏病患者[2]会出现严重的生理性恐惧,而这是血液循环障碍和组织缺氧的结果。心绞痛会伴有巨大的身体性恐惧。但引人注目的是,有时严重心脏病患者仅有微弱的疾病感或没有疾病感,而心脏神经症患者却总是有强烈的疾病感。

就肺结核[3]而言,这种疾病本身似乎根本没有什么特殊的重要意义。人们已证实,肺结核患者出现的欣快症和性欲增强,不是

---

\* 这里的"疗养院"指的是治疗精神疾病的疗养院。——译者

① 格罗特雅恩从自传、出版的病例报告、民意测验中搜集了很多医生自己生病后的自述,讲述了本人的躯体疾病体验和对躯体疾病的态度(*A. Grotjahn*:Ärzte als Patienten. Leipzig 1929.)。

② *Braun*:Die Psyche der Herzkranken. Z. Psychol. **106**, 1 (1928);*Fahrenkamp, K.*:Psychosomatische Beziehungen beim Herzkranken. Nervenarzt **2**(1929).

③ *Kloos*,*Gerhard u. Erwin Näser*:Die psychische Symptomatik der Lungentuberkulose. Berlin 1938.

该疾病的因果作用所引起的。有时，甚至肺结核患者的机能减退都极其轻微，这确实令人惊讶。很多死于肺结核的成年男子直到临死前还极富创造力。周围世界和情境的变化会对患者造成不言而喻的后果，人们可以在肺结核的"社会学"中加以描述。由于疗养场所的特殊精神宗旨，由于疗养机构对患者生活的安排组织，由于医护人员各种可能的职业活动，疗养院里会发展出一种氛围。在这个共同体中，患者形成了一个自己的世界，有自己的习俗风气、流言蜚语、派系圈子、阴谋诡计和情爱关系。由于长期持续的治疗，患者与外界事务几乎隔离，返回外部世界时会遇到巨大困难。即使躯体上已经治愈，他们也倾向于紧抓着疾病不放。

**b) 内分泌疾病。**有人试图从生物学角度最全面地说明心理疾病的成因，内分泌疾病曾经成为这类假说的出发点。就此而言，在所有内科疾病中，内分泌疾病对精神病学最重要。我们必须从中获取关于这里所涉及的生物学因素的大致认识。[1]

1. **生理事件的总体意象。**有机体的生命是一个大的统一体。生命统一体由相互关联的躯体系统所领导：脑脊髓神经系统、植物神经系统、内分泌腺激素。脑脊髓神经系统控制着身体与外部世界的交流，寻求身体在其周围世界中的最佳生命力状态。植物神经系统（交感神经和副交感神经）负责照管身体功能的内部环境中的最佳生命力状态。内分泌腺（血液腺）处于多方面关系中，执行着功能整体，用其"信使"（即激素）调节中枢神经系统和植物神经系统，反过来又为这两个神经

---

[1]　我主要依照以下著作的研究结论：*Jores，Arthur*：Klinische Endokrinologie（我从中摘引了不少文句）。Berlin 1939；*Koller，G.*：Hormone. Berlin 1941. Sammlung Göschen；*Marx，H.*：Innere Sekretion. In: Handbuch der inneren Medizin von Bergmann, Staehelin, Salle. Bd. VI. Berlin 1941.

系统所调节。人们所谓的"通过激素将各种身体功能整合为一个统一的整体",就是通过这三个系统的相互作用而发生的。三个系统彼此相互控制。或简而言之,生命整体为神经系统(通过神经纤维传导的信息和通路无所不在)和生物活性物质(通过血液循环获得的兴奋和抑制无所不在)所调节。生命统一体及其建造规划,虽然在身体形态学中可以被直观到,但只有在生理的功能统一体中、在各种控制系统有意义的共同协作中,才是现实的。我们不能随便说,这三个控制系统中统领一切的终极核心位于哪里。连这样的终极核心是否存在,都很成问题。按照可认识的特定关联,三个系统中,这次是这一个,下次又是另一个系统占据领导地位。人们不该把三个系统的统一体硬塞进其中一个系统里。一个臆想出来的终极统一体形态,一旦被绝对化,就会被其他的统一体形态炸得粉碎,从而使我们的生理学认识得不出任何结论。激素控制和神经控制的统一体是一个无限复杂的整体,仅有少数几个方面可被人们看透。

在血液、垂体、生殖腺、甲状腺、甲状旁腺、肾上腺、胰腺等的共同配合下,内分泌系统(或称内部分泌系统、激素系统)正常运转并发挥着作用。

内分泌腺释放的激素属于生物活性物质(Wirkstoffe)。生物活性物质是指那些不是营养物质,而是发挥刺激和调节作用的物质。从人体外部的食物中摄取的生物活性物质,叫作维生素。有机体自身形成的生物活性物质,叫作激素(即活性驱动物质)。激素只对生命物质*产生作用,而酶却是这样的物质,其存在对于特定的化学反应(主要是分解过程)来说是必不可少的。所有这些物质的共同点在于,只需极微量便能发挥其功能。一些生物活性物质在化学方面已得到充分认识,

---

\* 这里的"die lebendige Substanz"(生命物质)主要指人体细胞。——译者

并可以用人工合成的方法制造出来（其中包括肾上腺激素、生殖腺激素，此外还有多种维生素）。

作为"信使"，激素产生的调节作用数不胜数，主要涉及新陈代谢、生长和发育成熟显现，生殖繁衍过程（如月经周期），此外还涉及血管舒缩行为、肠道蠕动等。

激素不为人类所特有。在多数情况下，所有脊椎动物的激素是一样的。然而，从低等脊椎动物一直到人类，激素将各种身体功能整合为统一体的整合作用，对于生命的意义越来越重要。外科手术切除低等脊椎动物的垂体，几乎不会造成明显后果；切除哺乳动物的垂体，会引起各种障碍；切除人的垂体，会导致死亡。据我们所知，几乎只有人类才会罹患内分泌疾病。

这整个研究领域意味着一种体液病理学说的复兴，而且这种复兴在经验上无疑是有根据的。虽然如今我们不再像希腊人那样，把一种完全假设性的体液混合看作是气质的基础。但体内物质与精神气质之间特定的、明显的相互关系已得到了认识，为进一步研究开启了一片无比广阔的天地。歌德的名言"血液是一种非常特殊的体液"* 将被新的科学内容所充实，而这些内容将超出人们所有的预期。

**2. 研究方法**。人们联合运用临床观察、生理学和药理学实验、血液研究、新陈代谢研究等不同研究方法获得了上述总体意象。唯有专家、临床医生、药理学家、生理学家和化学家通力合作，才取得了这些惊人的出色结果。对腺体的病理学-解剖学研究、给患者注射或口服腺体提取物或纯粹制备出来的激素后进行的治疗学观察、对内分泌-植物神经系统的药理学分析、血清学考察、动物实验等研究，都大大拓展了内科

---

\* 原文是"Blut ist ein ganz besonderer Saft"，人们过去译作"血是最贵重的液体"。——译者

医学的范围。

**3. 内科上已知的内分泌疾病及其心理检查结果**。这些疾病的广阔领域——巴塞多氏病、粘液性水肿、搐搦症(强直症)、肢端肥大症、库欣病等,在这里还无暇讨论。心理病理学首先关注的是普遍性结果:

aa) 调节健康平衡的一个重要开关是垂体,奇怪的是,垂体位于脑部蝶鞍内(垂体是脑的一部分,通过纤维束与脑相连)。"内分泌系统中的整个相互关联,都通过垂体前叶的腺垂体激素得以运行……任何一种内分泌腺的活动出现障碍后,都会伴有垂体结构的某种可把握的形态学改变……研究已证实,我们机体中的几乎所有过程都受到垂体的影响——造血、蛋白质代谢、血压值。"(约雷斯)(Arthur Jores)

bb) 发生内分泌疾病时,调节作用失灵,激素以错误的量释放,或在错误时间释放。神经-内分泌调节处于一种持续的不稳定状态。这是一个仿佛从不稳定状态中持续不断地恢复重建的系统,每次重建时的各种细微偏差使系统发生无穷无尽的变更,同时伴随着身体-心灵异样存在的各种变异状态。这种不稳定性导致了内分泌疾病的发生。"在明显的内分泌疾病征象和正常状态之间,存在变幻不定的各种过渡,而且我们会谈论甲亢样体质、肢端肥大样或搐搦样体质。"(约雷斯)问题是,这些内分泌失调是否有一些简单的、将来可以把握的出发点,或者,是否涉及无限变异着的总体事件。在这里,遗传禀性发挥了重大作用。对于特定疾病的产生,遗传禀性相对没那么重要,而对于一般内分泌障碍的潜伏待发状态的形成,遗传禀性相对更加重要。这一点可由同一个家族的成员屡屡出现代谢障碍和内分泌疾病的事实得到证明。内分泌疾病"大部分是植物神经系统功能不健全,是精神-躯体的需求和神经-内分泌系统的机能之间不匹配的表现"(约雷斯)。

cc) 内分泌疾病会引起患者躯体形态、表达和本性的改变。甲状腺疾病引起的粘液性水肿会导致：笨拙、缓慢、情感淡漠、疲倦。甲状腺疾病引起的巴塞多氏病会导致：慌张不安、焦虑、易兴奋。肢端肥大症患者大多"心肠好，有些迟钝，懒散、缓慢，甚至能清晰感受到自己的本性改变——只是偶尔有人报道患者变得越来越容易易兴奋"（约雷斯）。

内分泌失调患者出现心灵变异的情况很频繁，与此相反，他们很少出现精神病。因此赖因哈特（Reinhardt）说，虽然内分泌腺疾病都会导致精神疾病，但对于精神病学的实践意义微乎其微。

dd）在中枢神经系统、植物神经系统和内分泌系统的相互关联中，内分泌失调的原发性病因在哪儿？人们常常说不上来。巴塞多氏病是原发性甲状腺疾病，还是原发性植物性神经症？抑或是二者合一？抑或能在两种形态中出现？人们对此各执一词，意见不一。

ee）代谢疾病也会改变躯体的整体显现。人们认为，代谢疾病与该系统 * 存在因果关联。这种因果关联已在糖尿病（胰腺）、肥胖症的一些病例中得到了证明，但未在关节炎、痛风中得到证明。因为存在这种因果关联，所以人们能够把握神经系统和心理因素在这些疾病中发挥的作用。

**4. 精神疾病患者的内分泌检查结果**。随着人们对内分泌失调所致疾病的认知不断增长，提出的问题也以新的视角指向了心灵障碍的躯体基础[1]。

---

\* 从上下文判断，"该系统"可能不单指内分泌系统，而是指与内分泌密切相关的躯体系统（包括中枢神经系统、植物神经系统和内分泌系统三个子系统）。——译者

[1] 参阅比如 *Mayer, W.*: Über Psychosen bei Störung der inneren Sekretion. Z. Neur. **22**, 457（1914）; *Walter u. Krambach*: Vegetatives Nervensystem und Schizophrenie. Z. Neur. **28**（Untersuchung der pharmakologischen Wirkung von Atropin, Pilokarpin, Adrenalin im Vergleich mit Normalen）。斯特茨的一篇报道对此进行了概括总结：*Stertz*: Psychiatrie und innere Sekretion. Z. Neur. **53**, 39。

可惜精神病学的结果与此并不相符。如果人们试图从参考文献的概括性陈述中获取直观的看法,那么面临的第一道拦路虎便是现有的数据资料互相矛盾,而这一点极具破坏性。[1] 这些陈述全都是零星分散的论断,虽然数量上积累了很多,方法论上却只有孤立样本的价值,缺乏彼此关联的系统性研究应有的科学价值。然而,进行假设性的领会时存在如下危险:利用经验上的生理学和内科学研究结果,仰赖其光芒而生存,在古老的体液病理学中沉溺于幻想。

人们曾希望运用阿布德哈尔登(Abdehalden)* 创立的方法确定单个器官是否退化(甲状腺、脑、性腺),从而区分开进程性精神病和功能性精神病[2],但宏大的希望并未实现[3]。人们发现,尽管频率有所不同,但似乎所有疾病都会发生某种器官崩解。癔症患者时常出现器官崩解,相反,完全健康的人很少出现器官崩解。看来,内分泌过程处处都发挥了作用。我们已掌握了很多与甲状腺、垂体等有关的特定障碍的内科学知识——与之迥然不同的是,内分泌失调对于精神病的本质意义,直到今天还没有任何有确切证据的结果。只有一些迹象,而从中得不出任何经验性的实证知识:躁狂-抑郁症和精神分裂症跟性欲状态存在暂时的关联(精神分裂症患者有时先出现性欲增强,然后性欲减退,直至消失),个案中的精神病患者会出现形态学改变和功能改变,让人回想起已知的内分泌失调。

与此相应,还有其他一些令人失望的结果也不支持"内分泌失调是

---

[1] *Kafka u. Wuth*:布姆克《精神疾病手册》第3卷中的相关论述。

* 阿布德哈尔登是德国著名生物化学家,主要研究蛋白质化学,曾发现阿布德哈尔登反应和防御酶。——译者

[2] *Abderhalden*:Die Schutzfermente des tierischen Organismus. Berlin 1912;*Fauser*:Dtsch. med. Wschr. **1912** II;**1913** I;*Fauser*:Münch. med. Wschr. **1913** I;*Fauser*:Allg. Z. Psychiatr. **70**,719.

[3] *Ewald*,G.:Die Abderhaldensche Reaktion mit besonderer Berücksichtigung ihrer Ergebnisse in der Psychiatrie. Berlin:Karger 1920.

精神疾病的躯体基础"的论点。基于"精神病由激素匮乏引起"的假定，有人曾用卵巢提取物治疗精神病。然而，卵巢提取物对精神病的出色疗效没有获得其他方面的证实。有人曾实施手术，切除精神分裂症患者的生殖腺、甲状腺。奇怪的是，几乎每次用这种严苛疗法，起初似乎都会取得良好成效，然后该方法——实际上没有效果，便悄无声息地不起作用了。与此截然不同，内科医生的理性治疗往往成效显著，比如用甲状旁腺提取物消除搐搦症。如果缺乏清晰的因果关联就下结论说一种疗法有效，那么这样的结论始终是可疑的。人们曾对精神病患者的腺体开展病理学—解剖学检查，但检查结果表明，内分泌腺体的改变对于精神病疾病群完全是非特异的。人们提供不出任何证据证明精神病肇因于内分泌腺，除了少数罕见病例，比如真正的巴塞多氏病性精神病之类。不过几乎毋庸置疑，在精神病中肯定发生了某些至关重要的躯体变化。[1]

　　医生实施治疗，使患者处于低血糖状态，患者在低血糖状态中的自我观察（由于胰岛素休克疗法）让人很感兴趣[2]：饥饿感、疲惫、情感淡漠、易激惹性增强、对噪音敏感、思维空洞感、意识清晰度的相位性变化、情境无视、知觉异常。

**5. 将内分泌归因模式假设性地推广到其他方面**。虽然内分泌系统参与了所有的生理和病理事件，但内分泌系统的特有疾病会引诱人们仅仅通过类比就贸然用内分泌疾病去说明至今未知的因果关联。也许

---

[1] 本书 360 页以降报道了耶辛和沙伊德等学者令人印象深刻的新研究。他们不再奢求提供关于精神病躯体基础的总体洞见，而是针对有限的疾病群给出不容置疑的特殊结果。他们不再无休止地作抽样调查，而是根据一定方法，对特定精神病的疾病存在及其病程进行内科学分析。

[2] *Wiedekind*: Z. Neur. **159**(1937).

内分泌系统的继发性参与总是在发挥作用,使得上述诱惑更强。

内分泌疾病会改变躯体的形态和外貌。因此,有些人根本没有经验上的明确理由,就把一般的体质类型本质上看作内分泌类型。像发育不良、状若阉人之类由内分泌因素决定的特定体质类型一样,所有的体质类型都应该以相同的方式取决于内分泌因素。然而迄今为止,健康体质类型的变异无法以任何方式跟内分泌功能的变异建立关系(尽管杨施(Eric Jaensch)及其学派研究了体质类型与内分泌功能的相关性)。用内分泌原因来说明体质类型,仍是空洞的。

内分泌疾病会改变心灵生命,而且在极少数情况下也会引起症状性精神病。因此,有些人毫无根据地声称,内源性精神病的原因在于未知的内分泌疾病,性格类型的原因在于内分泌变异。与此相反,经验上应该坚持认为,躯体和心灵的各种内分泌失调是一个明确限定了范围的疾病群;除此之外,尽管一切迹象表明,内分泌变化在身心所有方面都发挥了作用,但那种断言内源性精神病、精神变态和性格本质上肇因于内分泌因素的说法,只是尚无经验证据支持的空洞假定,这样的假定已经导致人们私下议论说,一种"生物学的神话学"取代了先前的"脑的神话"。发生精神病和精神变态时,面对神秘难解的基本事件和身体功能方面的显现,人们以前说是"代谢疾病",现在说是"内分泌疾病"。

**c) 症状性精神病。**由于躯体疾病对心灵生命的躯体基础产生因果作用而出现的精神病,人们称之为"症状性精神病"。如果把由于躯体疾病而出现的心理状态征象看作对躯体疾病作出的反应,并全面审视这些极其多样的反应形式,那么,人们就能不甚严谨地从原则上区分开外源性反应形式和内源性反应形式。[1] 邦赫费尔把仅仅基于明显的

---

[1] *Bonhoeffer*: Zur Frage der exogenen Psychosen. Neur. Zbl. **1909**, 499; Specht: Z. Neur. **19**, 104(1913).

躯体原因或几乎仅仅基于明显的躯体原因而出现的反应形式（例如典型的谵妄、科萨科夫综合征）称为外源性反应形式，把即使没有任何外部原因也会出现的反应形式（幻觉症、朦胧状态、疯癫等）称为内源性反应形式。

如果人们试图对症状性精神病进行分类[1]，那么从病因学方面看，几乎所有躯体疾病都会出现引发心灵障碍的情况，而从症状方面看，丰富多样的疾病存在征象很难一览无余，有时几乎所有征象都能由外源原因引起（迄今为止的例外是狭义上的偏执综合征）。

从症状方面看，必须区分开急性状态（如传染病）和长期状态（例如，传染病的后效，慢性躯体疾病的结果）。急性状态下出现频率最多的是谵妄样、痴呆样（amentiaartig）的征象，持久形式下会出现"情绪过度敏感的虚弱状态"（邦赫费尔）和科萨科夫综合征。罹患脑部疾病时、中毒后、罹患躯体疾病后三类情况下的典型状态征象之间，存在一种引人注目的症状学平行。所有这些明显是由躯体原因引起的。

人们还没有发现特定躯体疾病形式（比如伤寒或只是"发烧"）特有的征象。如果只观察心灵生命，人们也许能猜测出症状性精神病，但只能通过躯体检查来诊断症状性疾病。

只有在相对少数的躯体疾病病例中，才会出现症状性精神病。躯

---

[1] *Bonhoeffer*: Die Psychosen im Gefolge von akuten Infektionen, Allgemeinerkrankungen und inneren Erkrankungen. Wien 1912. 新近的概括总结可参阅布姆克的《精神疾病手册》第七卷。韦斯特法尔尝试分析了外源的、体质上典型的、心理反应的各种症状中的临床表现：*Westphal*: Zum klinischen Aufbau der exogenen Psychosen. Z. Neur. **164**, 417（1938）。

体疾病要产生作用、引发症状性精神病,必须建立在患者禀性的基础上。这一点在昏睡性脑炎中显露无遗。昏睡性脑炎引发的症状性精神病,主要发生在有很多心理和躯体反常的人、"退变家族"中的人那里。[1]

除了应归入已知的躯体疾病类别的病例外,精神病院里还出现了一系列属于极严重躯体疾病之伴随显现的急性精神病,此类躯体疾病最终导致患者死亡,可即使进行尸检也无法诊断出确切病因。人们已经把精神病学历史中这些作为急性谵妄(Delirium acutum)而为人所知的疾病征象,跟急性麻痹性痴呆、严重的舞蹈症和其他传染病截然区分开了。但还剩下一批情况不明的病例。[2] 急性精神分裂症的伴生发热*就属于此类,最近人们研究了这种病例中的生理显现(新陈代谢、血细胞分解与再生),将该病界定为躯体疾病群[3]。这种频繁致死的躯体疾病,症状上是清晰的,可人们从中辨认不出任何"轴心症状",也诊断不出任何内科疾病。

说来也怪,躯体疾病不仅会对心灵生命造成伤害性后果,而且一些情况下有改善精神病病情的作用,极少数情况下甚至有治愈精神病的作用。[4] 人们多次观察到,完全封闭自己、长年患病的紧张症患者,在一次伤寒发作期间变得可以接近了,言行举动变自然了,简言之,心灵变得健康了,而伤寒结束后又重新倒退到先前的状态。在一些情况不明的精神病(可能属于精神分裂症进程的疾病群)病例中,人们罕见地

---

[1] *Jentsch*:Z. Neur. **168**(1940).

[2] 可参阅 *Weber*:Über akute tödlich verlaufende Psychosen. Mschr. Psychiatr. **16**,81 (1904)。

\* 有些学者称之为"发热性精神分裂症"。——译者

[3] *Scheid*,*K. F.*:Febrile Episoden bei schizophrenen Psychosen. Leipzig 1937.

[4] 弗里德伦德尔对以往材料进行了汇编整理 *Friedländer*:Mschr. Psychiatr. **8**,62 (1900);*Becker*:Über den Einflußdes Abdominaltyphus auf bestehende geistige Erkrankung. Allg. Z. Psychiatr. **69**,799(1912)。

观察到,在严重的躯体疾病过后(丹毒*、伤寒),精神病被永久性治愈了。

如果人们综合考虑全部事实构成,就会发现,辨别出真正的症状性精神病根本不总是那么简单。[①] 症状性精神病只是这样的精神病,这类精神病必定以一种已知的躯体疾病为原因,因此,与该躯体疾病的病程有密切的时间关系,通常比躯体疾病本身更早痊愈。单单从心理症状入手,无法确保诊断的准确。发生症状性精神病时,也偶尔会罕见地出现精神分裂症状;出现急性精神分裂症时,人们也偶尔会罕见地看到邦赫费尔氏偏好类型。我们必须区分以下情况:1. 仅仅是一种精神病的伴随疾病,比如,一切躯体疾病都可能偶然侵袭精神分裂症患者,就像偶然侵袭健康人那样;2. 躯体疾病:这类躯体疾病触发了一种源于其他病因的精神病(精神分裂症、躁狂-抑郁症时相、一部分产褥期精神病);3. 躯体疾病:尽管我们不知其根源,但这类躯体疾病具有也会在精神病中出现的疾病进程本质(精神分裂症的"发热发作期"),即体温上升与心理状态恶化二者平行发生,而各种伴随疾病有时能让心理状态变得清明起来,并改善心理状态。

**d) 死去(Sterben)。** 死亡(Tod)不能被体验。活着的人才有体验。伊壁鸠鲁曾说:"我在则死亡不在,死亡在则我不在。"但人们在导致死亡的躯体进程中体验到的是这样的东西:如果最终会康复的话,人们确实能够体验到死亡的逼近,比如心绞痛时毁天灭地般的死亡焦虑。这种基本的死亡焦虑由躯体因素决定,而动物也有死亡焦虑。死亡焦

---

\* 　丹毒(Erisypel)是一种累及真皮浅层淋巴管的感染,主要致病菌为 A 组 β 溶血性链球菌。轻度擦伤或搔抓、头部以外损伤、不清洁的脐带结扎、预防接种和慢性小腿溃疡均可能导致此病。——译者

① 　*Scheid. K. F.*: Zur Differentialdiagnose der symptomatisehen Psychosen. Z. Neur. **162**, 566 (1938).

虑背后的因素经常导致死亡,但并非总是导致死亡。只有对人来说,死亡才是知识,而且由于这种知识,死亡焦虑像人的一切体验那样获得了一个新特征。这种知识也许能够对病程产生作用。

　　约翰内斯·朗格(Johannes Lange)报道说:"关键在于一个人是想求生呢,还是想求死得解脱。只有在第一种情况下,与死亡的斗争才会迁延拖沓、痛苦万分。垂死挣扎与其说是为了苟延残喘、多呼吸几口空气,不如说是为了维持意识的存续,这才是可怕之处。人们可以观察到,濒死之人如何一次又一次地从渐渐熄灭的生命之火中重新恢复意识,堕入新的痛苦。这类惨象,我只体验过寥寥几次。我曾亲眼目睹过几名俄国人死于光气中毒,一位战友流血过多而死,一位患者死于心脏病,那情景真让人印象深刻、难以忘怀。依我之见,原初人格在这种现实的垂死挣扎中至关重要。只有生命力非常强劲、精力非常充沛的人才有可能这样死去。即使是这类人,随着二氧化碳中毒越来越深,最终,他们的生命之火也会逐渐熄灭,而纯粹躯体性的垂死挣扎也会慢慢平息。"

　　从躯体方面看,死亡不是一个突然的过程,而是一个缓慢的过程。突然的断裂可以是意识丧失、呼吸停止和心跳停止。当这些状态不可逆转时,死亡便降临了,尽管还有大量的躯体细胞仍然存活着(部分细胞能够用实验方法培养,继续存活下去)。被斩首处决的人,短时间内心脏仍在跳动。

　　然而,不管躯体上可能发生什么(痉挛等),一旦意识丧失,就再也体验不到什么了。因此,所有的濒死体验报告谈的都是对死亡的态度,而非死亡本身。死去时体验到的心灵显现是死前出现的显现,属于理解心理学的研究对象。人们对这类报道有浓厚的兴趣[①]。

## §4. 脑部进程

**a) 器质性脑部疾病。**我们能明显观察到的脑部进程，即所谓的器质性脑部疾病，几乎总是会造成心灵生命的变异，但也有例外。

在这类脑部进程中，对精神病学最重要的是麻痹性痴呆[②]。麻痹性痴呆之后，按顺序排列依次是：胎儿期与童年早期的器质性脑部疾病，造成的后果是白痴（Idiotie）；一切种类的脑瘤（胶质瘤、囊肿、囊虫病等）、脓肿、脑炎、脑膜炎、脑损伤、脑出血和脑组织软化，广泛存在的动脉硬化进程、阿尔茨海默病的解剖学特殊类型、脑梅毒、多发性硬化、亨廷顿舞蹈症等[③]。所有这些脑部进程无一例外都是基于躯体症状被人发现的，彼此之间泾渭分明，且只能通过躯体症状和神经系统症状得到确切诊断。

**b) 普遍症状和特异症状。**在神经系统症状中，除了特定疾病的特异症状（舞蹈样抽搐、眼球震颤、意向性震颤、断续言语；反射性瞳孔固

---

① *Bloch*，*Oscar*：Vom Tode. 2 Bde. (deutsch). Stuttgart：Axel Junker o. J. (vor 1914)；*Müller*，*Ludwig Robert*：Über die Seelenverfassung der Sterbenden. Berlin 1931.

② 麻痹性痴呆牵涉到的因果性问题如何地错综复杂？人们如何试图从因果性角度去解释疾病存在和病程中特有的心灵形式？关于这些问题，可参阅奥普特曼的专题报告：*Hauptmann*：Klinik und Pathogenese der Paralyse im Lichte der Spirochätenforschung. Z. Neur. **70**，254（1921）。

③ *Redlich*：Die Psychosen bei Gehirnerkrankungen. Wien 1912. 详尽内容请参阅精神病学和神经病学手册及教科书。昏睡性脑炎由冯·埃科诺莫发现，对心理病理学问题特别重要。关于这种疾病的概括性陈述，请参阅：*Economo*，*C. v.*：Die Encephalitis lethargica. Berlin 1929.

定等)之外,还有一些并非某个进程特有的、而是广泛存在的普遍症状,比如抽搐发作、颅内压增高或降低的症状等。真正的心灵变异大概不是任何一种特定的器质性脑部进程所特有的,尽管某些心灵变异的频繁出现是个别器质性脑部进程的特征。因此,在麻痹性痴呆的病程中总是出现一种非常普遍的重度痴呆,而在动脉硬化症中这种情况却很罕见,更确切地说,脑动脉硬化患者在某种程度上保持了原初人格,一般只发生"部分"痴呆,不发生重度痴呆。然而,如果人们把脑部进程中的显现跟其余的精神病作对比,就会发现,脑部进程具有某些特征性症状,而这些特征性症状出现在很多或所有脑部进程中。于是,我们看到,器质性脑部疾病患者的心理方面经常一再出现下列症状群:

1. 神志模糊状态。神志模糊状态的患者可以处于从意识清醒到最深度昏迷之间任何程度的情况中。意识空洞、嗜睡、难以集中注意力、领会能力低下、反应慢、倦乏无力、易疲劳、定向困难但不会发生定向错误,这些都是神志模糊状态的典型特征。2. 此外,谵妄状态也不少见。意识并非空空如也;没有任何要睡觉的趋向,而是在一种迷惑混乱状态中,在发生定向力障碍的情况下,出现支离破碎的体验,患者的行为活动受错觉支配,在房间里逛来逛去,好像在找什么东西,胡乱摆弄床罩,诸如此类。事后经常出现遗忘症。3. 科萨科夫综合征是器质性脑部进程的典型症状。主要特征是严重的记忆力障碍,伴有定向力障碍和大量的虚构。4. 最后,发生器质性脑部疾病时会出现性格改变。这可以解释为,当事人的正常心理抑制停止运作了:顺应冲动动势,情感生活不稳定,以至于一会儿哭,一会儿笑。此外,据人们观察,当事人一面处于欣快的情绪状态,另一面又处于易激惹、烦闷不乐、充满敌意的情绪状态；有些患者遇到一点儿矛盾冲突就火冒三丈。记忆力下降造成智力减退，但智力本身也常常受到损害，以至于患者丧失了判断力，甚至觉察不到自己已经失明、瘫痪。5. 有一种脑外伤之后的"脑综合征"很典型[①]：头痛、眩晕感；记忆障碍，尤其是记忆力障碍、情绪异常（一部分是麻木迟钝，一部分是猛烈爆发），高级感觉器官过度敏感，酒精不耐受，颅骨对按压和叩敲敏感。相关的组织学检查结果仍然未知。

发生器质性脑部疾病时，除了这些典型显现，几乎所有一般的病态心灵显现偶尔都会出现，尤其是在脑部疾病初期。该命题不适用于一系列属于精神分裂症患者心灵生命的主观体验（应该由现象学来研究）过程，然而，客观的紧张症症状却已一再被观察到了。

如果特定器质性脑部疾病的心理方面没有特异症状，那么另一个问题便随之而来：疾病进程侵袭的脑区是否有其特有的心理症状。此问题具有至关重要的根本性意义。这是心灵生命的各种功能和元素能否被定位的问题。对该问题的回答将决定性地影响我们对心灵生命、对人的基本看法。因此，自从该问题被提出之日起，它就一直令心理学家和心理病理学家无比激动。

**c) 定位问题的历史。** 脑是心灵的居所，这一点绝非不言自明。比沙（Bichat）就曾教导说，尽管智力的居所是脑，情感的居所却是内脏器官：肝（愤怒）、胃（恐惧）、肠（快乐）、心（善良）。阿尔克迈恩（Alkmäon）* 早已知道，脑是知觉和思维的器官。但脑和心灵彼此如何产生关联？"心灵的居所位于脑内"这样的命题究竟意味着什么？

---

① 　*Horn*：Zerebrale Kommotionsneurosen. Z. Neur. **34**，206（1916）.

* 　阿尔克迈恩（约公元前 500 年）是克罗顿的自然哲学家和医生，很可能属于毕达哥拉斯学派。盖伦和亚里士多德都曾在各自著作中讨论过阿尔克迈恩的思想。——译者

如果人们仔细思考,便会发现,这些问题将导致无法解决的矛盾。古希腊人大胆假定普纽玛(Pneuma)的存在。普纽玛仿佛是一种无比精细的物质,同时又是心灵;人们任由这种普纽玛像火一样飞快地扩散到脑和血管内的所有地方,但另一方面又将其限制在一个特定部位;笛卡尔把心灵跟松果腺连结到一起,尽管他认为心灵完全是非物质的;索默林(Sömmering)把心灵的普纽玛置于脑室的液体中。对于上述所有观点,康德回答道:第一,心灵不可能被设想为物质性的存在,无论是多么精细的物质;第二,心灵只能根据时间得到规定,而不可能在空间中有其居所。也许有心灵的器官,但不可能有心灵的居所。但心灵的器官——康德这样答复索默林,必定有组织结构,而不可能是液体。康德所言至今仍是真理。但这只是一种批判性、而非实证性的认识。

我们需要的不是思辨——思辨企图一举解决整个问题,引领知识前进;我们需要的是具体、确定的经验,然而迄今为止,具体经验几乎总是立即跟普遍的、绝对化的断言如影随形。

高尔(Franz J. Gall)*是第一个研究脑部定位问题的人。他根本不追问一般的心灵居所,而是计划周详地执着追问特定心灵特质(性格特质)和特定心灵功能在划分为多个区域的脑内的定位。奇怪的是,高尔的学说和该领域的后续研究都有一个典型特征:既有伟大的发现,也掺杂着毫无价值的臆想。高尔发现了锥体束交叉,说明了偏瘫与对侧脑半球的脑部病灶有关——这是一项永恒的发现。他区分

---

* 高尔(1758—1828)是德国生理学家、解剖学家、颅相学家,代表作为《关于一般神经系统尤其是大脑的解剖学和生理学,根据颅骨构成的观察了解人和动物的若干智力禀性与道德倾向的可能性》。他创立的颅相学,既有科学成分,又有大量江湖方术的内容。颅相学本身科学化程度不高,很多内容纯属穿凿附会,再加上过度商业化、过度流行,致使弗卢朗、黑格尔等不同领域的学者群起而攻之,直接把颅相学斥为"伪科学"。直到今天,颅相学的污名化依然很严重。——译者

了语言天赋和数学天赋——这是一项心理学洞见，其正确性自不待言，而唯一的缺陷是不大明确。他把这些天赋，还有他区分出来的很多性格特质，定位到人脑表面的特定位置，这些天赋和性格特质发展得是更强还是更弱，都表现为可以触摸检查的颅骨形状（颅相学）。如今，这种观点已销声匿迹，可正是这种观点使高尔成为心理学的定位思想的奠基人，而且他在神经病学领域非常出色地验证了该思想。

高尔学说中的大部分内容都没有根据，而这使他很容易遭人反对、受人攻击。弗卢朗（Flourens）（1822）[*] 就针锋相对地秉持截然相反的立场。对动物脑部进行的消融实验[**] 表明，破坏脑实质[***] 后，所有心灵功能都遭到了损坏，而切除手术所造成的冲击结束后，脑的剩余部分又重新执行起全部的心灵功能。弗卢朗认为，脑的构造是同质的，而且脑部定位不可能发生。巴黎科学院组建了一个由著名学者居维叶和皮内尔[****] 等人坐镇的委员会。经过检验，委员会推翻了高尔的学说。他们解释说，脑是一个构造均匀的腺体器官。

然而，后人的出色研究成果否定了这些冷静理智、充满批判精神的自然研究者，反倒支持异想天开的高尔的基本思想——心灵功能可以定

---

[*]　皮埃尔·弗卢朗（Pierre Flourens，1794—1867），法国神经生理学家，麻醉学领域的先驱，法兰西学院有史以来第一位科学家院士。弗卢朗在《颅相学的检验报告》一文中驳斥了加尔的颅相学，但弗卢朗主要以鸡和鸽子为实验对象，"脑功能整体说"的结论很成问题。——译者

[**]　1824 年，弗卢朗首创"Abtragungsversuche"（消融实验，或切除实验）。在 20 世纪，实验心理学领域里非常盛行"消融实验"方法。"Abtragung"原指手术切除身体组织，多译为"烧蚀"或"消融"，医学上常说"烧蚀手术"或"消融手术"。"消融实验"指切除动物的部分脑区，研究其对动物行为的影响，确定脑部特定区域的功能。——译者

[***]　"Hirnsubstanz"（脑实质），指所有的脑组织，包括灰质、白质和脑膜等。——译者

[****]　乔治·居维叶（Georges Cuvier，1769—1832），是解剖学和古生物学的创始人，弗卢朗的老师。菲利普·皮内尔（Philippe Pinel，1745—1826），法国医生、精神病学家，以人道主义对待精神病患者的先驱。——译者

位、脑实质可以区分为不同成分。布洛卡(Pierre Paul Broca)(1881)[1] 无可辩驳地观察到且描述了大脑左半球特定皮质区的损伤导致的语言障碍。希齐希和弗里奇(1870)[*] 说明了对特定皮质区施加电刺激,会产生各种各样有极精微差别的肌肉群运动。自此,脑部定位已成现实。问题只是,什么能被定位。神经病学领域已经取得了大量确定无疑的研究结果。通过脑内特定部位的疾病进程的定位,神经病学症状具有了特异性。通过医学共同体的临床观察和生理学实验,神经病学-生理学的定位学说得到了长足发展。问题是,心理障碍的定位在什么意义上存在?

神经病学在脑部定位方面的新发现层出不穷,激发了人们的热情。迈内特怀着极大热情亲身参与了这项事业,并勾画出一幅包含脑与心灵事件的全面景象。未经过深刻反思的假设(人们几乎没有意识到该前提假设所暗含的原则)是:心理病理学所把握的对象(心灵现象、体验、性格特质、可理解的关联等)必定可以类比于空间性的、脑内发生的事件;换言之,心灵生命的划分(像我们在各式各样的心理学思考中把心灵生命划分为不同要素那样)必定体现为脑区的划分;再换个说法,心灵的结构与脑的结构必定相互一致。这条前提假设从未得到证明,也无法被证明,因为它毫无意义。异质的东西不可能彼此一致,将脑内部位与心灵生命一一对应,充其量只是一种比喻性的说法。这条前提假设来源于人们的需求:很多人需要能够在空间中把握住的对象,而这样的需求无法在真正的心理学思考和心理学研究中得到满足。但该

---

[1]  Broca, P. La torsion de l'humerus at le tropometre. (Redige par L. Manouvrier.) Revue d'Anthrop. T. 4p 193 – 210, 385 – 423 (1881).

[*]  希齐希(Eduard Hitzig)和弗里奇(Gustav Fritsch)首次发明了电刺激方法,并用该方法发现了脑子里有运动和感觉中枢。两人联手做了很多动物实验,对狗的大脑皮质不同部位施加电流刺激,引起不同肌肉群的运动。——译者

假定首先来源于崇尚实证主义-自然科学的时代倾向。

迈内特勾画的景象为我们了解关于脑的知识带来了丰硕成果。他对中枢神经系统、感觉和运动的投射区域＊、神经纤维连接系统等整体构造的见解，在解剖学上依然是有效的。他也像高尔一样，既饱含真切的洞见，又充满联翩的想象，只是臆想的内容与高尔截然不同。他谈论脑的构造和脑内发生的事件，以此来说明一切心灵事件，也就是说，披着自然科学的外衣，说着全然非科学的幻想。

格里辛格（Wilhelm Griesinger）＊＊的命题"精神疾病就是脑部疾病"现在可以得到具体内容的充实了。韦尼克继承并发展该领会时，这种基本领会似乎赢得了彻底胜利。这位才智卓越的学者陷入了自己失语症学说的牢笼。他发现了感觉性失语症，并指出了感觉性失语症的定位在左颞叶；他勾画出一幅基本图式，其中，根据联想心理学的分析，语言机能和理解机能应该与左侧额颞叶脑皮层的分区相一致（《失语综合征》(Der aphasische Symptomenkomplex)，1874）。他称为"心理反射弧"、"心理的局灶性疾病"的东西，似乎在失语症的领域中得到了证明。实际上，韦尼克的观点给杂乱无章的显象带来了秩序，使临床观点变得更丰富和清晰了，但无数的差错和矛盾暂时被忽略了。"对失语症的分析为我们研究一切精神过程提供了典范。"此言表明，韦尼克勾画的基

＊ "Projektionsfelder"（投射区域）是神经生理学和神经解剖学术语。感觉的投射区域是指躯体感觉投射到脑皮层的特定区域，主要位于中央后回。运动的投射区域是指躯干和四肢中各肌肉运动单位在脑皮层上的投射区，主要位于中央前回。——译者

＊＊ 威廉·格里辛格（1817—1868）是第一个生物精神病学范式的创立者。他在1865—1868年间担任柏林夏洛特医学院精神病学教授，创建了"柏林医学-心理学协会"，并创办了《精神病学和神经疾病文献》(Archiv für Psychiatrie und Nervenkrankheiten)。格里辛格改变了精神专科医院的运作方式，将建在荒郊野外、专门监管精神疾病患者的收容院，改革成了城市里的教学和研究型精神专科医院、医学院式的现代精神专科医院。他创立了"以社区为基础的治疗"模式，强调精神疾病患者不仅需要医学治疗，也需要社区的支持。他倡议将精神专科医院建在城市中，并认为急性精神病患者经短期住院治疗后应该回归社区。——译者

本图式成了出发点,借此可以把整个精神病学建立在脑部定位思想的基础上。尽管这个基本领会是错误的,却产出了丰硕的成果(经常有杰出人物执迷不悟地犯下根本性错误)。韦尼克的弟子们,如李普曼和邦赫费尔,接二连三地作出新发现,但他们恰恰背弃了这个基本领会。他们始终坚持这样的态度:只接受可在经验上显明出来的结论,只要有可能,就只接受可在躯体上显明出来的结论。到了他们这儿,学说中幻想的成分已荡然无存。但由于韦尼克所树立的模型,这种幻想又回到了定位化假设构造的意愿中,而且就像克莱斯特(Karl Kleist)那里一样,这种幻想仍然与发现的力量相结合。

面对脑部定位学说的整个思潮运动,事实方面和历史方面引起人们极大兴趣的是:过去那些熟悉脑部定位学说现实材料的基本特征、亲自研究并创造出脑部定位学说部分成果的学术名流,竟然从原则上反对心理功能的脑部定位说,尤其是布朗-塞卡、戈尔茨、古登等人,堪为其中代表。近来,冯·莫纳科夫 * 又再度接过了反对脑部定位说

---

\* 　查尔斯·爱德华·布朗-塞卡(Charles-Edouard Brown-Séquard,1817—1894)是神经病学家和内分泌学家。他常年穿梭于美国、英国、法国的大学和医院,是第一位发现脊髓生理并假设激素存在的科学家。他在毛里求斯发现了脊髓半切综合征——后被命名为布朗·塞卡综合征。

　　弗里德里希·戈尔茨(Friedrich Goltz,1834—1902)是德国生理学家,曾用流体静力学解释半规管的工作原理。戈尔茨是用实验生理学方法研究神经系统的先驱,参与了19世纪脑部定位问题的论战,赞同"脑功能整体说",认为脑不是由分散的功能中心组合而成。他曾用手术切除狗的前额叶,发现狗的性格和行为发生巨大变化,后来出现的臭名昭著的前额叶皮质切除术就受到了戈尔茨的启发。

　　伯恩哈德·冯·古登(Bernhard von Gudden,1824—1886)是德国神经解剖学家、精神病学家,克雷佩林的老师。他发现了古登氏定律、古登氏神经连合,改革了德国精神病院治疗体系,并主张对精神疾病患者实施开放式治疗。他还因诊断巴伐利亚国王路德维希二世患有精神病、卷入政治斗争而受人诟病。

　　康斯坦丁·冯·莫纳科夫(Constantin von Monakow,1853—1930),出生于俄国,主要在苏黎世度过求学和研究生涯。他在研究方法上受到希齐希和古登的极大影响。他澄清了感觉和运动传导通路的机理,并发现了莫纳科夫束、莫纳科夫核、莫纳科夫综合征。——译者

的衣钵。①

**d) 定位问题的几组关键事实。**临床征象、脑的构造、病理学-解剖学检查结果，这三组事实可以彼此分开加以研究，且已经被如此研究了。只有在三组现实彼此融合的关系整体中，才能获得对心理显现的脑部定位的某种洞见。然而，随着研究工作越来越精致、细化，三个事实领域已然分开，而越来越难以将它们彼此融合为关系整体；反而是在粗略宽泛的研究下，脑部定位问题似乎要清晰得多。

**1. 临床事实。**出现脑损伤、肿瘤、所有器质性的脑部进程时，会有大量令人眼花缭乱的显现。人们在临床中观察到了这些显现，并且每次都将其与做尸检或肿瘤手术获得的脑部定位检查结果进行比较。②

aa) 人们研究那些引人注目的、特异的机能障碍，并追问相应的脑内定位在哪儿——发生这些机能障碍时，可以有规律地发现该部位受到损伤。人们发现，在失语症、失用症、失认症障碍的大部分病例中，患者脑内的特定位置均受到严重破坏。于是人们发现，运动性失语症患者的左脑第三额回受到了破坏，感觉性失语症患者的左颞叶受到了破坏，心灵盲*患者的枕叶受到了破坏，等等。"知觉活动的互解"能够定位于脑部表面的不同感觉区域。

下面简要介绍一下对这些脑部定位结果进行整理分类的当前

---

① 关于脑部定位问题的现代表述，请参阅：*v. Monakow*：Die Lokalisation im Großhirn. Wiesbaden 1914. *Goldstein*，*K*.：Die Lokalisation in der Gehirnrinde. Handbuch der normalen and pathologischen Physiologie von Bethe，Bergmann usw.，Bd. 10，S. 600ff. Berlin 1927。

② *Karl Kleist*：Gehirnpathologie，vornehmlich auf Grund der Kriegserfahmngen，Leipzip 1934. 这本内容丰富的著作充分利用了手头文献，详尽介绍了相关资料内容，涉及面很宽。

* "Seelenblindheit"（心灵盲）大致相当于现代医学中的"视觉性失认症"。——译者

看法①。脑皮层被划分为感觉和运动的投射区域；视觉区域位于枕叶，听觉区域位于颞叶，触觉区域位于顶叶，迷走神经与肌肉信息接受区域位于额叶，等等。如果与上述各区域有直接关联的附属区域受到破坏，就会出现失认症、失用症、感觉性和运动性失语症。如果我们把感觉性和运动性失语症称为心理障碍，那么按照克莱斯特的观点，所有区域中都存在感觉区、运动区、心理区的三重划分。然而，问题是，在什么意义上，失语症、失认症、失用症型障碍可以被叫作心理障碍。此外，这种定位只是粗略的。海德对各种机能展开了进一步的心理学研究，大大拓展了韦尼克最初的图式，但一点儿也没有研究出更为精细的脑部定位结果。

bb) 人们追问体验现象的定位。可如果逐一审视现象学教我们认识到的异常心灵生命多样化的此在方式，并追问特定心灵显现对应于脑内的哪个特殊部位，比如妄想观念、记忆伪造、似曾相识感等现象的脑部定位*，我们永远也得不到答案。我们对这样的单个心灵显现的特殊基础一无所知。只是观察到关于感官错觉的一系列有意思的显现。② 人们已经看到，感官错觉的出现取决于外周感觉器官疾病和枕叶疾病。人们对造成感官错觉的始终必不可少的特殊原因一无所知，相反，迄今为止的少量观察让人很容易得出这样的观点：根据其起源之不同，诸多的错误知觉存在原则性的差别；错误知觉可以分为

---

① Kleist, K.：Gehirnpathologie, Leipzig 1934.参阅第 1364 页以降的概括。

* 在一些精神病学文献里，"Erinnerungsfälschung"（记忆伪造）被译为"虚假记忆"，"déjà vu"（似曾相识感）被译为"幻觉记忆"或"既视感"。——译者

② 参阅我写的关于错误知觉的研究报告：*Jaspers*：Z. Neur.（Ref.）4, 314ff.另外可参阅 *Pick*：Über die Beeinflussung von Visionen durch zerebellar ausgelöste vestibulare und ophthalmostatische Störungen. Z. Neur. **56**, 213。

很多种类。然而,感官错觉跟从外周感觉器官到脑皮层的神经系统特定部位的那种关联,绝不意味着感官错觉在神经系统中有相应的特殊定位,而只意味着感官知觉跟一般的生理性知觉器官系统存在关联。

cc)下述情况具有典型性:人们能够将其关联到脑部特定位置的那些症状,其真正的心理特征是可疑的。这些症状仍然是"工具障碍"或由运动性-感觉性刺激与失灵显现交织而成的那类障碍,它们仅作为体验的材料出现在体验中,而本身并不属于原初的心灵生命。

如果人们以脑内各个大块区域作为出发点,并追问在这些区域受损时会出现哪些心灵障碍,那么情况又是另外一码事了。在这种情况下,人们观察到了一切种类的心灵变异,甚至性格变异,但心灵变异的方式是如此丰富多样,以至于无法轻易记述真正确定不移的事实。我们勉为其难地从中择取几点加以讨论。

给脑皮层分区时,人们把下列投射区域称为"初级皮质区":这些投射区域在业已证实的定位处给不同的躯体区域发出指令、配置其相应的运动性神经冲动,而且这些投射区域也是最先接受感官印象的脑区;剩余的所有其他区域便是"次级皮质区"。如果把人脑跟动物的脑相比,甚至跟猿猴的脑相比,那么人脑的次级皮质区比初级皮质区范围要大得多得多。在这些次级皮质区中,失认症和失用症障碍(皮质盲、皮质聋、失语症、失用症)仍然定位于相应初级皮质区的邻近区域,尽管比那些基本功能的定位区域更不确定。人脑皮层中还剩下一大块区域没有与其相对应的心灵生命。这块区域和大脑中的剩余部分,被人们认为是高级心灵生命的位置所在。与脑干相比,大脑是体积更大、功能更高级、构造更复杂的主要部分。人们希望能先在大脑中、然后在脑干中确定心灵障碍的位置。

额叶[1]。大脑的所有组成部分中,完全不含投射区域的额叶被认为特别接近于心灵。* 或许是额叶所处的位置——靠近前额的最前端,在无意识中助长了该观点。

驱动力不足被视为额叶损伤的典型症状,该症状有时会促使专家立刻作出诊断。贝林格[2]发现一位双额叶肿瘤患者经常有驱动力不足症状,而经手术治愈后,贝林格对其心理作了更加准确的观察和描述:该名患者具有意识,能看见、听见并领会身边发生的事情;在跟人聊天时,对别人的提问应答很快,而且回答得合情合理,看起来既不麻木也不迟钝;假如只进行这样的短时间交谈,听者不会觉得他有什么明显异常,尽管患者这边从不主动将谈话继续进行下去。如果任由患者自己独处,他便会陷入无所事事状态。甚至是日常行为,他也得在别人的敦促下才开始动手,无人敦促便立即停住,不继续做完。他八点开始刮胡子时,可能衣服只穿了一半,到十二点胡子还没刮完,剃须刀拿在手上,脸上的肥皂泡沫已经干了,其中有几道剃须刀刮过的印迹。他的内心没有一丝波澜。整个人处于意识空洞状态,看情形似乎不再有任何生命背景。他既不无聊,也没有遭受疾病之苦,只是漠然旁观地面对一切。问他健康状况怎么样,他说自己挺满意,感觉挺好。问起他的病,他说:"我发觉有什么地方不对劲,至于是什么,我自己也不知道。"患者丧失的不只是驱动力,更多的是心灵功能。情绪活动匮乏。特有

---

① 鲁芬的研究报告对此作了概括总结:*Ruffin,H.*: Stirnhirnsymptomatologie und Stirnhirnsyndrome. Fschr. Neur. **11**, 34(1939)。

\* "接近于心灵"指的是额叶跟判断、思考、意志等高级心灵功能有关。——译者

② *Beringer*:Über Störungen des Antriebs bei einem von der unteren Falxkante ausgehenden doppeiseitigen Meningeom. Z. Neur. **171**, 451(l941).

的人类心灵行为整个被阻隔住了。思维空洞、体验空洞,在空洞的思维和体验中,过去和未来都无关紧要。只剩下一具完好无损的躯体有机体和一个仅徒有形式的"自我",虽然能感知、能领会、能回忆、能记住信息,但没有自发性,没有真正参与进去,处于一种苍白、漠然的满足中。

人们还描述了额叶损伤患者的许多其他心灵障碍。据说,冲动不足更多起因于额叶凸面受损,而性格变异更经常起因于额叶基底部的皮质(额眶部皮质)受损:幼稚可笑-欣快、易激惹的举动,去抑制、随心所欲、反社会的行为,批判性减弱、对情境的洞察力下降,已习得的思维和记忆机能却完好无损,此外,还倾向于恶毒、幸灾乐祸、总是反复援引相同笑话的诙谐癖(Witzelsucht)(然而,根据观察和统计,所有病例中只有极少数患者出现了这些心灵障碍)。

脑干[①]。小脑损伤不会引起任何心理显现,而比小脑质量更小的脑干却不是这样。近几十年的观察已清楚表明了心理方面的脑干症状的存在,这深刻影响了人们对于跟脑密切相关的心灵生命的看法。丰富的心灵生命整体跟硕大的大脑密切相关,而脑干却似乎执行着那些基本的、必不可少的、承载着所有心灵生命的功能。尽管脑干功能的特征仍在变化,却显示出某些确凿无误的本质特点。人们在昏睡性脑炎与帕金森症、肿瘤的病例中,以及在生理学研究所作的特殊观察中,看到了一个脑干功能的整体意象。

戈尔茨著名的无大脑的狗(手术切除狗的整个大脑,狗没有因此而

---

① 关于脑干与精神病关系的综述性文献,请参阅:*Reichardt*:Hirnstamm und Psychiatrie. Referat 1927. Mschr. Psychiatr. **68**,470;*Bostroem*,A.:Striäre Störungen。载于布姆克的《精神疾病手册》第二卷 207 页以下。

死亡)①显示了没有大脑、仅仅通过脑干可能完成的功能：觉醒与睡眠、站立、跑、吃与喝、对光和喇叭声作出反应、受刺激会发怒。

从纹状体向下的脑干障碍的整体征象是一种临床征象，并没有精确定位，大多只是一般性地定位于脑干中。脑干症状如下：

运动亢进。肌肉痉挛，不由自主的自发运动(舞蹈症)、联合运动、投掷运动、痉挛性收缩、手足徐动、震颤显象。失动症(Akinese)。帕金森综合征的征象：随意的神经支配变慢。强直性肌肉紧张。倾向于特定姿势：双手握爪姿势。自发运动近乎消失。看上去僵硬，没有面部表情。面具脸。类似自动机的躯体运动。缺乏联合运动。在未瘫痪的情况下，上半身向前倾倒，耷拉着肩膀，张着嘴。不可能同时完成几个不同的运动，比如，用扫把扫地的同时，往前走。帕金森综合征的整体征象似乎是纯粹运动性的，不是心理的。然而，这些症状不仅会造成心理上的后果(例如，不由自主的自发运动近乎消失，就用自主运动代替)，同时还伴有一些本身就具有心理特征的障碍：

a) 普遍的心理活动放缓，像慢性嗜睡症那样。人们猜测，这种现象可能定位在网状结构内灰质(Höhlengrau)*，可能是因为散布于整个网状结构内灰质的"觉醒中枢"发生了损伤。

---

① Goltz' Arbeiten in Pflügers Arch. 1884—1899.

* 各大德语词典均未收录"Höhlengrau"一词。让人疑惑的是，"Höhle"(洞，窝)到底指什么。英译者把"Höhle"理解为"脑室"，因而把"Höhlengrau"译为"the grey substance around the ventricles"(脑室旁灰质)，我们对此不敢苟同。雅斯贝尔斯所说的"觉醒中枢"应该是脑干网状结构，尤其是上行网状激活系统。网状结构是灰白质交织的区域，脑干内弥散的白质纤维交织成网，网眼内散布大小不等的神经细胞体。译者揣测，"Höhle"可能指白质纤维交织成的"网眼"，所以我们斗胆把"Höhlengrau"译为"网状结构内灰质"。——译者

　　b) 缺少自发性表达，原因在于：我们运动的时候，通常会不由自主地执行驱动力朝向（antreibende Zuwendung）*，但在帕金森综合征患者那里，驱动力朝向消失了，无论是对于躯体运动还是思维进程，情况都是这样。这种消失涉及习惯行为和本能运动。驱动力对我们来说是必不可少的，单靠意志的意愿无法让我们的运动持续进行。通过观察这样的帕金森综合征患者，人们才明白这种驱动力确实存在。这种驱动力是不由自主的注意力朝向（Aufmerksamheitszuwendung），是最终的、无法继续溯源的事实构成。如果缺少这种驱动力，患者就用会他的意志来帮助自己。患者可以有意地，但始终只能部分地、笨拙地做完那些他不可能在不由自主的自发性中做到的事情。患者能够有意地匡正四肢瘫软、脑袋耷拉的姿势；可一旦不再把自己的注意力转向这里，他又会四肢瘫软、脑袋耷拉。但由于每个意志行动的实现都需要一些残余的驱动力，病情严重的患者甚至连意志行动也消失了，而本来意志行动是能够突破失动症的枷锁、让患者动起来的。最

---

＊　雅斯贝尔斯赋予了"Antrieb"一词以独特的含义，我们按其字面原意译作"驱动力"。需要特别指出，"Antrieb"跟"Trieb"（冲动）完全是两个概念。英译本将"Antrieb"译为"drive"和"driving impulse"，容易让人联想到精神分析的"冲动"或神经病学的神经冲动，但雅斯贝尔斯已经说得很明白，"Antrieb"是最终的、无法继续溯源的事实，因此不可能进一步还原为生理学的神经冲动或精神分析的"冲动"。雅斯贝尔斯在这一段里进行了细致的现象学描述，用"Antrieb"描述了一个基本的心灵事实。我们在日常行为中，比如走路、吃饭时，刚开始，意志的意愿指向了走路、吃饭的行为，但不会一直把注意力集中在走路（手脚的协同运动）、吃饭（牙齿、颌骨的运动，吞咽动作）上，在行为过程中，意志可能早就指向了别的事情，只是凭习惯和本能自发地完成这些行为。雅斯贝尔斯认为，在此过程中，有一种"antreibende Zuwendung"（驱动力朝向）、"Aufmerksamheitszuwendung"（注意力朝向）引领我们在意志缺位的情况下完成走路、吃饭的行为，这种"驱动力朝向"是"不由自主地自发"发生的，心灵自发地将注意力集中到了走路、吃饭的行为上。雅斯贝尔斯并没有简单地假设这是"习惯"、"本能"等外意识机制的功能，而是小心翼翼地对其进行现象学描述。根据雅斯贝尔斯的分析，帕金森症患者丧失的正是这种自发的"驱动力朝向"。——译者

后,仍对患者有所助益的,一方面是外部刺激(在别人的要求或命令下,患者仍然能做完单靠他自己不再能成功做到的事情),另一方面是情绪状态,比如焦虑。这两者使患者不再能自发做到的事情成为了可能。有时,患者会利用这两种方式让自己进入一种激动状态,从而逼迫自己做到自己想要做的行为。

这种驱动力障碍(Antriebsstörung)跟额叶疾病的驱动力不足(Antriebsschwäche)之间的区别,完全在于伴发症状。但除此之外,我们务必要能区分两类名称相同的显现。额叶疾病的驱动力障碍似乎在于人格,它在思维和意志自身中显示出来,而患者意识不到;纹状体疾病的驱动力障碍在于工具,它偏跟人对着干,而患者能意识到,且能够通过意志和努力在一定程度上短时间地克服障碍。细致入微的心理学分析,如贝林格已着手进行的那样,能够澄清这些问题。这里也许还能触及临界——在临界处,人们可以间接地确定外意识的基本功能。

c) 人们观察到重复言语显现(Iterationserscheinungen)和强迫过程:一名患者没完没了地用主祷文进行祷告,其中最后只剩下了下颌骨的有节奏运动(施坦纳)。这名患者还发出了止不住的口哨声或强迫性的吼叫声。讲话渐渐变成了句子的重复,说话节律常常越来越快。

d) 特别是在儿童和青少年那里,不仅在脑炎的急性阶段,而且在晚期阶段,人们观察到了烦躁不安、运动性不安、毫无目的地来回走动:给物品取名字、触摸它们、恳求着纠缠每一个人,却没有真正投入感情。此外,毫无节制的愤怒伴随着野蛮的暴行。跟躁狂状态不同,患者的不悦心境和不适感令他反复交替变化着,一会儿恶毒,一会儿温顺。患者的本性发生了改变,人们视之为典型显现。

e) 有人曾以为,既然已经在纹状体疾病症状中认识了一种事实构成,该事实构成就能帮助人们清晰确定精神分裂症的紧张症障碍在脑内所处的区域。然而,这个希望从未实现。有几个极罕见病例中的患者可能同时患有昏睡性脑炎和精神分裂症。如果紧张症显现有某种解剖学基础,那么它必定跟纹状体疾病症状的解剖学基础具有不同特征*。乍看上去有几分相似的显象,经过仔细分析却大不相同:在精神分裂症中,木僵表现为一动不动,不像在脑炎中,纹状体疾病导致运动近乎消失;紧张症患者的面无表情不是脑炎患者的表情僵硬;被动运动和违拗症中的反抗是一种主动抗拒,不是脑炎中的强直,保持已有姿势固定不动并非缺乏自发性。

脑干受损时发生的这些障碍呈现了一个确凿无疑、令人印象深刻的征象,尽管这个征象可以有很多细微的变化。脑干受损时发生了功能丧失,人们已经确定了这些功能在脑内的大致位置,由此,这些障碍向我们显示出身体-心灵生命的构造中的一个还远远未被认清的环节,而且此环节超越了神经病学上可精确把握的单个机能,似乎延伸进了心理领域。我们已经讨论了"驱动力"及其作用的神秘难解之谜。意识以某种方式依赖于脑干:由于脑干的存在,整个大脑能够丧失意识却仍保持最基本的意识功能;也由于脑干的存在,有了睡眠-觉醒-调节控制。

最后,似乎有很多跟脑干密切相关的生命力情感,让人感觉像是纯粹植物性-生理性过程和心灵现象之间的中间环节;如今,人们喜欢将

---

\* 雅斯贝尔斯在此用作对比的两种疾病分别是作为精神分裂症谱系障碍的紧张症,以及昏睡性脑炎的纹状体病变引起的继发性帕金森症。——译者

其概括为"生命力人格"(vitale Person)或"深层人格"。"位于第三脑室和第四脑室周围的脑组织病变,常常跟患者的奇特兴趣与渴求一同出现"。[①] 人们回想起强烈情感所伴发的躯体显现,回想起对身体事件的催眠作用。在情绪活动中,生命力情感似乎是某种基本的身体性的东西,同时又是心理性的东西,而且跟驱动力有关联。

整个脑功能的瘫痪。克雷奇默[②]描述了一种综合征,他认为这是在脑干功能仍然保留的情况下整个大脑皮质停止运转的显现,一种类似于戈尔茨的无脑狗那样的状态(全脑炎、脑部中弹、脑梅毒、重度脑动脉硬化症的稍纵即逝时相):

> 患者清醒地躺着,眼睛张开。没有睡意。尽管醒着,却不能说话,不能辨认周围的东西,不能完成有意义的动作(认知倒错和动作倒错)。仍然保留有吞咽和其他的反射。眼神游移,没有固定点。别人跟他打招呼、拿东西到他面前时,他不会作出任何有意义的回应。一直保持着主动或被动形成的随机姿势不动。对感官刺激能够以痉挛作为回应,但不能做出反射性逃避动作和防御动作。

dd) 关于临床脑部定位的一般观点。明确无误地确定临床检查结果的脑部位置是极其困难的。若要做到这点,人们必须能在清晰限定位置的脑内变化和清晰确定下来的心理机能缺失现象、心理变异之间建立关联。然而,第一,可比较的、一致的病例很稀少(一个孤例证明不了什么,因为该病例可能只是偶然)。第二,已经确定位置的局部脑损伤(特别是肿瘤)通过颅内压对相距很远的大脑其他部位产生远距作

---

① *Meerloo*: Z. Neur. **137**.

② *Kretschmer*, *E.*: Das apathische Syndrom. Z. Neur. **169**, 567 (1940).

用,可能在颅内压持续增高期间发生了功能受损,但脑实质未发生持续改变。第三,一个疾病进程往往侵袭一大片区域,经常同时制造出很多需要定位的病灶点。因此,尽管大量观察(由于纯粹神经病学取得了巨大成功)在心理显现方面也许显示出了脑与心灵的密切关系,但定律和规律显得如此匮乏、如此不确定,以至于随着临床观察与日俱增,一度曾令人信服的定律和规律又被弃如敝屣。心理显现肯定不是偶然的,更确切地说,研究者相信心理显现是必然的。但当研究者认为自己能够把握规律时,规律却在错综复杂的关联中离他远去了。

　　一切关于定位的心理方面的思考,都把失语症、失用症和失认症障碍作为典范和支点。为了认清这些定位的理论意义,我们需要了解以下现实:1. 据观察,个别病例中出现失语症、失用症和失认症等疾病显现时,脑内相关部位并没有受到破坏,更确切地说,是另外的邻近皮质区局部受到了破坏。2. 这些疾病显现的程度跟严重损伤的范围之间完全不存在符合规律的关系。为了把握这种不一致,人们区分了残留症状和暂时症状:残留症状在某部位局部损伤的情况下发生,原则上永远存在,而且跟损伤部位密切相关,而暂时症状会得到补偿、从而消失,尽管有时要经过很长时间。人们试图用远距作用、震荡冲击来说明暂时症状,并用这些作用的终止或者另外的大脑功能或部分的补偿来说明暂时症状为何会得到补偿、从而消失。这种区分所依据的经验事实是:人们观察到,疾病进程本身被消除后,大脑损伤患者先前丧失的机能大致恢复了正常。可是迄今为止,那些疾病症状,即人们确信无疑地将其视为已经确定病灶位置的那些残留症状,都是原始神经功能的损伤:瘫痪、共济失调、感觉缺失。在失语症、失用症等障碍中,人们无法判定或很难判定,到底哪些是通过病灶对整个大脑或至少对病灶周围大片区域的作用而形成的暂时症状,哪些是确定了固定不变的病灶位置的残留症状。不管怎样,都根本谈不上对如此复杂的功能进行脑内定位,因为这些功能一定程度上缘于心灵生命本身,比如语言、行为等。诚然,人们会不由自主地假定,上述心灵机能的更为间接的特殊条件,应该和大脑表面的特定部位密切相关。然而,目前不可能清晰确切地界定和表达出这些充当条件的、可定位的功能,换言之,迄今为止不可能进行心理功能定位,也不可能在某个病例中为心理功能定位奠定有效的基础。因此,科学情境如下:一方面,人们观察到已粗略确定位置的脑损伤。另一方面,人们观察到一定程度上的心理功能(语言和行为)障碍——这些心理功能障碍通常、但并非总是跟那些已定位的脑损伤一起出现。人们可以借助显微镜微观地从解剖学上持续研究脑损伤,并进行极其精确的分析。人们可以在研究中用非常有意思的方式来分析功能障碍:针对性地给患者设置任务,分析由于联想机制出问题、持续言语等原因而出现的失常反应(Fehlreaktion),确认患者的哪些机能仍保持完好,哪些机能发生了障碍。但人们根本找不到这两方面更为精细的分析之间的任何关系,也不能通过分析确定一个现在就能定位的基本功能。找到这样的基本心理功能,并将其归入脑内特定位置或特定生理机制,原则上也许不是不可能,可真正实现起来却遥遥无期。

研究文献中凡是涉及心理功能定位方面的论点,作者必先告知:"作者假定,……"这样的假定创建了那些脑皮质的征象。其中,在"按照地理位置"划分出来的各个皮质区域上标记着不同的症状:诙谐癖、易激惹性增强、性格改变、抑郁症或欣快症障碍等。

这里必须要做一个区分:基于临床表现中典型的心理症状所作出的定位诊断,有别于对特定的体验方式、机能、人格特质等心理显现的定位规律的认知。在临床的定位诊断中,心理征象的重要性毋庸置疑,但定位不是规律,无法被统计、被预测,人们并不知道心理显现的根基是什么。

2. **脑的构造**。一切对于心理功能的定位的想法,背后都隐含着关于宏观和微观上的脑的构造知识。从形态学上看,脑不是一团构造均匀的腺体。相反,展现在我们眼前的脑具有极为丰富、形态各异的形状、传导束和秩序,细分到了目力所不能及的程度。若要通过细致的切片和染色技术形成大脑的整体意象,研究者需要克服非同寻常的技术困难。[①] 先前显得均匀同质的东西,细看之下其实形态多种多样。于是,根据神经细胞的大小、数量、形状和排列(细胞结构),布罗德曼(Brodmann)像绘制地图一样将脑皮层划分为 60 个区域;根据皮层中纤维束的不同分布(神经纤维结构),福格特(Vogt)将脑皮层划分为 200 个区域。对细胞形状和细胞结构的差异的区分几乎是无穷无尽的。[②] 在动物实验的帮助下,对解剖学差异的区分大踏步前进:切断纤维和切除部分脑组织后,断离区域内的纤维和细胞发生了退化变性(Degeneration)[*]。这样,人们便认识到哪些部分彼此从属,但也认识到哪些区域是独立的。于是,尼氏用该方法认识到,脑皮质有不同的层,即使跟所有的投射纤维断开,它们也可以独立延续自己的生命,而相同位置上的剩余各层则会发生退变。[③]

然而,对人脑构造的研究总是伴随着一种持续的不满:我们所认识的,乃是我们不可把握的东西。我们看见各种形态,却多半不认识这些形态的功能。我们牢牢记住了各种形状、传导束、灰质和白质的分类,成功掌握了大量术语名称,可一旦要学习和澄清不可把握的东西,

---

① *Kihn., B.*: Die Lage der histopathologischen Technik des Nervensystems in der Gegenwart. Z. Neur. **141**, 766(1932).
② 福格特夫妇(Cécile und Oskar Vogt)对其毕生的研究成果作了一个总结陈述,参见 J. Psychiatr. **47** (1936);**48**(1938)。
\* 神经断离后神经细胞所起的退变,医学上称为"尼氏退变"。——译者
③ *Nißl*: Zur lehre der Lokalisation in der Großhirnrinde des Kaninchens. S. ber. Heidelbg. Akad. Wiss.,Math.-naturw. Kl. 1911.

就会感到自己很无知。我们必须进一步思考：人脑形态构造的所有形态学丰富性，与高深莫测的、超微观的化学-生物学的生命进程相比，始终还是粗略不堪的。最后，在可见的人脑构造似乎不可穷尽的各种形式和形态、肢体和组织中，我们却始终只看到了脑的尸体，以及粗糙、僵死、被毁坏的生命残留物。

所有这些经验让我们对心灵生命的空间上可把握之基础的奥秘充满了敬畏。我们看到了人脑构造中的这些形态学奇迹的事实，这是我们的生物学表象的基本前提。脑是一个独一无二的器官，其他所有器官都无法与之比拟。当我们在细胞结构图中看到人脑非同寻常的形态与结构时，总是会一再想到心灵生命的对应物，但心灵和脑之间不存在任何明确的对应，在脑的构造形态中，任何地方都不存在可证明的与心灵生命的对应。因为心灵生命的现实，与所有空间上的可见之物始终是不可通约的，尽管脑形态的这种空间性必然跟心灵具有最切近的关系。

至此，我们触及了"存在"空间显现的边界。脑皮质各层、神经节细胞和神经组织的形态构造如此丰富多样，其意象向我们显示出空间中的极致之物——它就伫立在心灵面前，我们想要经由它直接通达心灵，可这条途径永远也无法通达心灵。我们面对此番情景，犹如面对宇宙中的星云。两者都显示出空间中某种终极的、可望不可及的东西，可它恰好显示着、暗示着：它本身根本无法被洞悉而且它超越了本身。

**3. 病理学-解剖学的脑检查结果**。有很多粗略的解剖学检查结果，比如脑肿瘤、脑组织软化、脑出血、脑膜增厚、脑萎缩等。最粗略的检查结果是脑的大小。

如果脑是健康的，人们便希望找到脑的大小与智力之间的某种关系。但统计学研究结果是模棱两可的。[1] 在包括人类的所有动物中，相对而言，人类的脑重量是最大的；黑色人种相对于白色人种和黄色人种，脑重量平均而言要略小一些；女人的脑重量比男人略小一些，这些现实解释起来绝不那么容易。人们研究了很多名人的脑，却没有得出真正明确的结果。[2] 有些伟人的脑很大，有些伟人的脑很小，也有些普通人的脑特别大。

　　在病理条件下，脑可能会扩大或缩小。人们常谈到脑肿胀。对脑肿胀的认识应该从脑的容积与颅骨壳体容积的比例入手，正常情况下该比例大约是 90∶100。脑肿胀的本质和原因还不明确。脑水肿和脑肿胀的本质并不相同。这里涉及一个粗略的、包含异质内容的病理学-解剖学概念。[3] 人们发现：一些有智力障碍症状的急性精神病患者，以及在癫痫状态中死去的患者，脑重量有所增加；很多功能性精神病患者、癫痫患者等，脑重量没有变化；麻痹性痴呆患者、老年痴呆症患者，以及早发性痴呆的部分病例患者，脑重量有所减少。


借助显微镜得到的检查结果比上述粗略结果远远要丰富得多，比如发炎、退变、增生、萎缩，以及大量非常明显的形态改变。[4] 最重要的结果之一是借助显微镜得到的微观脑皮质图像准确可靠地认识了麻痹

① *Bayerthal*：Arch. Rassenbiol. 1911，764ff；*Bayerthal*：Z. Neur. **34**，324.

② 参见克洛泽编制的文献索引：*Klose*：Das Gehirn eines Wunderkindes. Mschr. Psychiatr. **48**，63（1920）。

③ *Reichardt:* Über die Hirnmaterie. Mschr. Psychiatr. 24；*Reichardt:* Über Hirnschwellung. Z.Neur.（Ref.）**3**，1；*Krueger*：Hirngewicht und Schädelkapazität bei psychischen Erkrankungen. Z. Neur. **17**，80（1913）；*Schlüter*：Z. Neur. **40**；*Schlüter*：de crinjs Z. Neur. **162**；*Riebeling*：Z. Neur. **166**.

④ 参阅尼氏为其组织学和组织病理学著作撰写的导论：Nißls Einführungsaufsatz zu seinen histologischen und histopathologischen Arbeiten，Bd.1. Jena 1904.

性痴呆。在组织病理学上,人们获得了一种临床疾病单元的意象(尼氏与阿尔茨海默)。但这只意味着纯粹躯体性的认识。人们没能发现任何关于心理症状的定位或心理疾病进程的平行对应物,甚至没能做到明确追问这些问题。只有在其他精神病中也发现了组织学改变这个事实,才指向这些精神病与脑的关系,但结果往往模棱两可。

虽然现在还谈不上把心理学上分析得清楚明白的功能对应地归入解剖学上划分得精致细密的区域中,但脑部疾病与精神病之间的关系却是不容置疑的。该事实尽管粗略、却长期深入人心,正因如此,心理病理学对详尽追踪跟进脑研究抱有浓厚兴趣。一方面,组织学教育人们放弃心理病理学家以前曾深信不疑的脑的神话;另一方面,组织学又让人们希望通过它更科学地界定躯体上可定义的疾病。此外,了解组织学意象的复杂性和多样性,对心理病理学家还具有教育意义,如果他容许自己作一般性思考的话。[1]

这里发展出了各种意象与形态的一整个世界,人们倾向于过低估计它们,因为没看见它们有涉及其他脑检查结果的直接应用。恰恰在这儿,定位问题必须得到澄清、发展和决断。

---

[1] 参阅尼氏的《神经疾病与精神疾病中的临床病程和解剖学检查结果之间的关系问题文集》中非常形象直观的资料(*Franz Nißl*:Beiträgen zur Frage nach der Beziehung zwischen klinischem Verlauf und anatomischem Befund bei Nerven- und Geisteskrankheiten,Berlin 1913ff.)。书中谈到了两方面内容,一方面是关于组织解剖学最精微细节的知识,另一方面是这些细节跟临床征象毫无关系。此书清晰呈现了两方面的鲜明对比:解剖学检查结果和临床病程之间的关系始终只存在于一般的脑部疾病与精神疾病的非常粗略的关系中。尼氏在其他地方(Allg. Z. Psychiatr. **73**,96)谈到了组织学认知的局限:"我们不难区分开麻痹性痴呆、老年痴呆症、动脉硬化症和脑梅毒的若干形式,但在精神专科医院进行过尸检的大多数病例中,组织病理学至今没起到什么作用。虽然我们在尸检时也发现了有规律的、常常甚至是个别脑组织成分的相当明显的改变,但仅凭此并不能得出什么结论;人们没有能力在不同种类的、具有鲜明标志的组织病理学整体意象中区分出与不同种类临床进展情况相对应的同类型组织病理学的意象。"

无论如何,对脑结构的可见图像的研究自有其独立价值:"有人宣称,细胞病理学已经陈旧过时了——我们所看到的现实却显示,细胞学说对人们理解生命进程具有重要意义。甚至连体液的功能看来或多或少都与细胞有关,而且所有生理学解释,如果要继续存在的话,就必须保持与形态学思考的紧密结合。""解剖学方法建立在形态学思考的基础上:其理论是直观的。没人强迫我们仅止于单纯地看这些形态,或仅止于追问这些形态是如何形成的。"①

**e) 定位学说的基本问题。**对指向心理功能定位的那些事实的认识仍令人不满。人们一直相信能够"抓住"某种定位,但当人们想要坚决、确实地"逮住"它时,它却逃脱了。与神经病学的定位相反,迄今为止,所有的心理功能定位首先很粗糙,无论是解剖学检查结果,还是对心理显现的固定描述,总是变来变去,只有约略近似的说法。其次,哪里的事实变得精准与明确了,哪里就会一方面兴起心理学研究,另一方面兴起脑组织学研究,从而撕碎定位的纽带。因此,心理功能定位学说避开了任何一种对具体结果的清晰陈述。然而,可以彼此分离地加以研究的两类事实领域,总是一再步步紧逼地催促人们去追问心灵与脑的关系。既然神经病学通过定位实现了解剖学和功能之间的连接,那么剩下的目标便是以神经病学为榜样,找到心理学观察所教导的事实和脑解剖学检查结果所教导的事实之间的连接。因为对于神经功能和生理功能的定位(膝反射、呼吸中枢、运动性皮质区等)已经取得了最非凡的成功,所以对于神经疾病的定位是医学中的精密领域之一。可一旦我们涉足到心理领域,刚才还历历可见的清晰意象便立刻消失了。

---

① *Spielmeyer*: Z. Neur. **123**(1929).

人们发觉,所有生理学和神经病学教科书,一涉及心理领域,便突然语焉不详或沉默不语了。因此,对于心理功能的定位问题,把握研究的情境要比展示结果更为重要。

说得夸张一点,我们不知道心理领域里什么应该被定位、应该定位在什么地方。主要问题有三个:

1. 我们应该把心理功能定位在什么地方? 第一,定位在脑的特定位置,定位在肉眼可见的脑内部分与皮质区,以及显微镜下可见的皮质层与细胞群。这种解剖学的定位学说意图要切中功能的"中心"。然而,所有这样找到的脑内部位,只不过是其损伤会扰乱功能的"中心",而不是我们因此能了解其正面功能的"中心"。也许这些"中心"只是一些脑内部位,而我们无法定义的功能的特定条件位于其中,功能本身却并不位于其中。因为所有这些"中心"只被证明是"障碍中心",而没有被证明是"机能中心"。它们一定是脑的限定范围内的部位,其损伤会引发障碍,因为这些部位无法被其他部位直接代替。于是,这些定位由于以下事实而彼此区分开:相对严密地限定在脑中很小范围内的部位发生变质,会立刻引发各种障碍,而在其他区域,脑实质的大量损伤却没有立即造成可辨认的功能改变。也许,功能本身的事实性奠定在脑内各部分的无限关系的基础上,哪儿也没有一个"中心"可以让功能本质地定位其中。解剖学上的各部分和生理学上的各功能的协调配合乃是一个整体——在此整体中,发生个别损伤时各成分会彼此互相支持、互相补偿;在此整体中,各成分彼此互相刺激、互相为对方铺路、互相抑制。此整体处于一个无限错综复杂的构造中——该构造只在涉及神经病学关联的方面得到了部分认识,而在涉及心理关联的方面,只是一个单纯的比喻而已。

第二,定位在系统中,从形态学上看,这些系统在神经系统中贯穿了由解剖学上的各部分和生理学上的各功能的协调配合所构成的整体,而且这些系统有一种内在的关联。于是,问题就不是如何进行粗略的解剖学定位了,而是功能与障碍作为统一单元属于哪个系统整体。这样的系统在神经病学功能方面已为人熟知,且被视为心理现象的基础,然而,这又只是一个单纯的比喻。这个比喻可以是假定的,有时也可以做具体的解释,但人们在任何情况下都证明不了一个解剖学系统可以作为心理过程的基础。

第三,定位在能够通过药理学实验推断出来的那些部位中,这些部位能从形态学上得到一定程度的证明。可以这么说,存在一种化学性定位,可能是由于人们区分了自主神经系统内的差异,这种化学性定位在药理学方面已经变得清晰起来。* 但这些心理显现始终缺乏已获得证明的定位,无论它们多么容易诱使人将其与毒品产生的心理作用相比较。

2. 我们应该定位哪些功能单元? 我们在机能、体验、自我意识中经验或思考为单元的东西,还不是可定位的功能单元。现实表明,被定位的东西始终是心灵的工具,而非心灵本身。假如人格、人格的本质、性格特质或甚至被经验到的心灵现实本身都是可定位的,假如它们可以因为定位区域的局部变质而出现障碍,那么,这意味着什么? 人们仍未回答这个问题。

---

\* 关于第三类定位位置,雅斯贝尔斯寥寥几笔带过了,译者认为,"通过药理学实验推断出来的部位"很可能指传出神经的节前、节后纤维,以及各种神经递质受体之类的神经系统内的特定部位。原因如下: 研究者已经从药理学角度研究了乙酰胆碱、去甲肾上腺素及其他化学性神经递质,区分出交感、副交感神经系统,传入、传出神经纤维,节前、节后纤维,乙酰胆碱受体、肾上腺素受体、多巴胺受体、嘌呤受体、神经肽受体等受体类型,诸如此类。这些可能就是雅斯贝尔斯所说的"自主神经系统内的差异"。各种药物或直接作用于受体,或影响神经递质的合成、储存、释放、代谢,从而对心血管系统、呼吸、代谢、瞳孔、汗腺和立毛肌造成影响,让人产生应激和情绪反应,呈现各式各样的心理状态。很多毒品要么是神经递质的化学替代物,要么会促进或抑制神经递质的释放,使人产生兴奋、欣快、飘飘欲仙的感觉。因此,有些人认为可以由此找到心理显现的具体定位。——译者

与此相反,定位研究富有意义的任务,乃是去发现功能"元素"或功能单元(人们沿其他途径永远也无法找出功能单元),去观察、辨别出功能的要素(只有在出现功能障碍的情况下,功能的要素才会变得清晰明朗)。于是,功能单元也许是定位在脑干和(另外一种意义上)额叶中的"驱动力",也许是人们在语言、感官认知、行为中已经区分出来的各项功能。但由此所切中的基本生命功能,即"基本功能"——它本身必定是外意识的,只不过在"驱动力"的体验中、在语言和行为的各种机能中显露出来了而已。

我们总是看到,各项功能有一种等级秩序,或心灵工具有一种阶梯。研究它们时,我们虽然更接近心灵了,但始终只认识了那些为心灵服务的工具或心灵的条件,而没有认识心灵本身。

3. 功能与部位的对应关系是哪种性质上的? 有人曾认为"中心"是功能自身所在的部位,但这种陈旧的想法已被抛弃。"中心"和部位是功能的前提条件,而不是功能的实体。功能与特定部位"紧密相连",意味着功能的发生不能没有该部位,但功能并非因此就发生在该部位。如何才能确切地思考功能的这个前提条件呢? 对此,存在一系列可能的设想:在整体事件中,"中心"是一个仅一度在场的环节,且该环节不可替代。在这个部位发生了一种"接通"或"中介连接",并且只能在这个部位发生。当"接通"发生故障时,整体中各部分的合作受到了阻碍。"中心"受到损伤时,原本从该"中心"得到抑制和调节的东西便解除了抑制。然而,应当如何去思考心理障碍与"中心"的对应关系呢? 究竟是什么失灵了? 失灵是怎么起作用的? 这些问题大部分仍不清楚。每个设想都是一种假设、一种表达方式,或者只是一种比喻。实际上,迄今为止所有已知的功能与部位的对应关系都非常粗糙:一方面,脑检查结果的界定总是变来变去,另一方面,心理障碍错综复杂。所有的对应关系仍是不确定的、近似的,就已被证明的对应关系而言;一方面,涉及错综复杂的机能;另一方面,涉及脑内的大片区域(比如皮质区、脑干)。可定位的诸多功能彼此如何相互影响,在心理方面还不明了。心理活动始终是一个整体事件,无法由各部分功能组合而成,但功能作为心灵的工具乃是为整体事件服务的,而当工具出故障时,整体事件便不可能发生。

**f) 心理功能定位的可疑之处。**结论是,把心灵生命拆分成各种有可能加以定位的功能,迄今为止无论在哪儿都未获成功。现实表明,所有那些即便对心理学来说最简单的现象,从神经病学视角看也是非常"复杂"的(确切地说,这些现象是异质的),以至于严格地说,这些心理显现的正常发生总是需要整个脑的参与。所有已确定的部位大概是心灵现象的更为间接的条件,但人们至今一直不清楚,跟这些部位紧密相连的,是哪一项充当心灵条件的功能,或部分功能。

我们来总结一下讨论结果:1. 脑的解剖学形态构造的事实虽然本身很有意思,但至今没有为心理病理学带来任何结果。这些事实仅仅表明,心灵生命的躯体基础极其错综复杂,且应被视为完全间接的、而非直接的基础。2. 我们对所谓可定位的心灵基本功能一无所知。3. 复杂疾病显现(失语症等)定位的事实没有规律可循,至今只能在诊断上使用,而不能用如下方式加以分析:一方面是对失常反应中的机能进行心理学分析,另一方面是对脑损伤进行更为精细的解剖学分析,而人们原本希望在二者之间建立关联。

以下命题也是一目了然的:有人认为,不同心灵障碍的差异是由相同疾病进程的不同病灶的定位所决定的。这种想法纯粹是理论,没有现实依据。同样道理,若有人用证据表明,个人的心灵禀性决定了不同心灵障碍之差异,这种证明同样是不可能的。也许两种观点都正确。建立在心理功能定位这个基本想法上的精神病学由于以下事实而垮了台:通过心理学分析找到的功能元素和通过脑研究获得的解剖学定位,二者迄今为止根本没有任何关联,也许永远也不会有任何关联。一方面的事实是,相同的疾病进程定位在神经系统中的不同位置;另一方面的事实是,在相同的器质性脑部疾病的情况下出现的心灵障碍完全不同。两方面的事实至今不存在平行对应,更别提有什么明确具体的关联了。

此外,我们思考关于脑的检查结果与心灵障碍的关系时,必须时刻牢记,无论如何,脑检查结果绝不需要跟某种心灵障碍有某种关联;存在一些偶然的、巧合的、但却由异质因素引起的现象(比如,组织学检查结果发现,人在临死挣扎时脑部发生了改变)。此外,还必须牢记,原则上,脑的改变也可能是原发性心灵显现的结果,尽管这样的作用结果至今未在经验上得到证明。一种观点认为,任何情况下,脑的显现必然是原因,心灵显现必然是结果,而非相反。先前提到的另一种观点认为,一切精神疾病首先来源于心灵生命。这两种观点同样都是假设出来的前提。心理病理学必须为两种可能性敞开大门。

"一切精神疾病都是脑部疾病,而一切心灵障碍都只是症状"的命题是一个独断的教条。富有成果的一面只是在那些能够从解剖学、组织学上显示脑部进程的地方探索脑部进程。与此相反,徒劳无益的一面则是臆想出各种定位,比如,说什么表象和记忆定位在细胞中,思维联结定位在神经纤维中,这纯属胡闹。更有甚者,还假设性地构想出心灵整体的某种景象,以定位的方式将该景象一一对应地表现在脑中。这么做等于暗示,把脑中发生的事件绝对化、当成人的实质,把人的一切事件都视为脑中发生的事件。从心理学观察的立场看,脑部疾病是心灵障碍的众多原因之一。所有心灵活动至少部分由脑决定,这种想法虽然正确,却太过一般化、言之无物。但就心理病理学考察而言,每个心理学家都会承认莫比乌斯言之有理,他说:"组织学不应该主宰临床,因为解剖学对疾病的分类让人头昏脑胀。"

# 第二章 遗 传

　　对各种心理病理学显现遗传的洞见虽卓越却艰难,虽引人入胜、却也让人困惑。下面我们试着大跨度、粗线条地再现其历史发展,同时合乎逻辑地显示其意义。遗传科学的关键一步,是由生物学家发展出来的、始自 1900 年之后逐渐兴盛的遗传学。从那时起,一切关于遗传的思想便跟这种遗传学的概念与认识越来越紧密地结合在一起。然而,有大量的事实构成是在遗传学诞生之前和之后获得确认的,而遗传学的概念并未在其中发挥任何作用。虽然遗传学概念在几乎每种情况下都会被用作解释,但实际发现的事实并不依赖这种解释。[①]

---

① 关于心理病理学显现的遗传性,请参阅恩特里斯在布姆克的《精神疾病手册》第一卷中详尽的总结概括: *Entres*: In Bumkes Handbuch, Bd. I, S.50 - 307. 1928。关于精神分裂症,请参阅贝林格在布姆克的《精神疾病手册》第九卷中的论述: *Beringer*: Bumkes Handbuch, Bd. IX, S. 34. 1932; *Luxenburger*, H.: Die Vererbung der psychischen Störungen. Bumkes Handbuch. Eg.-Bd. 1939。参阅尤斯特和朗格两人编辑的《神经与心理状态和功能的遗传生物学和遗传病理学》,摘自尤斯特出版的《人类遗传生物学手册》第五卷: *Günther Just*: Bd. V: Erbbiologie und Erbpathologie nervöser und psychischer Zustände und Funktionen, redigiert von G.Just und J. Lange. Berlin 1939。参阅吕丁的入门读物: *E. Rüdin*. München 1934. (吕丁极力鼓吹种族主义优生学,是纳粹德国系统性医疗迫害的主管和设计师。《遗传学说和民族国家中的优生学》一书是他从遗传学角度论证种族优生学的代表作。——译者)参阅卢森布格尔简要精辟的出色阐述: *Luxenburger*: Psychiatrische Erblehre. München 1938。

# §1. 古老的基本意象及其
# 家谱学和统计学说明

**a) 遗传性的基本事实构成。**自古以来,人们就惊奇地看到,子女在其行为方式和姿势上、在特质上,有时甚至在其本性的细微之处,与父母的一方或另一方相似或相同。人们看到,孩子在非常年幼的时候就跟父母出奇地一模一样,有时在一些几乎微不足道的个别特征上酷似父母。人们还观察到,在同一个家族中,心灵疾病一再出现,精神疾病频繁发生。

但同时,人们也看到父母和孩子截然不同,兄弟姐妹之间迥然相异。父母在孩子身上看不到自己的影子,说孩子不像自己。祖父母的性状(Eigenschaften)又重新出现在孙辈身上。前代人的性状在间隔若干代后又重新出现:人们说这是隔代遗传。精神疾病患者生下了健康的孩子,而健康的父母生下了有病或低能的孩子。

因此,最初的经验就让人很震惊。这些经验表明,关于遗传的事实具有跳跃不定、难以捉摸的一面。显然,遗传过程与个人禀性的形成之间的关联必然是错综复杂的。但遗传本身,更确切地说,心灵方面的遗传,确实无可辩驳地存在着。关于遗传的事实构成总是不请自来地一再跃入人们的眼帘,细节详尽、令人信服,从而激发了研究人员进一步研究遗传问题的勇气,尽管研究道路上充满了几乎不可克服的、堆积如山的困难。关于遗传的事实构成是确定无疑的。问题在于,遗传的是什么,又是怎样遗传的?

偶然经验给人们留下的印象有什么意义? 只有通过研究才能获得清晰、确定的答案。有两种方法可以证实遗传的事实构成:家谱学与统计学。家谱学直观地展现出家庭与亲族中的遗传景象,而统计学在大量案例的统计数字中抽象地展现出了遗传性的规模范围。[1]

**b) 家谱学直观。**通过对合适家族的深入研究，人们设法获取到家族谱系树（一对父母与延绵若干代的所有后人）和祖先世系图（某个人及其所有的祖先），使我们能够在个案中一览各种遗传关联。[2] 在个案中，人们已把这样的研究扩大至整个村庄，可以追踪研究其家族长达几个世纪（在这类研究中，精神疾病自然只居于次要地位）。[3] 目标是对

[1] 高尔顿在《遗传的天才》一书中有条有理地进行了人类遗传的研究（*Galton*: Hereditary genius. London 1869. 德语译本《天才与遗传》："Genie und Vererbung". Leipzig 1910.）。关于人的现代遗传学说的基本思想，高尔顿在此书中悉数论及：精神性状的遗传（家谱学研究），周围世界与遗传禀性的关系问题（双生子研究），控制生殖以求改良遗传特征的概率的思想（优生学），优秀遗传特征的自我毁灭是文化衰亡原因的观点（比如希腊人）。其他的早期著作：*de Candolles*：Histoire des sciences. Genf 1873 （deutsch Leipzig 1911）。Dugdale 1876（参见下一条脚注）。更早的观察汇编：*Lucas*，*Prs*：Traite philosophique et physiologique de l'hérédité naturelle. Paris 1847 - 1850. *Moreau*，*J.*：La psychologie morbide dans ses rapports avec la philosophie de l'histoire，1859. *Ribot*，*Th.*：L'hérédité，1871 （deutsch 1895）。

[2] 关于家族遗传的资料：*Dugdale*：The Jukes. New York 1876. *Estabrook*，*H. H.*：The Jukes in 1915. Washington 1916 （朱克斯家族起源于一个 1740 年去世的流浪女仆，家族后代中有许多妓女、酒鬼、罪犯、精神疾病患者）。勒默尔提供了一个家族的家族史，部分由于遗传的不断积累（近亲婚姻），家族中出现了大量癫痫样禀性、心理性癫痫和痉挛性癫痫的病例（*Roemer*：Allg. Z. Psychiatr. **61**，588）。约尔格描述了一个犯罪家族的若干世代（*Joerger*：Die Familie Zero （Arch. Rassenbiol. 2，494））。另见：*Joerger*：Die Familie Markus. Z. Neur. **43**，76 （1918）；*Joerger*：Psychiatrische Familiengeschichten. Berlin：Julius Springer 1919. 此外，参阅：*Berze*：MSchr. Psychiatr. **26**，270；*Bischoff*：Jb. Psychiatr. **26**；*Schlub*：Allg. Z. Psychiatr. **66**，514；*Frankhauser*：Z. Neur. **5**，52；*Oberholzer*：Erbgang und Regeneration in einer Epileptikerfamilie. Z. Neur. **16**，105 （1913）；*Pilcz*：Jb. Psychoanal. **18**；*Dannenberger*：Klin. psych. u. nerv. Krankh. **7**；*Kalkhof u. Ranke*：Z. Neur. **17**，250 （Chorea Huntington）；*Wittermann*：Psychiatrische Familienforschung. Z. Neur. **20**，153 （1913）；*Heise*：Der Erbgang der Schizophrenie in der Familie D. Z. Neur. **64**，229；*Lange*，*Johannes*：Genealogische Untersuchungen an einer Bauernsippschaft. Z. Neur. **97** （1925）；*Ritter*，*R.*：Ein Menschenschlag （eine Vagabundensippe durch die Jahrhunderte）. Leipzig 1937。

[3] Ziermer：Arch. Rassenbiol. **5**；*Lundborg*：Medizinisch-biologische Familienforschungen innerhalb eines 2232 köpfigen Bauerngeschlechts in Schweden. Jena. 1913；*Rosenberg*：Familiendegeneration und Alkohol. Die Amberger im 19. Jahrhundert. Z. Neur. **22**，133 （1914）.

个别家庭与亲族进行具体的历史直观。优点在于能够获得总体景象，在大量直观中可以细致入微地窥见个别细节。缺点在于，个案中看到的内容不需要是普遍性的。个别的家族谱系树以及家族中精神疾病的大量出现，虽然提供了历史性的真实景象，让人印象非常深刻，但丝毫没有教给我们遗传关联的本质，而大量病例丝毫没有证明疾病遗传是遵循定量化概率的。

只有通过具体的直观案例，家谱学才有其魅力。在家族史中，人们看到家庭、亲族和整个村庄中的厄运历经若干代人，人们也看到天赋的集中涌现，比如巴赫(Bach)家族延续了几个世纪的音乐天赋，伯努利(Bernoullis)家族的数学天赋，提香(Tizian)家族、荷尔拜因(Holbein)家族、克拉纳赫(Cranach)家族、蒂施拜因(Tischbein)家族等的艺术天赋。*

---

\* "巴赫家族"是指从 16 世纪中叶开始，一直延续到 19 世纪末，三百多年中共出现了52 位音乐家的德国著名音乐世家。"巴赫"这个名字一般是指约翰·塞巴斯蒂安·巴赫(Johann Sebastian Bach, 1685—1750)——伟大的"西方音乐之父"。约翰·塞巴斯蒂安·巴赫的祖父就是一位音乐家，父亲也是一位音乐家，哥哥是一名出色的管风琴手。他有 13 个孩子，共有 10 人长大成人。他的第五子卡尔·菲力普·巴赫(Carl Phillipp Emanuael Bach)被称为"汉堡巴赫"；第十一子约翰·克里斯蒂安·巴赫(Johann Christian Bach)长期居住于伦敦，被称为"伦敦巴赫"，他们在音乐史上都很有地位，对海顿、贝多芬等都有直接的影响。1843 年，巴赫的最后一个孙子(当时已是八十多岁的老人)出席了由门德尔松捐赠的巴赫纪念碑揭幕仪式。他于两年后去世，从此享誉乐坛的巴赫家族就后继无人了。

伯努利家族是 17—18 世纪瑞士的一个出过多位数学科学家的家族，其中以雅各布第一·伯努利(Jakob Bernoulli)、约翰第一·伯努利(Johann Bernoulli)，丹尼尔第一·伯努利(Daniel Bernoulli)这三人的成就最大。雅各布第一(1654—1705)在概率论、微分方程、无穷级数求和、变分方法、解析几何等方面均有很大建树。约翰第一(1667—1748)是一位多产的数学家，他的大量论文涉及曲线的求长、曲面的求积、等周问题和微分方程。指数运算也是他发明的。约翰第一曾对其兄雅各布第一关于悬链线(即柔链在自重作用下的平衡曲线)作过解释。丹尼尔第一(1700—1782)是这个家族中成就最大者。丹尼尔第一的贡献集中在微分方程、概率和数学物理，被誉为数学物理方程的开拓者和奠基人。他曾 10 次获得法国科学院颁发的奖金，能与之相媲美的只有大数学家欧拉。

(转下页)

**c) 统计学**。人们尽可能多地搜集大量家族的资料,统计病患和健康人数,确定各种心灵疾病或其他可识别的精神显现,在特定视角下比较这些数字。目标是发现普遍规律或至少是发现平均的事实。优点在于普遍情况变得可知了,而缺点在于仅有单薄的数字,具体的直观已丧失殆尽。

统计学的基本问题是:统计的东西是什么(学校成绩单、问卷调查结果、来自档案和其他文件的结果——犯罪和自杀、精神病、性格特征等),原始材料是否可靠,处理的东西是不是每个人都能如出一辙地识别出来、因此是确实可以统计的内容,数字是如何获得的,拿这些数字跟什么作比较,等等。初看起来,统计学是一种表面上简单且令人信服的方法,但人们在具体的统计学研究中会陷入困难与欺骗的迷宫。统计学的运用者必须要接受高度专业的训练,且必须具备强烈的批判意识。

---

(接上页)提香·韦切利奥(Tiziano Vecelli,1485—1576)是意大利文艺复兴后期威尼斯画派的代表画家。在提香所处的时代,他被称为"群星中的太阳",是意大利最有才能的画家之一,兼工肖像、风景及神话、宗教主题绘画。他对色彩的运用不仅影响了文艺复兴时代的意大利画家,更对西方艺术产生了深远的影响。他家族中其他人的成就未能查到。

在十五六世纪的德国绘画史上,奥格斯堡的荷尔拜因家族占据了重要的一页。被世人熟知的有老汉斯·荷尔拜因与他的两个儿子西格姆德·荷尔拜因、亚姆勃罗塞·荷尔拜因。西格姆德的儿子就是小汉斯·荷尔拜因(Hans Holbein,1479—1543),正是他光耀了这个家族的才智,也因此被誉为"完美的荷尔拜因"。

老卢卡斯·克拉纳赫(Lucas Cranach der Aeltere,1472—1553)是德国文艺复兴时期重要的画家及平面设计师。他的工作室被其子小卢卡斯·克拉纳赫(Lucas Cranach der Jüngere,1515—1586)继承,而后者也是重要的画家与杰出的肖像画家。

约翰·海因里希·威廉·蒂施拜因(Johann Heinrich Wilhelm Tischbein,1751—1829)是蒂施拜因艺术家族的德国画家。他的父亲约翰·康拉德·蒂施拜因(Johann Conrad Tischbein,1712—1778)是海纳(Haina)修道院的木匠。他从叔叔约翰·雅各布·蒂施拜因(Johann Jacob Tischbein)那里开始艺术学习。他的儿子彼得·弗里德里希·路德维希·蒂施拜因(Peter Friedrich Ludwig Tischbein)是一位著名的林务员和博物学家。——译者举个例子:人们费尽千辛万苦才搜集到关于一般遗传的群体统计数据,希望借此一劳永逸地获得根本洞见。因此,有一段时间,热尼·科勒(Jenny Koller)与迪姆(Otto Diem)*的群体统计数据给人以启发,却也使人们对遗传的思考陷入停滞。[1]

迪姆调查了健康者和精神疾病患者的家族遗传倾向(Belastung)。但他没有统计一般的家族遗传倾向,而是一方面按照(当然是非常粗略地)疾病群,另一方面按照亲属群(父母的患病情况、非直系和隔代亲属的患病情况、旁系亲属的患病情况)对家族患病倾向作了分类,形成了下表。

迪姆的比较统计学对精神健康者(1 193 个案例)和精神疾病

---

* 在担任瑞士伯格赫兹利精神专科医院(Burghölzli)院长福雷尔(Auguste Forel)的科研助手期间,科勒调查了 370 名健康者(150 名男性,220 名女性)和 1 850 名精神疾病患者(952 名男性、898 名女性)的家族患病情况,样本里的 1 850 名精神疾病患者均为 1880—1892 年间伯格赫兹利精神专科医院收治的病患。迪姆在科勒的研究基础上扩大了样本范围,他调查了 1 193 名精神健康者(543 名男性,650 名女性,这些精神健康者中有一些还是迪姆的熟人或朋友),然后在科勒研究过的 1 850 名精神病患者的基础上,又增加了 1893—1902 年间伯格赫兹利精神专科医院收治的 1 665 名精神疾病患者(1 005 名男性、660 名女性),所以迪姆一共调查了 3 515 名精神病患者的家族患病情况。有意思的是,迪姆已经意识到,被调查者本人所叙述的家族患病情况其实并不十分准确和客观:1 193 名健康者中,798 人有家族患病史,395 人完全没有家族患病史。具体而言,347 名男性(占健康男性总人数的 63.9%)和 451 名女性(占健康女性总人数的 69.4%)的家族先辈成员中有患病者,相比之下,女性占比更高一些。迪姆认为,这是因为在调查过程中,女性更坦诚开朗,更愿意谈论女性亲属的患病情况,而男性却总是谈论陌生人、邻居,不愿自曝隐私。此外,科勒和迪姆对"健康"的界定也存在模糊之处,科勒把轻性精神病者算作健康者,把神经疾病患者算作患病者,而迪姆则把精神变态者、偏头痛患者、暴躁易怒者都算作健康者。尽管科勒和迪姆的研究存在很多问题,但他们用统计学方法研究精神疾病的家族遗传问题,在当时的德国精神病学界还是产生了很大影响,吸引了不少后来者从事这方面的研究。——译者

[1] *Koller*:Arch. Psychiatr.(D.)**27**,268(1895);*Diem*:Die psychoneurotische erbliche Belastung der Geistesgesunden und der Geisteskranken. Arch. Rassenbiol. **2**,215,336(1905).

患者(1 850 个,或更确切地说,3 515 个案例)的家族患病倾向进行了研究。表中的若干基数即来源于迪姆的研究,我们以占被调查者总数百分比的形式将其编排起来进行比较(迪姆,引文出处与上一条脚注相同,362 页以下)。

精神健康者与精神病患者的家族患病倾向如下表所示:

| | 任何亲疏程度的亲属(所有的一般亲属,整体的家族患病倾向) | | 直系亲属中(父母) | | 非直系与隔代亲属中(祖父母、外祖父母,叔、伯、舅、姑、姨) | | 旁系亲属中(兄弟姐妹) | |
|---|---|---|---|---|---|---|---|---|
| | 健康者 % | 患病者 % | 健康者 % | 患病者 % | 健康者 % | 患病者 % | 健康者 % | 患病者 % |
| 任何一个一般的疾病元素 | 66.9 | 77 | 33.0 | 50—57 | 29 | 12.2—15.7 | 5 | 7.3—12.7 |
| 精神疾病 | 7.1 | 30—38 | 2.2 | 18.2 | 4.0 | 10.9 | 1.0 | 9.3 |
| 神经疾病 | 8.2 | 7—8 | 5.7 | 5.0 | 1.3 | 0.2 | 1.2 | 0.8 |
| 酗酒 | 17.7 | 16—25 | 11.5 | 13—21 | 4.9 | 1.8 | 1.3 | 0.9 |
| 中风 | 16.1 | 4 | 5.9 | 3.2—4.7 | 9.7 | 0.7 | 0.5 | 0.2 |
| 老年痴呆症 | 6.3 | 2.0 | 1.4 | 1.6 | 4.8 | 0.4 | 0.1 | — |
| 性格异常 | 10.4 | 10—15 | 5.9 | 8—13 | 3.7 | 0.7 | 1.0 | 1.5 |
| 自杀 | 1.1 | 1.0 | 0.4 | 0.5—1 | 0.6 | 0.3 | 0.1 | 0.2 |

由此表可知,精神健康者与精神疾病患者的整体家族患病倾向并没有多大差别(66.9%∶77%)(由该结果可知,如果不把调查数据细分为各个具体群组,那么关于一般遗传性的所有统计数据就没有任何价值)。与此相反,精神疾病患者的直系亲属(源于父

母)和旁系亲属(源于兄弟姐妹)中的患病倾向,比精神健康者的直系和旁系亲属中的患病倾向要强烈得多。此外,精神疾病患者的家族成员在狭义的精神疾病和性格异常方面的患病倾向,比精神健康者的家族成员在这些疾病方面的患病倾向要强烈得多。这样的差别同样也出现在非直系亲属的患病倾向中。奇怪的是,精神健康者的家族成员在中风和老年痴呆症方面的患病倾向,似乎比精神疾病患者的家族成员在这些疾病方面的患病倾向要强烈一些,在神经疾病和酗酒方面,精神健康者和精神疾病患者的家族患病倾向只有微小差异。完全一般性地说某人有家族患病倾向,根本没有什么意义。因为精神健康者和精神疾病患者的家族患病倾向是类似的。与此相反,父母患病的现实和精神疾病的家族患病倾向,意味着个体具有更强的易感倾向。

迪姆强调,根据他的调查,"家族遗传倾向"不再像达摩克利斯之剑那样威胁着已经有亲属出现心理异常的那些人。"精神疾病可能会遗传,但并非总是如此,也并非必然如此,病理现象的遗传并不是永远也无法避免的灾难,而这样的灾难使得一度遭受遗传疾病侵扰的家族没完没了地涌现出受害者……我的统计数据表明:在很大程度上,精神疾病的遗传会平衡、缓和下来。"

吕丁对这些研究工作提出了反对意见:科勒和迪姆等人没有按照临床疾病单元对家族成员患病的疾病元素作任何区分(只询问了被调查者哪些家族成员患有一般的精神疾病,没有细问究竟患有哪种精神疾病);没有考虑单个家族内部的健康者与患病者的比例。此外,由于没有询问一般的遗传模式(在现代生物遗传学说的意义上),这种群体调查的方式不能让我们离解决精神疾病的遗传问题更近一步。实际上,沿着这条研究路径没法再继续前进了。人们有一个粗略的总体视角,从中可以得出上面提到的几乎不言而喻的普遍性结论;此外,人们还有一种批判性和否定性的主流看法,怀疑研究人员无法在遗传问题上获得某些更确切的结论。

**d) 同类疾病的遗传与不同类疾病的遗传。**观察表明,家族中代际之间并非总是罹患相同的精神疾病,不过某些家族中确实出现了大量的一般精神疾病。人们设想,有一种相同类型的遗传因素表现为多形态的疾病现象,也就是说,根本不存在患特定精神疾病的遗传禀性,而只有一般精神疾病的潜在易感倾向。这种含糊的学说认为,存在任意精神疾病的一般易感倾向,而且在变换形态的家族遗传序列中,家族成员实际所患精神疾病显现为任意的多样形态的疾病征象;与此相反,另一类调查研究的观点主张,至少在较大的精神疾病范围内存在同类疾病的遗传,于是,家族成员所患的精神疾病可以在较大的疾病范围内变化。

肖利(Sioli)[1]发现,躁狂症、忧郁症和循环性精神病等情感疾病可以相互替代,但情感疾病的疾病征象跟疯癫的疾病征象在同一个家族中却互相排斥。福斯特(Vorster)[2]证实了肖利的观点,他发现,在多数病例中,早发型痴呆疾病群(大致相当于疯癫)和躁狂-抑郁症不会在同一个家族中一起出现。

关于同类疾病的遗传和不同类疾病的遗传的问题,人们还进行了大量统计研究,其中,躁狂-抑郁症疾病群和精神分裂症疾病群的区分具有决定意义。各路学者的统计数据结果各不相同。有时,不同研究者得出的结果正好相反。下表中编排在一起的不同统计结果颇具代表性(根据克吕格尔论文中的内容整理得出):

---

[1] *Sioli*:Arch. Psychiatr. (D.) **16**.
[2] *Vorster*:Maschr. Psychiatr. **9**,161,301,367.

**父母和孩子患同类疾病和不同类疾病的情况**

| 研究者 | 同类疾病 | 不同类疾病 | 病例数 |
|---|---|---|---|
| 达姆克勒(Damköhler) | 75％ | 25％ | 8 |
| 福斯特(Vorster) | 65％ | 35％ | 23 |
| 舒皮乌斯(Schuppius) | 47％ | 53％ | 17 |
| 阿尔布雷希特(Albrecht) | 44％ | 56％ | 16 |
| 弗尔斯特(Foerster) | 44％ | 56％ | 25 |
| 克吕格尔(Krueger) | 27％ | 73％ | 22[①] |

路德(Luther)[②]根据他的统计数据判断和总结道：父母与子女患同类精神病(把外源性精神病排除以后)的情况几乎不到病例的一半。患躁狂-抑郁症的父母大约有半数子女患其他精神病,主要是精神分裂症。患精神分裂症的父母,绝大部分子女同样也患有精神分裂症,但偶尔也有个别子女患躁狂-抑郁症。兄弟姐妹中有四分之三的人患同类精神病。躁狂-抑郁症和精神分裂症在同一个家族中一起出现的情况更为常见,相比之下,躁狂-抑郁症或精神分裂症跟其他精神病在同一个家族中一起出现的情况更为少见。子女的精神病爆发时间大多早于父母。与此相反,克吕格尔的统计数据甚至显示,不同类疾病的遗传占了大多数。他还主张,遗传疾病在家族中表现为多样形态,家族遗传的疾病类型不断发生着变化,他甚至主张,疾病会一代接一代变得越来越严重。克吕格尔总结说明道："先代与后代通常患不同类的精神病,而兄弟姐妹,大多数双胞胎,总是患同样的精神障碍。"相反,克赖希高尔

---

① *Krueger*：Z. Neur. **24**.
② *Luther*：Z. Neur. **26**.

(Rosa Kreichgauer)[1]的统计数据又显示,在早发性痴呆和躁狂-抑郁症的典型形式中存在同类疾病的遗传。克赖希高尔发现,就遗传方面而言,早发性痴呆和躁狂-抑郁症两类疾病群之间完全没有或仅有非常微弱的相互关联。

所有这些统计数据的结果都让人感觉很奇怪。似乎用这种方法得不出明确结果。这一定程度上是因为获取资料困难重重。不同的研究者诊断精神分裂症和躁狂-抑郁症的标准肯定不一样。为了确认关于遗传的现实,人们需要连续若干代人的资料,而先前几代医生对疾病的诊断和描述是截然不同的。如果人们要进行统计,那么所统计的东西必须得确定无疑地完全相同。缺乏这个基础,一切数字统计都是有问题的。为了获取对确诊精神疾病真正有说服力的材料,人们必须掌握研究对象的生平经历,必须自己亲眼见证之(库尔提乌斯(Curtius)*和西贝克(Siebeck)说,建立在从患者亲属那里打听来的消息基础上的那些论断"毫无价值"。除了尸检报告之外,人们还需要医生撰写的病史,患者学生时代的教师对他的评价报告,患者的教育档案、服役档案、事故档案、社会救济档案、刑事诉讼卷宗等资料),此外,人们必须特别留意每个观察者对其认识和命名均完全相同的那些现象。如此完美的理想要求可望而不可及,于是迫使每个调查研究都满足于相对有瑕疵的调查结果。在对遗传学说强烈兴趣的驱使下,人们近几十年里付出了无以言表的努力,极大扩充了遗传病例的资料库。然而,关于人的所有遗传研究始终局限在一定的界限内,而这种局限乃是由经验材料的特性所造成的。

---

[1]　*Kreichgauer*, *Rosa*: Zbl. Nervenhk. usw. **32**, 877 (1909).

\*　库尔提乌斯(1896—1975)是德国内科医生、遗传病理学家和心身医学专家。他于1946年开始担任吕贝克大学医院主任医生。——译者提出的问题和搜集的材料越是狭隘受限,获得个别令人信服的结果就越容易,不过这些结果的适用范围相应也比较狭窄。赖斯(Reiß)[1]就曾经对体质性心境恶劣和躁狂-抑郁症的遗传进行过卓越的研究。由这些研究可知,"在病态的情绪禀性遗传的绝大多数病例中,不仅病态情绪的一般易感倾向,而且其特殊形式都被传给了后代"。这在典型的病理性心境恶劣和典型的循环性精神病中表现得最为明显。如果赖斯能够在这些病例中确认出甚至非常特殊的疾病征象的同类疾病遗传,那么他也在这些病例中发现了一种典型的分离遗传。在一个病例中,"两个家谱判然分明,因为一个家谱中的成员特别快活开朗,而另一个家谱中的成员更为抑郁,两个家谱的倒数第二代成员相遇并结为夫妻,现在家族里出现了一种完全分离的遗传,以至于个别家族成员尽管是最亲近的亲属,却丝毫未显示出情绪上的相似性。"

一个人拥有什么样的遗传物质(Erbsubstanz),无法从他自身那里看出来,甚至也无法从他父母那里看出来,而要在他的家族整体中,在兄弟姐妹和整个亲族那里看出来。老话说得好:"如果一个女孩儿是家族里唯一的健康人,别娶她,婚前一定要察看对方整个家族的患病情况。"这句古话的理念依据是:尽管一个个体拥有卓越品质,但其家族特有的不良品质会在后代中再次出现。

音乐天赋的遗传已在统计学上得到澄清。父母双方均有很高的音乐天赋,且这对父母各自的父母同样都具有音乐天赋,那么他们的孩子肯定有音乐天赋。父母双方均有很高的音乐天赋,但只有其中一方的父母具有音乐天赋,另一方的父母没有音乐天赋,那

---

[1]　*Reiß*: Z. Neur. **2**, 381 60lff. usw.

么他们的孩子里只有半数拥有音乐天赋（米约恩（Mjöen），转引自赖诺尔（Reinöhl）①）。

**e) 追问精神疾病首次出现或新出现的原因**。有人曾问，如果孩子的禀性跟父母的禀性不相同，那么孩子的先天禀性是由什么原因造成的呢？尤其是那些对生命有害的异常偏离来自哪里呢？人们的回答一度将其归因于同系种的**同系交配**\*，然后又反过来将其归因于不同系种的**混杂（杂交）**（Bastardierung）。最后，回答的思路转向了一代代往下延续的**退变**之命运。

1. **同系交配或混杂（杂交）的危害**。人们已经观察到，近亲结婚会产生很多疾病禀性。因此，同系交配本身似乎是有害的。但著名实例的情形却与此相反，比如托勒密（Ptolmäer）家族\*\*兄弟姐妹间的婚姻就完全没有这些不良后果。近在眼前的研究表明：

> 根据派佩斯（Peipers）②的研究，血亲婚姻的特殊致病作用并未得到证实。在血亲婚姻中跟在其他情况下一样，起作用的只是相同的遗传定律，即在健康家族中，健康性状被遗传下来，而在患病家族中，疾病性状被遗传下来。如果不良禀性遗传自父母双方，便是一种"累积"遗传——累积遗传像一般遗传那样遵循相同的规律。有益禀性同样会得到累积。血亲交配能繁殖出杰出的个体，

---

① *Reinöhl，Fr.*：Die Vererbung der geistigen Begabung. München 1937.（此书清晰地汇总整理了才智天赋方面的研究结果和文献。）

\*　"Inzucht"（同系交配）也可译为"近亲繁殖"或"近亲交配"。——译者

\*\*　托勒密家族曾于公元前305年—公元前30年统治埃及及周边地区。为了保持王室血统的"纯净"，这个来自古希腊的家族长期实施近亲婚配制度，只在皇族内的兄弟姐妹之间联姻。最后一任统治者为埃及女王克利奥帕特拉七世（埃及艳后）。——译者

② *Peipers*：Allg. Z. Psychiatr. **58**，793. 此外还可参阅 *Weinberg*：Verwandtenehe und Geisteskrankheit. Arch. Rassenbiol. **4**，471（1907）。

同样也能繁殖出患病的个体。然而因为人类当中处处蛰伏着许多不良禀性,所以近亲结婚实际上有很大风险,除非优异性状在整个家族中广为扩散,且家族中没有疾病禀性。

甚至连乱伦对子孙后代的生物学危害作用都不是铁定现实。动物育种①的经验和雌雄同株植物的自花授粉清楚表明了这一点。即便在人那里,情况也没什么不同。施特尔茨纳(Stelzner)②总结道:在血统高度纯正的家族里,乱伦不会造成退变。乱伦再加上配偶一方或双方的遗传缺陷,大概率会生育出有缺陷的后代。如今,同系交配和乱伦本身不被看作是有害的因素。关键在于配偶双方的遗传物质。

不同系种的混杂,即杂交的情况如何呢? 鉴于优质系种的同系交配会增强有益性状,人们已观察到,不同系种的混杂会导致衰退,且人们非但不摈弃同系交配,反而得出相反的结论,认为相异本性的混杂本身是有害的。研究表明:

生物学家已经发现,彼此不相配的原基(Keime)可以相遇在一起,比如多个牙齿的原基和下颌原基(Anlage)*。下颌对于特

---

① *Wilsdorf*, K.: Tierzucht. Berlin 1910; Pusch- Weber: Die Verwandtschaftszucht. Berlin 1913.

② *Stelzner*, H.Fr.: Der Inzest. Z. Neur. **93**, 660 (1924).

\* "Anlage"一般译为"禀性"、"性情"或"倾向",但在胚胎学上,只能译为"原基"或"胚"。另外,英译者把这里的"Keim"译为"gene",我们不赞同。"Keim"不是"Gen",雅斯贝尔斯没有必要用"Keim"来表示"基因"(在威廉·约翰森创造出"基因"一词作为遗传单位的名称之前,魏斯曼曾用"Keimplasma"(种质)表示生殖细胞中包含遗传物质的最小单元)。"Keim"原义是"胚胎",但在这里,"Keim"显然不是"胚胎"的意思,我们认为,雅斯贝尔斯这里所说的"Keim",跟"Anlage"一样,是指携带了遗传物质的、以后可以发展为身体特定部分的"原基"。——译者

定的这个牙齿原基而言太小或太大了。人们说这是"原基的敌对关系"。然而,如果有人通过类比从中得出结论,认为性格特征的不和谐建立在"原基的敌对关系"的基础上,而精神变态即由此产生,那么我们务必要多留个心眼。用这种方式主张的观点,不仅含糊不清,而且无法得到具体证实。人们太容易忘记人之存在中自相矛盾的普遍性("人及其矛盾")。人的本质有两类矛盾,一类是机械性的不协调,另一类是可理解的紧张、矛盾、不和谐;两者之间是一种类比关系。本质上,这两者是异质的事物。

观察一下种族混杂,人们就会看到混血人口中出现了新的现象,其中两个种族的好性状和坏性状杂乱地出现。如果总的来说,两个种族在那些我们视为宝贵性状的等级上存在本质差异(白人和黑人),那么就可以断定,与高等的种族相比,混血儿的等级降低了,而与低等的种族相比,混血儿的等级上升了。[1]*

然而,生物学上本质的事情是:性别本身是自然借以创造生物多样性的一个诡计。通过把不同的种系汇聚到一起,自然不仅创造出了已有种系的组合,而且创造出了新的种系。从自然方面看,杂交是创造新种系的一种技艺。总体而言,我们并不知道杂交是怎样在也许无穷无尽的可能性中改变物种的。

个别情况的启示令人惊讶,比如玉米的例子。由于持续的杂

---

[1] *Fischer*,*E*.: Die Rehobother Bastards. Jena 1913.
　　*Lundborg*: Die Rassenmischung beim Menschen. Bibliographia Genetica,s'Gravenhage.
　　*Rodenwaldt*,*E*.: Die Mestizen auf Kisar. Batavia. 1937.
* 这一段里,雅斯贝尔斯不仅把黑人称为"Neger",而且使用了"高等种族"、"低等种族"等敏感词汇,具有强烈的种族歧视色彩。——译者

交,玉米生长出丰硕的果实,由此形成所谓的"杂交优势"。相反,自花授粉会产生个头更小的品种以及更小的穗。若干代以后,虽然产量小了很多,但健康、稳定的品种形成了。这种情况下,同系交配根本没有造成任何的进行性衰退,而仅仅是杂交的高产效应被扬弃了。

因此,混杂(杂交)与同系交配本身一样,既可以产生好的结果,也可以产生坏的结果。混杂不是什么晦暗不明的命定因素,在衰退的意义上不是,在创造性提升的意义上也不是。一般而言,人们无法预测混杂究竟会造成后代的衰退还是提升。关键在于特定遗传实体中的起点,在于具体的、无法事先预言的创造可能。

人类历史事件的综合理论,比如赖布迈尔(Reibmayr)的理论①,认为高等文明是种族混杂的结果,而且杂交创造出了新的东西,但若干代之后(或几百年后),当混杂与平衡业已完成时,生产力和创造力便会减弱。这种理论通过由宏大的总体表象而看到的表面现象,得到了现实的认识。

因此,不应把问题归咎于同系交配或混杂,相反,应该追问,什么时候、在什么前提条件下,混杂会产生符合期望或不符合期望的结果,以及什么时候,同系交配会产生符合期望或不符合期望的结果。只有详尽深入的研究(下文马上要讨论的遗传学使人们能够进行这样详尽深入的研究),而非一般的范畴,才能回答上述问题。

---

① *Reibmayr*,A.: Die Entwicklungsgeschichte des Talentes und Genies,2 Bde. München 1908.

2. **退变**(Degeneration)。人们早就观察到,精神疾病患者常常有家族遗传史,例如莫雷尔(Morel)、马尼昂(Magnan)和勒格朗·迪索尔(Legrand du Saulle)都提出过退变学说。[1] 他们主张,除了那些家族遗传只是致病因素之一的精神疾病(比如酗酒、癫痫)外,还有一个疾病群,家族遗传是其唯一致病因素:遗传性精神障碍或退变性精神障碍。然而,在这个包含多数精神疾病的疾病群之内,所遗传的并非某个精神障碍的特定形式,而只是一般的易感倾向。这种遗传并不是同类疾病的遗传,而是"变换形态的"遗传。由此可以说明,同一家族内不同成员的疾病征象为什么会呈现"多样形态"。根据这种法国学说,关键不只在于疾病的遗传,而且在于退变。一代人比一代人的疾病更严重,以至于整个家族走向灭亡。莫雷尔创立了他著名的四代人退变序列:人们发现,家族第一代人出现了神经质气质和道德卑劣,第二代人出现了严重的神经症和酗酒,第三代人出现了精神病和自杀,而第四代人出现了痴呆、畸形、生存能力缺乏。

如果我们审查该学说,细究退变学说大厦所赖以建立的事实基础,就会发现其事实依据少得可怜,根本没什么证明力。个别经验曾被用来佐证这种才思巧妙的观点,而且退变学说的观点似乎揭露了人类中发生的伟大悲剧事件的秘密。[2]

退变是一股原始的、无法继续溯源的、威胁生存的力量。退变造成了一代代往下越来越糟糕的禀性。创造性的生命充满了建设性、变化不息、革新塑造的力量,由此创造出生命的丰富内容,而退变则

---

[1] *Morel*:Traité des dégénérescences physiques, morales et intellectuelles de l'espèce humaine. 1857; *Legrand du Saulle*:Die erbliche Geistesstörung(deutsch von *Stark*). Stuttgart 1874; *Magnan*:Psychiatrische Vorlesungen(deutsch von *Möbius*). 2./3; *Heft*:Über die Geistesstörungen der Entarteten. Leipzig 1892.

[2] 这令那些在莫雷尔影响下进行创作的艺术家们印象深刻。参阅左拉的《卢贡——马卡尔家族》系列小说和托马斯·曼的《布登勃洛克一家》。

是与之相反的力量。至于遗传性精神障碍第一次如何形成,实际上我们给不出任何解释。我们指的是"不良突变"(下文将讨论此概念)——它也可能作为精神疾病易感禀性而存在于心灵生命中。用生殖细胞损伤(酗酒、梅毒等)、父母近亲结婚、不同人种的杂交等原因从遗传学上说明这样的突变,迄今为止均未成功。可如果一个个体由于这样的突变而"偏离正轨",并且他的本性继续遗传下去,那么,根据普遍有效的、遗传学已经认清的遗传定律,这种情况确实会发生。另外,如果退变还有什么别的含义的话,只可能是如下思想:退变是指一个家族中大量出现不良突变,并遗传下去,使后代每况愈下,也就是说,出于某种未知的、不可避免的原因,精神异常或精神疾病一代比一代更严重。这类事情究竟是否存在,我们无法证实,或许也无法予以绝对否认。尽管有些家族灭绝了,但不能证实退变是造成灭绝的独立主因。就算一个家族中出现了大量的精神病患者,也绝不总意味着家族作为一个整体发生了退变。有人甚至设想,文化能够促成一个家族的退变过程,可他们就连一点儿仅仅有可能提供佐证的材料都拿不出来。[①]

即使是退变学说的具体细节,在其已有形式中也站不住脚。法国研究者们假定,不仅心灵生命会退变,而且躯体也会退变。躯体的形态与功能异常作为"退变迹象"*(抽搐、眼球震颤、斜视、先天性反射异常、分泌异常、涎液过多等,青春期发育过晚或过早,早衰或高龄者外

---

① *Bumke*:Über nervöse Entartung(Berlin 1912). 布姆克的著作对此作了中肯的批判性澄清。

* 苏黎世大学医院精神病专家霍夫(Paul Hoff)在《克雷佩林(1856—1926)》一文中指出,"Stigamta degenerationis"(退变迹象)的概念来源于意大利犯罪学家、精神病学家隆布罗索。孟德尔的遗传学占据学界主流之前,"退化学说"曾在 19 世纪后半叶风靡一时,克雷佩林、布洛伊勒以及很多同时代的精神病学家都是退变学说的拥趸,经常援引莫雷尔、马尼昂的观点,因此而饱受诟病。但克雷佩林并未全盘接受退变学说的观点,比如他就坚决反对"Stigamta degenerationis"的说法。——译者

貌像小孩)表明了心灵的退变。有人相信,心灵领域里也能发现"退变迹象"。他们特别喜欢用人格禀性为例来证明心灵领域存在"退变迹象"(不同性格特征之间的不和谐、矛盾,智力良好而性格低劣,个别能力突出而其他方面层次低下,这类人格被冠以"失衡"* 之名)。此外,有人还把任意一种模式的疾病征象显示出的异常偏离看作精神病具有退变本性的标志("非典型"精神病)。所有这些说法都是无源之水,无本之木。我们必须抛弃这种把一切不寻常现象都看作"退变"的观点。①

退变学说是一种理念模式,而精神病学已在其影响下耕耘了几十年。但这种理念模式至今没有得到经验证据的支持。看上去似乎符合退变学说的那些现象,从退变的绝佳视角来看圆融无碍、直观明了的那些现象(用退变来解释精神病,研究工作简直变得易如反掌),迄今都已被证明是由其他原因造成的。尽管如此,面对家族一代代人精神状况的上下起伏,疑问仍然存在。但如果家族中总是先有人得躁狂-抑郁症,之后才有后代得精神分裂症,相反的次序几乎从未出现过,即使这种情况千真万确,不借助退变思想、用其他理由大概也足以说明这种情况。

如果我们整体看一看各种陈旧的遗传表象——同类疾病的遗传与不同类疾病的遗传、多形态、退变,看一看家谱学直观和统计学结果,看一看同系交配和杂交的意义,就会得出结论:这些基本领会之所以存在,首先完全是因为它们简单、涵盖面广,通过个别现实各自展现出其明证性。但它们全都陷入了矛盾,面临着实际上的不一致。一种无所不包的、能够领会全部事实的学说尚不存在。然而,我们可以批判和扬

---

* "déséquilibré"原义是"失衡",引申为"精神失常"。——译者
① 与此相反的观点:*Nitzsche:* Zur Kenntnis der zusammengesetzten Psychosen auf der Grundlage der psychopathischen Degeneration. Z. Neur. **15**,176(1913)。

弃普遍化的学说,却不能扬弃个别事实。个别事实总是一再为更具体的研究敞开空间。具体研究不满足于不确定的、现成的普遍性学说,并且想要确定和详尽掌握真实情况,具体研究寻找的不是可能性,而是已被证实的真理。如此一来,这些普遍性的基本领会便丧失了现成知识的特征,变成了永远有待回答的问题。如今,生物遗传学对这些问题已经给出了新的回答。一部分谜团确实在生物遗传学里找到了原则上的解答。

## §2. 生物学的遗传学说带来的新启发(遗传学)

自从植物学家科伦斯(Correns)、德弗里(de Vries)和切尔马克(Tschermak)在 1900 年重新发现孟德尔遗传定律(1865)以来,遗传科学(遗传学)已在生物学中获得了长足发展。由于实验方法的精确性、结果的信服力、研究的一致性和强度,遗传科学成为了现代自然科学认识的伟大领域之一。自从心理病理学家们熟知遗传科学之后,此前获得的关于人类遗传的所有见解都必须经受一次彻底检验。人们会明白,为什么自己以前的研究基本上都徒劳无果,因为这样的研究一直在不确定的普遍性理念的圈子里打转转。现在清楚了,实际上人们只有在植物学和动物学中才真正开始研究遗传定律和遗传法则。关于一般遗传学说的几乎所有理论表象和所有基本概念,若要站得住脚,就必须建立在这些科学研究的基础上。对人类学,尤其对心理病理学来说,重要的事情几乎只是把这些领域里得到确认的普遍结论转换到我们的遗传学领域来,然后看一看,在多大程度上,遗传学中也能找到类似观点。因此,我们必须设法总览生物学的遗传学说的一些概念,即便还只是简略概要地初步了解。[①]

## 关于一些遗传学概念的预先说明

**a) 变异统计学。** 初看起来,一切生物体的变异似乎都是诡谲难测的。但如果人们在任意挑选出来的某类型(一个"群体")的大量个体中观察一个性状(比如,观察征召入伍的士兵的身高),并统计属于各个群组的个体数目——这些群组是按照性状的不同等级(长度、颜色的细微差别、牙齿颗数、斑点数目等)而组成的,就会惊讶地发现,生物变异居然有规律可循。人们用垂直的线段把这些群组包含的个体数目描画出来,再连接各条垂线的最高点,便得到了一条有规律的曲线("变异曲线");在曲线上,随着性状的发展从平均水平过渡到更微小和更强大的层次,群组所包含的个体数目也逐渐减少[*]。变异曲线是衡量标准,人们能用它来确认比如在生存处境的影响下(气候、营养等),一个"群体"作为一个整体在某

---

① 从历史上看,遗传学建立在变异统计学、孟德尔遗传定律的发现,以及与之相关的涉及生殖细胞构造、染色体构造、有丝分裂过程、减数分裂过程和配子结合过程等细胞学发现的基础上,建立在突变学说的基础上。戈尔德施密特的《遗传科学引论》能让人们接触和了解相关学说与文献:*Goldschmidt*:Einführung in die Vererbungswissenschaft 1911,5. Aufl.,Berlin 1928。简短清晰、适合教学的最佳导论性著作当属阿尔弗雷德·屈恩的《遗传学概要》:*Alfred Kühn*:Grundriβ der Vererbungslehre. Leipzig 1939。厄尔克斯的《植物遗传研究》拓展了生物学视角:*Oehlkers*,*Fr*.:Erblichkeitsforschung an Pflanzen. Dresden u. Leipzig 1927。关于人类遗传,请参阅:*Bauer Fischer-Lenz*:Menschliche Erblehre und Rassenhygiene. 5. Aufl. 1940;Handbuch der Erbbiologie des Menschen,herausgeg. von *G. Just*. Berlin seit 1939;*Zeitschriften*:Archiv für Rassen und Gesellschaftsbiologie,herausgeg. von *A. Ploetz*. München;Fortschritte der Erbpathologie,herausgeg. von *J. Schottky und v. Verschuer*,Leipzig;Zeitschrift für Rassenkunde,herausgeg. von *Frhr. v. Eickstedt*,Stuttgart。

* 雅斯贝尔斯所举的例子中既有质量性状(颜色、牙齿颗数、斑点数目),也有数量性状(身高、长度)。我们尝试把雅斯贝尔斯这句话翻译成更直白的统计学语言:质量性状的变异分布曲线是二项分布曲线,数量性状的变异分布曲线是正态分布曲线。——译者

个性状方面的变化。

如果人们从大量个体中选择出那些带有某个性状的、人们想要培育(选择)的个体,并且只培育它们的后代,那么变异曲线就会朝这个性状的方向移动。以前,人们相信,用这种方式可以把一个品种转化为另一个完全不同的品种(人工选择或生存斗争中自然界的自然选择)。但实验表明,在"纯系"内进行选择是无效的。"纯系"与"群体"截然相反,人们用"纯系"来命名通过自花授粉进行繁殖的那些个体的集合——只有雌雄同株植物才可能自花授粉,以及所有成员都可以追溯到一个唯一祖先的那些个体的集合,比如菜豆。起初,属于这样的纯系中的个体的性状分布,跟"群体"中个体的性状分布显示出相似的变异曲线。但如果人们从纯系中挑选出一些极端性状的样本用来培育后代,那么其后代的变异曲线绝不会朝挑选出来的极端性状的方向移动,而是会精确重现其亲本的变异曲线。因此,一旦具有极端性状的纯系被单独分离出来,那么在一个"群体"内的选择育种即告成功,继续在纯系内选择育种纯属徒劳 *。人们得出结论,一个"群体"乃是来自许多个纯系的混杂。因此,用这种选择育种方法,人们虽然能成功把纯系单独分离出来,却不能培育出新的品种。

**b) 基因型与表现型。** 这些研究促使人们进一步对表现型和基因型作出重要区分:表现型是可观察到的个体性状,而基因型是个体从祖先那里遗传得来并能继续遗传给后代的那些性状。在

---

\* 在这一段里,雅斯贝尔斯复述了丹麦遗传学家约翰森(W. L. Johannsen)"纯系学说"的主要观点。约翰森通过菜豆选种试验得出结论:纯系内的选择在基因型上不产生新的改变,纯系内个体性状的差异是环境作用的结果,不会遗传给后代,所以在纯系内进行选择育种是无效的。需要特别指出的是,约翰森的"纯系学说"没有考虑到纯系内个体发生基因突变的可能性。——译者

纯系中,所有个体的基因型相同,但每个个体显现出来的形态(表现型)各有不同。个体所处的不同生存条件对基因型在各个个体中的具体表现会产生不同影响,纯系中各个个体的表现型的差异即源于此。由于在此过程中基因型本身并没有发生变化,个体显现出来的这些表现型的差异在子孙后代那里必定会消失(相同的基因型被传递给了子孙后代)。在相同的纯系中,无论性状多么极端的个体种类都具有相同的基因型。

现在,与纯系相反,在"群体"中除了表现型的差异之外,还有基因型的差异。因此,如果人们从一个"群体"中挑选出具有极端性状的表现型用来育种,那么就有机会借此把握住与众不同的基因型,这些与众不同的基因型跟"群体"中其他个体的基因型之间的差异将会永久存在,并出现在其后代的变异曲线中。

于是,一个"群体"中可能有两个个体显现出来的形态相同,但两者的基因型并不因此而相同(亦即,两个个体碰巧处于两个不同纯系的变异曲线的交点)。但也有可能,两个具有相同遗传实体的个体却表现出巨大的差异(亦即,两个个体处于相同纯系的变异曲线中的不同位置)。

定性性状的实际情况简单明了:结绿色种子的豌豆和结黄色种子的豌豆,白花紫茉莉和红花紫茉莉,中间没有任何过渡。定量性状则不同,比如叶片的宽度和长度,或植物的籽粒重量、人的身高:只有变异统计学的方法才能告诉我们,多大程度上有可能确定定量性状的实际情况。

**c) 孟德尔定律。**孟德尔并不知道后来约翰森(W. L. Johannsen)发现和揭示的纯系与"群体"、基因型与表现型。尽管如此,他还是能成功进行遗传实验,原因在于,他所使用的植物在质的方面具有简单的标志性差异,且这些质的差异历经多代仍表现得很稳定,比如结黄色种子的豌豆和结绿色种子的豌豆。

孟德尔的实验建立在下列操作的基础上:对具有明显的质的标志性差异的个体进行杂交,观察其后代的特性,后代中相同性状的载体被继续育种,而不再进行杂交。于是,由此发现的孟德尔定律涉及两个基因型不同的个体杂交之后发生的那些事件:

在子一代中,一种性状相对于另一种性状"占据主导地位",比如,所有植株都结黄色种子。黄色是"显性"性状,与此相反,绿色是"隐性"性状。但隐性性状绝对没有消失,而是存在于遗传物质中。因为在通过自花授粉或"兄弟姐妹交配"得到的子二代中出现了性状分离:四分之一的子二代结有黄色种子,且其自交后代只结黄色种子;相反,四分之二的子二代结有黄色种子,但在其接下来的一代中又再度发生了性状分离,后代中的四分之一最后只结绿色种子,四分之一最后只结黄色种子,四分之二结有作为显性性状的黄色种子,等等。

人们把基因型中遗传单位的载体称为"基因",然后就能在下述假设的基础上解释孟德尔所发现的数量关系了:两个亲本各传递一个基因给子代,于是子代便拥有分别来自父本和母本的两个基因,子代的每个性状皆由这两个基因共同决定。杂交形成新的生殖细胞时,这两个基因必定会再次分离,于是每个生殖细胞只能各自拥有这两个基因中的一个或另一个。基因在生殖细胞中进行随机组合,人们可以用概率统计方法统计出拥有不同基因的后代之间的数量关系,这个数量关系跟孟德尔通过实验所发现的不同性状的后代之间实际上的数量关系(在这样的样本分布所允许的误差限度范围内)是相等的。因此,如今人们认为上述假设已经得到了证明。

每个个体都是由大量遗传单位(Erbeinheit)的作用所决定的。问题是,在杂交试验中,多个基因配对(一个以上的基因配对,最简单的情况是两个基因配对）之间会不会相互影响，具体情况是怎样的？孟德尔找到了答案：先是等位基因发生分离，然后是不等位基因自由组合，基因的分离与组合彼此独立。因此，重要的是在个体无穷多的性状里找到遗传单位的载体（基因）。清晰明确的遗传定律只针对这些彼此独立传递的基因而存在。

即使在没有任何一个性状占据主导地位的情况下，决定杂交过程中遗传实体随机组合的概率分布定律也依然有效。科伦斯发现，子一代中也可能出现两个性状彼此结合在一起的中间交融行为，似乎发生了一种"融合"遗传。于是，白花紫茉莉与红花紫茉莉杂交后产生的子一代开出了粉红色的花朵。但在粉红花紫茉莉的后代中又再度发生了性状分离，粉红花紫茉莉的后代中有四分之一永远开红花，有四分之一永远开白花，有四分之二开粉红色的花（其后代会继续发生性状分离）。由此表明，有些基因的作用力强度并不相同。如果作用力很强的基因与作用力很弱的基因结合在一起，那么第一代中就会实现性状的显性-隐性关系，如果两种作用力强度相同的基因结合在一起，第一代的性状就会出现表面上似乎是融合遗传的中间状态。

适合于实验遗传学研究的性状特征，永远是两两成对的特征对。一个性状要么存在（另一个性状不存在），要么不存在（另一个性状存在），或者，子代性状介于两个不同性状的两极之间。但这种简单的关系却显得格外复杂：单一的基因不需要对应于单一的性状特征，性状特征可以建立在基因配对的不同方式的共同作用之基础上（等位基因）（Allelomorphie）*；个别基因可以影响到许多

---

\* "Allelomorph"最早由英国遗传学家贝特森提出，后来被人简化为"Allele"。我们把两个词都译为"等位基因"。也有人把"Allelomorphie"译为"相对因子"（决定相对性状的遗传因子），把"Allele"译为"对偶基因"。——译者

性状特征(多效性基因)(polyphäne Gene),反过来,相同的性状特征可以源于不同的基因(多基因决定)(Polymerie)。我们还需要简短探讨这些概念。

如果一个基因跟第二个基因匹配相称,且两个基因涉及同一性状特征的形成(比如红花基因和白花基因),人们便说它们是一对等位基因。尽管一个个体中可能总是只有两个等位基因组成一对,但在另一些不同的个体中,等位基因所包含的基因数可能远远多于两个。实际上,人们在研究"群体"中包含的一系列基因时,已经发现有一定数量的基因发生了不同程度的变异,这些变异形成了多个基因。其中,每两个基因在单个个体中随机结合到一起。这种情况下,人们说它们是"复等位基因"。复等位基因所起的作用常常在量的方面彼此有别,以至于它们表现为一系列性状特征,例如色素沉着程度、生长形态序列。

如此一来,物种内部混杂交配造成的变异多样性便得到了显著提升。最后,还有可能同一个基因影响了不止一个性状特征。孟德尔在豌豆中发现的同时控制红花和叶腋黑斑的基因就属于此类。人们称这类基因为"多效性基因"。反过来,也有可能同一个性状不只受到一个基因配对、而是受到几个或很多个基因配对的影响,人们把这种显现称为"多基因决定"。这种情况下——尤其是当各个基因所起的作用显示出量的差异时——后代中分裂为性状的不同表现形态的个体之间,再也无法表现出清晰明确的数量关系。单凭后代中该性状的变异多样性有所提升,人们就能推断出,存在着多基因决定的遗传结构。所有这些都归功于新兴遗传研究的洞见,可以很好地解释为什么在具体的个案中总是经常存在一些让人难以看透的情况。

**d) 遗传物质存在于细胞中。**很久以前人们就猜想(奥古斯特·魏斯曼)(August Weismann)细胞核中的染色体是遗传载体，猜想减数分裂形成生殖细胞(分裂后的子细胞染色体数只有母细胞的一半)以及卵子与精子结合为再度拥有完整染色体数目的新细胞(新的个体由此诞生)等错综复杂的事件皆与遗传有关；最终，这些猜想在我们的时代才得到证实。贝特森(Bateson)、庞尼特(Punnett)以及摩尔根(Morgan)所发现的性状连锁定律(背离了孟德尔的自由组合定律)，使人们认识到了有机体·基因之间存在关联，而基因之间的关联容许人们将相互关联的基因合并为基因连锁群。*在易于分析的对象那里(比如玉米或果蝇)，这些基因连锁群的数量跟染色体的数量保持一致，再加上人们对染色体的构造与行为的细胞学洞见，这些发现共同导致了新理论的问世：染色体中的基因呈线性排列。起初，通过育种实施的遗传实验，基因渐渐被人们假设为遗传单位。如今，基因可以在躯体上被定位，并且通过染色体中基因排列的结构图，其物质形态变得可见了(虽然只能看到表面上的形态)。由于能受到伦琴射线的照射而成像，基因的微粒特征大概也八九不离十了。

遗传定律的单元(遗传单位)跟染色体构造中的单元(基因)始终息息相关，对细胞生成的认知(减数分裂过程、有丝分裂过程等)跟从实验育种得来的认知相互一致，这两个现实使遗传学在生物学上实现了完美的统一。在遗传实验中所认识到的，将在细胞研究中再次得到认识和把握，例如：

通过有性繁殖产生的一切生命都有两个亲本，与此相应，染色

---

* 贝特森、庞尼特和摩尔根发现的遗传学第三定律能够解释一些孟德尔发现的遗传学第一、第二定律解释不了的现象。根据遗传学第三定律(基因的连锁互换定律)，同一染色体上的非等位基因常常连在一起不相分离，于是可以把这些总是连在一起的非等位基因看作一组。——译者

体成对存在(从每个亲本中获得一条染色体)。同源染色体对再加上其他的成对遗传物质——不同物种的染色体数量有所不同,共同构成基因组单元。基因组单元是属于一个有机体的所有基因构成的单元。

如果染色体同一位点上只有完全相同的等位基因(纯合子),那么即使在繁殖过程中发生了基因交换,也不会出现可见的孟德尔式性状分离。但如果染色体同一位点上的等位基因彼此不同(杂合子),那么由于在每个有性繁殖过程中基因都会重新组合,后代中必定会出现孟德尔式性状分离。

显性遗传模式与隐性遗传模式的区别,建立在染色体成对存在的基础上。只有当一对染色体的双方(分别来自父本与母本)都携带隐性基因时,才会出现隐性遗传模式(因此,隐性遗传模式经常出现在近亲通婚者当中)。

性别遗传以及伴性遗传中染色体行为与遗传模式之间的关联是一目了然的。在许多两性分离的有机体中,有一对特定的染色体(决定性别的基因正位于其中)形态方面很出众,即所谓的 X 染色体与 Y 染色体。雌性果蝇具有 XX 染色体,雄性果蝇具有 XY 染色体。所有卵细胞只具有 X 染色体,相反,半数精细胞具有 X 染色体,半数精细胞具有 Y 染色体。与此相应,受精后将有 50% 的个体具有 XX 染色体——这些是雌性,而 50% 的个体具有 XY 染色体——这些始终是雄性。存在于这种染色体中(X 或 Y 染色体)的基因,必定跟后代的性别有关,这一点已在大量案例中得到证实。

简单提一句,如今人们知道,细胞核外部的细胞质中也存在遗传载体。但在人类遗传学说中,这些洞见目前还无关紧要。

**e) 突变。**假如存在的只是终极的、不可改变的遗传单位,亦即终极的、不可改变的基因,那么一切遗传事件就只是同一基因库中的基因多种多样的机械组合。各式各样的基因组合虽然无穷无尽，但却毫无创造性，从而，一切遗传事件就只是相同生命形式的微小变化。假如情况是这样，那么选择育种将不会产生新品种，而只是将原物种移置到纯系而已。然而实际上，生命中总是持续不断地有新现象出现。这样的新现象（例如，疾病在一个家族中首次出现，然后遗传给后代）可以通过"突变"得到解释（德弗里）。有时，新的性状跳跃式地突然产生，偏离变异曲线很远（变异曲线表达了有机体迄今为止可遗传的那些性状）。按照染色体理论，这些新性状必定能追溯到染色体某个位点上初次形成的（或者更确切地说，发生了改变的）某个基因的作用。在个别情况中，人们已经从性状变化的历史中确认了突变；在其他情况中，能够在实验中观察到突变。如果人们像了解果蝇或玉米那样了解一个有机体中的很多基因，就能在该有机体的多代延续序列中确认个别基因发生改变是多么频繁或多么罕见；人们可以确定其突变率。有一些基因很少突变或从来不突变，另一些基因则经常发生突变。在外部影响下（极端温度、短波射线），自发突变率可以得到显著提高。大多数突变是不利于生存的、病态的改变，而且由于自然选择，这些突变很快会再度消失。但也有积极正面的异常偏离，由于其长期频繁发生，物种的面貌能够实现彻底的改头换面。

**f) 致命局限。** 鉴于已经获得的遗传学认知极为出色，有必要让大家了解这些认识的局限是什么。

遗传的基本物质每每是该物种生命蓝图的现实化，是相同生命构造的重复，并且这种构造构成了该物种的生命形式。遗传学说在实验方面仅切中了性状的微小变化，犹如表面涟漪，而没有切中生命的基本事件。

孟德尔主义并不意味着对遗传事件整体的深刻知识，而意味着一种方法,该方法局限于那些非此即彼的性状中,亦即性状的显现或不显现(红色或白色的(无色的)花朵,患病或未患病),也就是说,那些性状不显现并不会致命。因此,人们无法研究为生命所必需的遗传单位。

遗传学说局限于那些可辨别的、明确的遗传单位。遗传学说能够分析,却不能把握遗传事件整体。

**g) 最重要的基本概念提要。**我们一定不能越过雷池,至少要预料到遗传、变异和突变的无以言表的复杂性。因此,在心理病理学中,我们切不可相信那些太过简单的说明。生物学结论中对我们特别重要的有如下几点:染色体(遗传实体)能承载性状,且个体不需要表现出这些作为特征标志的性状(人们在人体病理学中早就知道,某人可以是疾病的遗传携带者,而他自己却没有患病);此外,在人类群体的自然交配组合中,存在多种多样的服从孟德尔式遗传的杂合体。因此,兄弟姐妹有可能非常相似,也有可能截然不同,乃至同胞之间表现出明显相反的性状,且这些性状在其后代中继续存在。在遗传现象的这种纷繁关联中,我们始终必须思考,个别情况可以有多么复杂、乃至让人无法看透,特别是当单个性状的遗传受多基因决定时,亦即处于大量相互独立的、可组合在一起的基因的影响下时。最后也最重要的,是关于遗传单位的学说。该学说认为,遗传物质以特定的排列顺序分布于染色体中,表现为各个可以被单独分离出来的单位的形式。

生物学的遗传学说在应用于人类时遇到了巨大困难。人本身不是可以用生物学遗传规律来研究的客体。生物学家选择其遗传研究的对象所依据的视角乃是技术上便于研究的视角。世代必须快速更替,必须繁殖很多后代,并且染色体数量必须尽可能地少。唯有如此,生物学家才能相对容易地通观事实。但人类的代际更替如此缓慢,以至于根本无法准确地观察若干代人,而且人类的后代数量非常少,染色体数量(48)非常多。此外,研究者无法在人类中有计划地实施选择育种实验,而只能在后续观察中研究随机产生的后代。取代生物学家测交实验的,是来自群体统计学的抽象数字。

然而,这绝不是反对人类遗传研究,而只是澄清其意义。关键不在于发现人类中的某些遗传定律,而只在于看一看在多大程度上,也许能在人类中重新认识那些生物学中已知的定律。进行人类遗传研究时,重点不在于遗传,而在于人。

当我们对人类的某些方面一无所知时,生物学的遗传学说却为我们开辟出从未知到已知的可能空间。如果我们在基因图谱结构中看到了果蝇染色体中基因的排列顺序,那么很明显,了解每种生命体的基因在胚胎中的排列顺序以及各基因所处位置之间的关系,乃是一项研究任务。就像在解剖学和组织学中把握躯体结构,在生理学中把握功能结构,在内分泌系统中把握彼此交错的激素作用的结构那样,在人类遗传学这儿必须把握遗传禀性的结构。然而,没有一种生物像人这样在解剖学方面得到如此彻底的研究和认识,而在基因排序方面,也许果蝇的情况反倒是已知的,人的情况却几乎是未知的。面对人体构造与功能,以及人体遗传的无限精细(个别情况下我们观察到人体遗传的无比精妙之处,仿佛见到了奇迹),我们知道,目前还完全无法把握的基因排列顺序必定是人体遗传中的一个环节。我们惊异于此,生怕自己会轻率地作出断言,固守某些主观臆想的总体性认识。

## §3. 遗传学在心理病理学中的应用

第一个从事方法上的奠基性工作并进一步推进这项研究的学者是

吕丁(Ernst Rüdin)①。精神病学的遗传研究最初使用的是群体统计学方法。吕丁摒弃了这种方法,转而尝试用统计学方法从孟德尔学说的视角去把握家谱学资料。在获取家谱学资料时,他先以个别患者(先证者)为出发点,再搜寻那些状态或疾病已获确认的先证者亲属——先证者的兄弟姐妹与父母(兄弟姐妹方法),或者子代与孙代(后代方法)。单个家庭决定不了什么,因为所有数据都是偶然的;但若考察大量家庭,人们便期待得出有规律的数据。在吕丁的开创性工作的垂范引领下,很多学者相继跟进,作了大量调查研究。目标是认识真正的遗传单位及其遗传模式(显性或隐性)。

我们试图化繁为简,概略而系统地呈现这种认识方式的若干基本特征。

**a) 主导的基本表象。**遗传学已经认识了躯体遗传单位及其遗传模式,此后,若要将遗传学表象转换应用于心理病理学的遗传学说,那么任何情况下的基本问题都始终是:心理病理学中相应的遗传单位是什么。遗传单位是存在的——这是生物学研究的一个事实,也是将遗传学应用于人类遗传学说的一个前提。发现遗传单位乃是研究目标,倘若目标达成,则不仅有望认识遗传模式,而且有望获得新的深刻洞见,洞悉那些影响心灵事件的有效因素。遗传单位根本不是直接显而易见的,所有心理病理的显现乍看之下似乎都不支持遗传单位的存在,但这两个事实并未驳倒遗传单位的存在,如果下列涉及现实显现与基因基础之关系的理念是有效的话:

1. 一切心理病理的显现都是遗传禀性与周围世界共同作用的结果。心理病理的显现源于遗传禀性,又受到过往的周围世界的影响,由

---

① *Rüdin*, *Ernst*: Studien über Vererbung und Entstehung geistiger Störungen. I. Zur Vererbung und Neuentstehung der Dementia praecox. Berlin: Julius Springer 1916.

于各种反应、经验、练习、习惯而成为这个样子。如果我比较几代人的心理病理显现，那么我并非直接比较其相同之处，而是比较这些显现的各种事实构成。在其中，由于受到偏离常态的周围世界的影响，也许一个相同的基因（基因型）已经表现为不同的形态。

由此可知，第一，即使是遗传在其中起至关重要的基础作用的那些疾病，也仍然需要周围世界的条件才能表现出来。同样地，一切周围世界的作用也需要遗传禀性才能显示出其效果。例如，苍白螺旋体引起的麻痹性痴呆，其爆发就以某种遗传禀性为先决条件；因此，有时麻痹性痴呆会频繁出现在家族中。精神分裂症以遗传为基础，但周围世界中必定也有某些因素参与决定了精神分裂症的形成，因为同卵双胞胎中的一人患精神分裂症，另一人通常也患精神分裂症，但情况并非总是如此。

第二，遗传禀性仅在某个限度内会确定无疑地发展为外显的疾病，具体限度因情况不同而不同，人们可以通过经验发现限度在哪儿。遗传禀性发展为外显的疾病，并非绝对不可逃脱的命运。只要认识了周围世界的那些条件，就可以避开遗传禀性要显现出来所必不可少的外部条件，如此一来，遗传禀性便再也无法表现为疾病。

第三，遗传单位总体来说是"非历史的"，因为它们具有生物学的稳定性。遗传单位牵涉到某种在 5 000 年前的埃及人那里和在现代人这里必定是相同的、恒定的东西。遗传单位不能被理解为历史性的特殊心灵构形和精神创造物，也不能被理解为文化现象的内容。若干代人以前不存在、若干代人以后不再存在的东西，肯定具有可遗传的基础，但其本身却不可遗传。一定历史条件下，可遗传的性状使当时的这些显现成为可能。毕竟，始终存在着这样的可能性：甚至在人类历史持续 100 代到 150 代人的进程中，突变的不断积累也会造成生物学方面的轻微变化。迄今为止，这类情形在人类中还没有得到令人信服的证实。

2. 基因单位不是显现单位。显现出来的性状特征指向一个基因，但并非该基因本身。显现中那些看似毫不相干的性状，可能归因于唯一的基因，反之，直接表现为单一体的性状，可能建立在多个基因共同作用的基础上。我们并非在某些显现中直接把握到遗传单位，而是通过经验，在遗传关联中认识遗传单位。

建立在一个基因基础上的性状或疾病，叫作单基因决定的性状或疾病；建立在多个基因基础上的性状或疾病，叫作多基因决定的性状或疾病。仅有少数疾病，且至今仅有躯体疾病是单基因决定的，所有的心灵性状和心灵疾病大概都是多基因决定的（只要能够对它们进行遗传学分析）。因此，简单的孟德尔式统计不可能应用于精神性状、性格、精神病等。因此，不可能直接在精神疾病患者那里发现以简单遗传模式为前提的孟德尔定律。

3. 各个遗传单位（基因）的作用处于相互关联之中。各个遗传单位并非彼此独立地表现为具体性状。各个遗传单位作为元素，并非机械相加地构成一个总和，而是作为一个整体的部分（基因组中的基因）彼此关联。遗传禀性的持续储存，本身就是一种有秩序的排列，或具有一种结构。如果可以从生物学上认识该整体的话，那么这样的整体作为部分之整体（针对有机体而言），本身必定又以一个基因的作用为基础。

尽管遗传禀性本身都是相同的，但它们可以更强或更弱地表现出来，或根本不表现出来。这些表现波动可以从基因之间彼此的相互影响、从"基因环境"来把握。基因之间彼此需要，能够彼此抑制、彼此触发、彼此调节。因此，一个遗传因子的实现可能取决于其他遗传因子的组合。人们确实应该刨根问底：之所以找不到心理病理学中的绝对遗传单位，是不是因为它们压根儿不存在？是不是因为绝对遗传单位是从某种东西中抽象出来的——这种东西只能与整体共在（无论它可能是什么），而且它并非自在地是其所是，而仅仅作为位置、作为环节、作为极点是其所是？

只有当很多基因汇集到一起时，某种特定显现（比如某种疾病）才会出现。因此，遗传研究得出了一个否定性结果：精神分裂症不可能是一个遗传单位的表现，而必定是这样一种显现——只有当一系列不同的遗传单位汇集到一起，且在周围世界的适宜条件下，才能形成精神分裂症显现。某人的遗传禀性中可能含有一系列作为精神分裂症爆发前提条件的基因，且其本人并未患病，可是，一旦配偶的遗传物质补上了最后缺失的基因，便会导致子代罹患精神分裂症。

上述基本表象以生物学经验为基础，并通过类比推理转换应用于心理病理学，但这样的表象对于心理病理学的目标而言只是单纯的可能性。人们思忖，表层现实之下肯定潜藏着某种深层基础，以至于应该将可经验的显现把握为许多遗传单位交织连接的某种复杂过程的结果。即使大部分遗传条件皆已具备，可如果欠缺了其中的一个遗传单位，相关显现根本就不会出现。

经验中多个显现的关联可由显现之间相关性的数值来表示，相关性的具体数值可通过对许多案例的统计得出。如果相关系数等于 1，这意味着两个显现总是同时出现，因为二者彼此相连、不可分割；如果相关系数等于 0，这意味着两个显现同时出现纯属偶然，只是凑巧碰到一起。如果相关系数比较高，人们就会解释说，两个显现的紧密关联要么是由于植根于相同的基因（红发与斑点），要么是由于两个基因结合在同一个染色体中（血友病与男性性染色体），要么是由于基因环境（脊髓空洞症基因更容易出现在短毛型家兔中），要么人们看到的只是虚假的关联（人种繁育中，很容易分离的两个显现实际上只是表面上并列出现，比如黑人的卷发与黑色素沉着)。(这一段概要参照了康拉德的叙述。)

4. **突变**(遗传禀性跳跃式的突然改变)可以解释,为什么疾病在从未患过此病的家族中首次出现。问题是,比如,精神分裂症基因是通过人类中任何时候都可能发生的突变而每次都重新形成、然后再遗传给后代,还是某次出现以后就一直建立在遗传基础上的呢? 这种突变必定很早就发生了,因为精神分裂症存在于所有人种里、所有时代中,而且相关报道足够丰富。

**b) 方法上的困难。**将遗传学认知应用于人类疾病遗传,导致人们发现了一些躯体疾病的比较清晰的遗传单位和遗传模式(例如,在血友病、亨廷顿舞蹈症、少年型黑蒙型痴呆①等疾病中)。在心理显现和精神疾病中,实际情况有所不同,这一方面是由于存在技术性困难,另一方面是由于心理疾病与躯体疾病之间存在原则性差异。

在技术上,人们极难获得关于心理和精神疾病的原始资料。许多心理疾病在人年龄很大时才会表现出来,个体在心理疾病发病之前可能已经去世,所以此人被当成了健康者,可他本来应该患有心理疾病。从事研究的医生必须躬身调查,不过只可能调查那些还在世的、能联系得上的患者。

一种躯体显现可以是一个基因的特征,但原则上,某种心理显现绝非在与躯体显现相同的意义上是某个基因的特征。在一切遗传问题中,首先需要搞清楚,人们在个案中想要从什么方面了解遗传。人们在心理病理学中构建出来的大量单元,也许(有人这样想)招致了疑问(从简单的反应形式、表象类型一直上升到人格类型,从综合征到疾病单

---

① *Sjögren*: Klinische und vererbungsmedizinische Untersuchungen über Oligophrenie in einer nordschwedischen Bauernpopulation. Kopenhagen 1932. 此外,可参阅 Z. Neur. **152**(1935)。

元——持续存在的体质或特定生命时期出现的事件——时相或进程——等等）。然而，这些单元无一例外皆有其内在缺陷，它们不是任何情况下任何人都可以同样予以确切把握的、可以确凿无疑地加以统计的特征单元。

此外，人类的几乎所有的心灵显现都渗透着精神色彩。可精神并非被遗传，而只是被历史性地传递。唯有学习吸收的能力可以遗传，可这些作为基本功能的能力绝非从当时的历史现实化过程中抽取而来。因此，寻找遗传单位的各条道路之间有着原则性的差异：一是在躯体疾病和器质性精神病中寻找遗传单位，二是在常见的精神病中寻找遗传单位，三是在性格和个别心理特质中寻找遗传单位。卢森布格尔（1939）这样解释道：仅当涉及遗传学的特征时，才能谈论遗传模式；仅存于概念中的某个特征（即使其现实价值很高，比如性格特质）并不是遗传学意义上的特征；特征就是某种实质性的东西，表达出了遗传而来的本质，并且特征不是一个基因型，而意味着一个已变得可见的本质。

但如果不能用清晰明确的遗传单位（基因）进行研究——这些遗传单位是从确凿无疑的特征中获得确认的，我们能做什么呢？于是只剩下间接方法了，当人们猜测遗传学意义上的某个遗传模式是某个复杂显现群的实际基础时，已经应用了间接方法。

人们试图假设性地把遗传单位当作模糊不定的显现整体（比如精神分裂症）的基础，认为显现整体建立在两个、三个或更多基因的基础上，现在又用精巧周密的方法进行试验性的统计，目的是看看群体统计学统计出来的实际数值是否可以理解为上述假设的结果，以及基于上述假设统计出来的结果。于是，人们尝试着思考，我们称为"疾病"的显现复合体不是由一个基因、而是由若干个基因（显现复合体的基础不是单基因，而是多基因，例如三基因）决定，这些疾病出现的次数应该符合基于多基因组合遗传模式而统计出来的结果。

但这样的数学技巧缺乏真正的证明力,除非人们同时使用数学方法去确定上述试探性假设是可判定还是不可判定的。在数学统计的无限可能性中,某次的数值可以偶然是正确的。对于所有的数值群而言,人们都能统计出一个基础架构。如果遗传单位不能被人从显现、性状、特征中辨认出来,不是明确无疑地表现出来的,而只是被推断出来的,就肯定有问题。不能直接在显现中予以确认的东西会通向无穷无尽的空间,虽然其作为可能的东西能够被推断出来,但始终缺乏真正的证明。人们多半面对着不可判定之物。

但如果人们不借助数据便推断出这样基础性的、复杂的可能性,就完全陷入了随意武断。从约略情形作出的这种推断也许开启了富有意义的预感,让人们隐约知道遗传单位可能是真实的,可一旦人们迫不及待地提前将其视为确定的结论,这样的推断就已经错了。

鉴于方法的间接性,把这些结果表达为清晰、易懂、明确的命题显然是彻底不可能的。人们从模糊不定的、通常甚至无法可靠确定的现象出发,去寻找确定的、可推断出来的遗传单位。人们希望通过一代又一代人的遗传关联去通达遗传单位(用其他方法无法发现遗传单位),并希望找到遗传单位(人们原本应该以遗传单位为出发点)。甚至,人们也许能成功借助这些遗传研究去证实或证伪下列疑问:心灵领域中是否存在疾病单元? 如果存在的话,有哪些疾病单元呢?

把精确的遗传学概念转换到心理病理学中,要求有清晰明确、客观易懂的遗传单位。也许必须承认,研究人员起初只是预感到遗传单位的存在,然后才在家谱学研究的研究过程中首次找到遗传单位。因此,不能预先假设遗传单位的存在。然而,在研究人员后来踏足的研究道路上,一个对其他陈述皆有效的陈述仍然是不可能的。如果他的研究得出了一个正面结果,那么被找到的遗传单位作为清晰的事实构成,已经成为需要进一步证明的预设。

**c）关于精神病遗传性的研究。** 常见精神病（精神分裂症、躁狂-抑郁症、癫痫）在诊断学方面的界限模糊不清，而且不能普遍有效地被所有观察者同样地予以确认。人们把研究范围限制在那些确定无疑的病例的狭小领域内，并以此为出发点，从而部分克服了这个困难。尽管如此，已经发现的数量关系却并未带来任何遗传学意义上的正面洞见。

关于精神分裂症，卢森布格尔总结道："不存在精神分裂症的单位。遗传研究意义上的精神分裂症基本上还只是一个工作假设。精神分裂症绝对不能与人体形态学中可以非常精确把握的特征相提并论，甚至也绝对不能与实验遗传学中可把握的特征相提并论。"在心理病理学的发展道路上，人们似乎达不到目标，找不到确定的遗传单位。"在我看来，毫无疑问，精神分裂症真正的遗传特征只能在躯体方面来把握。"

关于决定精神分裂症的那些遗传单位的遗传模式，隐性遗传比显性遗传的概率更大。支持精神分裂症的遗传模式是隐性遗传的证据有："患有精神分裂症的父母，其子女中只有 4％—5％ 也患有精神分裂症"；"精神分裂症的家族遗传主要发生在旁系亲属中"，而且精神分裂症经常发生在"血亲结婚"的家族中（研究各个大家族后得出的结论）。"三代或甚至更多代直系家庭成员均证明有精神分裂症的家族极其罕见。"相反，支持精神分裂症的遗传模式是显性遗传的证据有："没有证据表明，在统计学上，精神分裂症患者的父母中近亲通婚的人数高于平均值。""人们在精神分裂症患者的子女中，能找到比患者兄弟姐妹中更多的精神分裂症患者。"

从遗传生物学的视角看，精神分裂症必须被视为由一系列基因决定，可我们至今连一个基因也确定不了。另外，一系列基因要表现为精神分裂症，还需要有外部因素。同样，我们并不了解这些外部因素，但基于对同卵双胞胎的研究，我们可以确定，外部因素必定存在。

至于躁狂-抑郁症,研究结果也好不到哪儿去。针对研究躁狂-抑郁症时人们所做的失败的统计,约翰内斯・朗格[1]说道:"显然,实际情况比我们设想的要复杂得多。"

一般而言,可以这么说,在常见精神病的心理病理学中,人们至今没有找到遗传单位,因此,人们不可能根据孟德尔定律去计算预期的病例数,任何情况下都绝无可能。在人类病理学中,这种建立在遗传单位和孟德尔定律基础上的遗传认知,始终只限于那些躯体上可把握的显现。

一种遗传学意义上的成功至今迟迟不见踪影,人们也许应该继续说,通过统计肯定也不能成功地找到遗传单位,除非某位研究者作出适当抉择,打破这样的恶性循环,在彻底的新发现中看到遗传单位的某个事实。倘若这个时刻到来,则任何情况下任何人都可以同样予以确认的客观事实,将使人们对遗传模式产生清晰而固定的认识。但就目前而言,人们通过某种统计设想出来的意象常常涉及不折不扣的未知事物。人们预期中的适当抉择——根据卢森布格尔的合理猜测,估计可能把握住了某个躯体现象,只要这种针对精神分裂症病例的研究视角是正确的。

**d) 关于心理显现遗传性的研究。**关于性格遗传性的研究一直都有问题,因为所见不够客观。某位研究者自认为清楚地看见了一些显现,说给别人听,可这些显现未必有效,只有当他能够让读者也像他那样亲眼看见这些客观显现时,它们才是有效的。否则,一切都是主观建构。尽管这样,还是有些幸运的案例成功提供了一种家谱学直观,例如,在表现欲过强的精神变态者(参阅冯・拜耶、施通普福尔(Stumpfl))的案例中,以及主要是在同卵双胞胎的案例中,就算同卵双

---

[1] *Lange*: In Bumkes Handbuch, Bd. VI, S. 8.

胞胎在迥然相异的环境中成长，两人的外部生活和行为看起来大相径庭，两人的性格依然可以表现得极其相似。施通普福尔是对性格遗传问题研究最为透彻的学者之一。他批判性地提出了方法层面的要求：一切从性格类型学出发建立遗传性格学的尝试，必定会失败，而且已经失败；这类尝试所引发的概括性论断遮蔽了真正的问题。正确研究的前提是在家族关联中对每个人的人格进行精确的心理学描述；相反，断定性格特质可以遗传（以主观臆想出来的性格元素为出发点），从一开始就已经错了。有人尝试追溯一个主观臆想出来的本质核心，并将其作为决定性因素，这类尝试使特征鲜明的东西——以性格学清晰刻画出来的特征来衡量——变得含混不清，在遗传生物学上，遗传单位并没有被替代。关于基本领会，施通普福尔令人信服地说道：性格遗传不可能取决于个别的粒状基因。性格学上的有效基因之间存在相互关联，而决定此关联的东西当然是复杂的整体，不过这种整体仍然是完全未知的。

　　对智力机能的遗传研究似乎与更具体的对象有关。智力机能的明显标志垂手可得，比如学生的成绩单。因此，彼得斯（Peters）研究了学业能力（Schulfähigkeiten）的遗传，发现：

| 父　　母 | | 子女所占百分比（％） | | | 案例数 |
|---|---|---|---|---|---|
| | | 成绩好 | 成绩中等 | 成绩差 | |
| 成绩好 | 成绩好 | 41.5 | 58.5 | 0 | 426 |
| 成绩好 | 成绩中等 | 25.3 | 73.4 | 1.3 | 1 265 |
| 成绩好 | 成绩差 | 32.1 | 61.5 | 6.4 | 78 |
| 成绩中等 | 成绩中等 | 14.7 | 82.0 | 3.3 | 1 850 |
| 成绩中等 | 成绩差 | 12.1 | 74.4 | 13.5 | 323 |
| 成绩差 | 成绩差 | 10.8 | 78.4 | 10.8 | 37 |

人们可以反思上述数据,但这些数据充其量只是告诉人们,在某个不确定的意义上,一般的遗传性发挥了作用。

如果人们以那些可以通过实验得到检测的机能为出发点(学生成绩单、调查问卷总是受到教师和问卷填写者的主观判断的影响),那么从方法论上来说,情况似乎会更有利:这种情况下,也许客观的事物可以得到确定。① "可检测的"东西能够成为遗传统计学的研究对象。这类研究如今大概已经提供了关于一般遗传性的更令人信服的材料。然而统计学推论从来就不适合为遗传学洞见奠定精确基础。②

在所有这些研究里,人们一再相信遗传是一个至关重要的因素,然而,人们离那些可能与遗传单位相关的"基本元素"还很遥远。我们界定为心理显现,界定为性格、机能、能力等的一切,已经相当复杂了,如果我们从生物学角度思考它们如何形成的话。但是否存在基本构成物? 如果存在的话,在什么意义上存在? 在遗传生物学上,此问题的答案仍完全未知。目前,就连仅存在于想象中的、用于寻找基本构成物的出发点都不存在,人们原本设想,从该起点出发也许能找到基本构成物。

**e) 遗传圈的理念。**心灵疾病的一般易感倾向、变换形态的遗传、不加选择的遗传多样形态等陈旧学说已经被推翻。鉴于遗传学和遗传学中的各种孟德尔遗传单位,至少精神疾病的所有形式都以一个唯一的和统一的易感倾向为基础是绝不可能的。但人们绝对没有做

---

① 机能越简单、个体的机能表现越稳定,研究就越清晰,例如 *Frischeisen-Köhler*:Das persönliche Tempo, eine erbbiologische Untersuchung. Leipzig 1933。

② 参阅下列著作中的报道:*Joh. Schottky*:Die Persönlichkeit im Lichte der Erblehre (Leipzig 1936);Über die Vererbung der Begabung(von Kloos), des Charakters(von Stumpfl), des experimentell Feststellbaren(von Graf)。详尽的论述请参阅金特·尤思特的《人类遗传生物学手册》(Justs Handbuch, Bd. V, 1939(von Stumpfl und von Gottschaldt))。

到清清楚楚地区分开那些互相排斥的不同类的精神疾病，进而认识特定精神疾病的同类疾病遗传。同一家族中出现多种多样的异常显现，一直是一个基本事实构成。现在的问题是：在哪些可界定的遗传圈（Erbkreise）内，一种疾病征象仿佛能够作为另一种疾病征象的对应物而代替之，从而在此意义上发生变换形态的遗传？或者换个更谨慎一些的问法：哪些显现类型以如下方式彼此息息相关——共同的一部分遗传禀性必定是这些显现共同的遗传基础？

人们在双重意义上谈论遗传圈。在第一重意义上，人们把某位患者的血亲关系称为遗传圈（于是，遗传圈是一个亲族中发生过的全部显现的历史性领域）。在第二重意义上，也是在我们当前讨论的意义上，遗传圈是指也许非常不同、但共属同类的显现群。因为人们猜测，这些显现可能以共同的基因型为根基（于是，遗传圈是一个遗传生物学概念，指称那些一般而言息息相关、共属同类的显现群）。

aa）过去的临床观察以为看到了家族性发病的疾病群，因此，某些躯体疾病、新陈代谢疾病、心灵异常、中风倾向等共属同一类疾病群。人们观察到了神经病家族（neuropathische Familien），观察到了肌肉萎缩症和低能、癫痫如何一起出现在这样的家族中，或肌萎缩侧索硬化和精神分裂症如何一起出现在这样的家族中。[1] 如今，人们把这类观察进一步扩展到精神病、性格和一切种类的精神变态中，已经试图从统计学上确定体格类型、性格类型、精神病、精神变态禀性、躯体疾病之间的

---

[1] *Curtius*，*Fr.*：Die neuropathische Familie. Berlin 1932；*Curtius*，*Fr.*：Die organischen und funktionellen Erbkrankheiten des Nervensystems. Stuttgart 1935；*Curtius*，*Fr.*：Multiple Sklerose und Erbanlage. Leipzig 1933.

相关关系。

例如：1. 精神分裂症患者的兄弟姐妹的肺结核患病率,是未患精神分裂症者的兄弟姐妹的四倍(卢森布格尔)。

与此相反,人们没有发现躁狂-抑郁症跟肺结核的任何关系,但发现躁狂-抑郁症可能跟痛风、肥胖症、糖尿病、风湿病存在关联。

2. 如果人们比较分裂样精神变态和精神分裂症一起出现在父母和子女两代人中的那些案例,那么,根据卢森布格尔的统计,子女的患病概率如下所示：

| | | |
|---|---|---|
| 父母双方 | 无疾病征象 | 0.5 |
| 父母中的一方 | 异常 | 3.2 |
| 父母双方 | 异常 | 8.6 |
| 父母双方都没有 | 分裂样 | 1.3 |
| 父母中的一方 | 分裂样 | 4.1 |
| 父母双方 | 分裂样 | 12.0 |

分裂样精神变态与精神分裂症的这些统计数据应该证明了两者有相同之处。这个结论不是很有说服力,卢森布格尔认为："分裂样精神变态跟精神分裂症存在关联,这是确定无疑的;然而,这些关联是松散的、多义的,且只能从统计学上把握。"虽然如此,对这些现象以及其他有统计学相关关系的显现,他断定："原则上,即使不预先假设所谓的基因型,这些表现型也可以出现;这种情况下,它们不属于遗传圈。"因此,结果是"一系列精神变态者应该被视为分裂样精神变态者,如果他们是某位精神分裂患者的血亲的话"。尽管如此,他还是认为："我们今天应该在分裂样精神变态中看到精神分裂症的部分遗传禀性的最重要表现,这似乎是确定

无疑的。"

与此相反,施通普福尔、冯·拜耶发现,在精神变态的遗传圈内,精神病的发病频率没有任何增加。

3. 人们用以下方式证明了,偏执狂属于精神分裂症的遗传圈:

偏执狂的子女是精神分裂症患者

9%—10%(科尔贝)(Kolbe)

偏执样精神分裂症患者的子女是精神分裂症患者

10%—11%。

两种情况下的数值保持一致,证明了偏执狂与精神分裂症的遗传基础是相同的。

bb)几十年来,人们区分开了三大遗传圈,精神分裂症遗传圈、躁狂-抑郁症遗传圈、癫痫遗传圈。疾病的多样形态各自分别局限在这些遗传圈内。原则上,这些遗传圈彼此排斥、互不相容,一个遗传圈内的显现不可能植根于另一个遗传圈中。

实际上,如果人们选取更大数量的案例,这些遗传圈会彼此进一步分离。卢森布格尔从精神分裂症显现群、躁狂-抑郁症显现群、癫痫显现群、麻痹性痴呆显现群中各随意选取出 100 位先证者。比较其兄弟姐妹,他发现,患相同疾病的患病期望占据很大部分。从百分数统计出来的重合指数总计如下:

| | |
|---|---|
| 精神分裂症 | 6.0 |
| 躁狂-抑郁症 | 24.5 |
| 癫痫 | 9.0 |
| 麻痹性痴呆 | 2.3 |

而不同遗传圈之间的重合指数却很小,例如:

| | |
|---|---|
| 精神分裂症与躁狂-抑郁症 | 0.84 |
| 精神分裂症与癫痫 | 1.87 |

| 精神分裂症与麻痹性痴呆 | 1.28 |
| 躁狂-抑郁症与精神分裂症 | 0.84 |
| 躁狂-抑郁症与癫痫 | 2.42 |
| 躁狂-抑郁症与麻痹性痴呆 | 1.46 |

两类数据出现了不一致,因此必须做出解释。最简单的解释是遗传圈的交叉,因为来自不同家族的两个遗传圈通过婚姻汇集到了一起。或者用突变来解释,即突变使一个遗传圈中首次出现了另一个遗传圈中的疾病(这始终是概率极低的一种解释,源于模糊不清的可能性)。或者,用相同遗传禀性的不同表现来解释,比如用一个家族其余遗传禀性的影响,以及用其他不同的周围环境的影响来解释。或者反过来,通过遗传生物异质性的相同显现来进行解释,比如基于不同遗传禀性的东西,可以由于禀性和周围世界中其他的偶然条件,而在显现上变得相似。

关于癫痫遗传圈,有不少出色研究。[1] 这里仅从康拉德的发现中列举几个数据:

癫痫患者的后代中有6%的人罹患癫痫(总人口中有0.4%的人罹患癫痫),另外,35%的人有心理异常(癫痫排除在外,还有智力障碍、精神病、精神变态、犯罪)。如果把神经疾病和躯体缺陷类型也算在内的话,就有42%的人有心理异常。

同卵双胞胎间的一致性是55%,异卵双胞胎间的一致性是12%。一定要若干基因共同作用才会产生癫痫,这点可以由以下

---

[1] *Conrad*:Z. Neur. **153**, **155**, **159**, **161**, **162**; *Conrad*:Arch. Rassenbiol. **31**, 316 (1937); *Conrad*:Der Erbkreis der Epilepsie (in Justs Handbuch der Erbbiologie des Menschen, Bd. 5, S.933.1939).

现实推断出来：同卵双胞胎在特发性癫痫方面具有很强的一致性
（86％），而癫痫患者的子女中只有6％仍是癫痫患者。

cc）遗传圈的理念似乎在遗传事件中带来了极佳的统一和综合：
特定精神病与特定精神变态、体格类型、躯体疾病倾向息息相关、共属
同类，似乎开启了对生命根基的深刻洞见。然而，透彻研究的结果却完
全不符合预期。乍看似乎可信的事情，总是由于反例而变得可疑。人
们对遗传圈形成了初步的基本见解，并且在家谱学调查结果中找到其
例证之后，研究便几乎停滞不前了，即使统计学上的相关关系的意象变
得更清晰和更可靠了。随着研究的进展，证据不是变得更强，而是变得
更弱了。相同的基本原则被不断重复。不一致之处需要得到解释；遗
传圈一步步变得越来越带有假设性，每种相反的可能性同样被允许存
在。因此，遗传圈虽然是令人印象深刻的家谱-历史性理念，但并非在
相同程度上是能够可靠加以应用的、普遍有效的知识。显现之间的关
系总是一再表明，有什么东西在那儿，但无法引领我们接近问题的答
案，让我们知道它究竟是什么。

在遗传学知识的背景下，人们为了把握遗传圈，已经在家谱学研究
中吸收和纳入了所有可以掌握的直观材料。人们在一些个案中获得了
整个家族数代人遗传关联的意象。不仅可诊断的心理疾病，而且性格、
体格、躯体疾病、人之显现的所有方式都被呈现在眼前，目的是让人在
疾病单元或体质的理念引导下，看见和证明所有显现之间的关联。这
种深入探索的家谱学变得充满歧义。只要家谱学除了家族的历史性直
观什么也不提供，并促使每个人对描述得详尽准确的个案产生兴趣，便
无可指摘。可一旦家谱学从个别观察中得出普遍结论，仅从少数家族
中推出的这些结论肯定缺乏证明力：我们看见、感到惊异、认为可能如
此的那些地方，也许是提出了问题，却没有给出任何证明。从个案的直

观明证性中推断出普遍结论的倾向很强烈,尤其是当人们积累了很多适宜的案例,同时又忽略其中不一致之处的时候。然而,直观资料的简明精辟还不是可统计对象的精确性,也不是一个规律的精确性。如果诊断学、性格学、体质研究和结构分析的类型学在家谱学中结合起来,那么所有这些见解应该会彼此互相支持,而这些见解本身的单独每一个都是变化不定、模糊不清的。疾病单元应该在自身中得到界定,体质应该在自身中变得清晰,现实的性格类型应该在自身中显示出来。但实际上,通过模糊不定的见解之间的相互关系,人们无法获得任何确定性。假设的遗传单位、整体意象的总体性、典型的整体性的原则,所有这些都应该彼此互相支持。因此,尽管单独来看,它们每一个可能是可信的,扩展了我们对现实的直观,但却没有发展出任何普遍知识。不管是在透彻细致、充满关怀的研究中形成一幅家谱学的家族图谱,还是被别人告知那些轶事传闻式的令人信服的观察,两者在逻辑上是类似的。

　　第一种可能性的一个案例也许是闵可夫斯卡(Franziska Minkowska)的出色研究①,她对两个家族六代人进行了多年的跟踪研究,亲自探访调查了几乎所有活着的家族成员。她勾画出一个癫痫样体质及其心理和身体的生物学结构的意象——依照克雷奇默的观点。第二种可能性的一个案例是毛克斯(Fr. Maux)描述的很多案例②,他记述道:

　　"多年前,我在一家杂耍综艺剧院里遇见⋯⋯一位魁梧大汉,

---

① *Minkowska*，*Franziska*：Epilepsie und Schizophrenie im Erbgang mit besonderer Berücksichtigung der epileptoiden Konstitution und der epileptischen Struktur. Zürich 1937(Archiv der Julius Klaus-Stiftung für Vererbungsforschung，Bd.12).

② *Maux*，*Fr.*：Die Veranlagung zu Krampfanfällen. Leipzig 1937.

他那宽大的脸部杂乱扭曲得惨不成形，眼睛一直全神贯注地盯着舞台上的表演。观看表演时，他一直表现出执拗而单调的欣快，一个节目结束后仍不中断，节目间歇期间继续保持着这样的欣快。他全心沉浸于表演的情景令我印象非常深刻，于是我坐到他身旁跟他交谈。他原来是一个小保险业务员。……他自己从未有过癫痫发作，但他的兄弟自从多年前就因为癫痫而一直在住院接受治疗。"

**f) 双生子研究。**人们习惯于认为，没有人跟其他人是完全相同的。通过某些双生子之间的对比，这点才变得令人惊异。很久以来，因长相酷似而容易被混淆的双胞胎就吸引着人们的好奇心。为了研究禀性的影响和周围世界的影响，高尔顿（Fr. Galton）[1]首次赋予双生子以原则上的重要性。人们早就区分开了两类双生子，一类双胞胎的两个胎儿都包裹在同一个羊膜内，而另一类双胞胎的每个胎儿分别处于各自的羊膜内。前者是由"同一个受精卵内的两个胚斑"发展而来，后者是由两个受精卵发展而来（比如那些通常一次分娩多个孩子的动物）。前者的两个胎儿性别总是相同的。遗传学和细胞学首次赋予了双生子现象以原则上的重要性。同卵双生子的产生是由于一个受精卵很早便分裂为二，其中每个部分仍能发育形成一个完整的胚胎（类似于在海胆受精卵形成早期，人们用人工方式把海胆卵切割成两半的情形）。因此，同卵双生子拥有完全相同的禀性物质。同卵双生子之间的关系就好像同一株植物上的两根枝条。双卵双生子之间的关系就好像其他兄弟姐妹之间那样，不再那么相似。因此，对于双生子研究而言，只有同

---

[1]　*Galton, Fr.*: Die Geschichte der Zwillinge als Prüfstein der Kräfte von Anlage und Umwelt. 1876（im Journal of the Anthropological Institute of Great Britain）. Deutsch: Erbarzt 1935，132ff.（Beil. Dtsch. Ärztebl.）.

卵双生子在考虑之列。同卵双生子根本不像人们以为的那样极其罕见:在德国,大约80例新生儿中就有一例双生子,其中约四分之一是同卵双生子。[①]

同卵双生子研究没能教给我们任何关于遗传过程的知识。对于作为基因分析的遗传学来说,同卵双生子研究是徒劳无果的。但这类研究是一份指南,可以把周围世界的作用与可遗传的东西区分开。因为人们必须假设同卵双生子具有完全相同的禀性实体,所以通过比较同卵双生子,可以揭示:什么能被遗传,以及什么源于周围世界的作用。人们把双生子之间性状的相同性称为"一致",把双生子之间性状的不同性称为"不一致"。对于生活在不同的周围世界里的双生子来说,人们发现的两人一致之处很可能指向由遗传决定的性质,而两人的不一致之处必定被归因于不同的周围世界和不同的生活命运。观察双生子时,人们发现两人的一致之处如此之多,令人印象极其深刻。然而人们看到,就连彻底由遗传决定的那些显现(比如精神分裂症)也仍然需要周围世界的影响才能表现出来,此番情景同样令人印象深刻。假如遗传具有绝对的强制约束力,那么在每个病例中,只要双胞胎其中之一是精神分裂症患者,另一人毫无例外必定也是精神分裂症患者,尽管情况通常如此,但却并非总是如此。卢森布格尔发现,其中一人患有精神分裂症的17个同卵双生子案例中,另一人也患有精神分裂症的占了10例。同卵双生子在先天性低能和癫痫方面的一致性比在精神分裂症方面的一致性更强。[②]

---

①　关于双生子研究:*Verschuer*,*O.v.*:Ergebnisse der Zwillingsforschung. Verh. Gee. phys. Anthrop. **6** (1931); *Lotze*, *R.*: Zwillinge, Einführung in die Zwillingsforschung. Oehringen 1937; *K. Conrad*: Fschr. Neur. **12**, 210 (1940)。

②　*Luxenburger*: Untersuchungen an schizophrenen Zwillingen. Z. Neur. 154,351 (1935); *Conrad*: Erbanlage und Epilepsie. Z. Neur.**153**,**155**,**59**.

有人曾研究过双生子中的罪犯。[①] 约翰内斯·朗格说明了双胞胎两人都成为诈骗犯、行骗者、招摇撞骗者的情况如何大量存在。克兰茨（H. Kranz）发现，有 2/3 到 3/4 的同卵双胞胎在犯罪方面是一致的，而异卵双胞胎在犯罪方面的一致性还不及同卵双胞胎的一半。即使在同卵双胞胎中，遗传禀性也没有绝对的强制力，比如，同卵双胞胎的血型或躯体斑痕本应显示出 100％的一致性，但实际上也有例外。

双生子研究具有本质的重要性，主要是因为这类研究所引发的问题很重要。生物学家的观察表明，同一株植物上的枝条之间必须通过周围世界来解释的那些差异，完全只涉及数量上的差别。由于周围世界的影响而导致一个性状在显现或不显现之间彻底翻转、交替轮换的情况极其罕见，比如，藏报春在某个特定温度边界之下开红花，温度超过 30 摄氏度则开白花，尽管红花性状的遗传由一个基因单一地决定。双生子研究在精神分裂症中的应用（实际上，并非所有情况下双胞胎两人都不是或都是精神分裂症患者，可能一人患有精神分裂症，另一人未患）使人能够问出这样的问题：难道精神分裂症只是某种现存之物在数量上的增加吗，即使后来没有出现任何精神疾病？临床上的情况肯定不是这样，恰好相反，从正常状态到罹患精神病，中间存在断裂。或者，只有多个基因相互配合、共同作用，才会导致精神分裂症，难道这些基因中的某个基因受制于某种由周围世界造成的、仅仅数量上的作用变化，从而触发了某个通常处于休眠状态的禀性吗？能找到一个这样的基因吗？由于缺乏研究的着力点，这些问题至今没有答案。

**g) 生殖细胞损伤问题。**虽然胚胎损伤或出生时的损伤，从生命的

---

① *Lange*，*Johannes*：Verbrechen als Schicksal. Leipzig 1929；*Kranz*，H.：Lebensschicksale krimineller Zwillinge. Berlin 1936；*Stumpfl*，E.：Die Ursprünge des Verbrechens，dargestellt am Lebenslauf von Zwillingen. Leipzig 1936.

开端起就被给予了个人,其后果伴随此人一生,但它们不是禀性,不是遗传下来的,也无法被遗传。问题是,是否存在生殖细胞的损伤或改变,而其后果会导致禀性的某种改变,也就是说,某种不是被遗传的东西,如今却因为其本身已被锚定在遗传实体中、成为了遗传实体的一部分,从而也能被遗传了。这类损伤或改变乃是突变。

在这种明确限定的意义上,人类中的生殖细胞损伤至今没有得到任何证明,尽管粗俗的医学观点总是假定其不言而喻。有人声称酗酒者发生了生殖细胞损伤,对此,有一个令人印象深刻的反驳。① 震颤性谵妄患者的后代中并没有出现大量的心灵异常。因此,这里不存在酒精导致的生殖细胞损伤。如果酗酒是某种心理禀性的表达,那么这种禀性就会被遗传。震颤性谵妄患者之所以养成酗酒习惯,显然往往是由于环境的影响。

此外,梅毒导致的生殖细胞损伤也没有得到证实(梅毒导致的胚胎损伤倒是经常发生)。

**h) 遗传学在心理病理学中的应用具有重要意义,尽管迄今为止只得出了否定性结果。** 即使在如此不利的研究条件下,人们依然试图在心理病理学中找到遗传的规律性,尽管付出了无以言表的努力、运用了极为巧妙的方法,这样的尝试还是没有得出遗传学知识意义上的最终的正面结果。然而,通过仔细搜集资料、认真思考研究,这种尝试甚至在研究工作失败、遇挫的地方照亮了问题域。就此而言,这条探索道路并非全然徒劳无果。

1. 在关于精神疾病遗传的一切思考中,精确性得到了提高,批判意识得到了增强。统计学方法的改良带来了一些结果,即使这些结果可

---

① *Polisch*:Die Nachkommenschaft Delirium tremens-Kranker. Mschr. Psychiatr. **64**,108(1927).

以不在真正遗传学的范畴内得到领会。

2. 由于遗传学和将遗传学应用于心理病理学的尝试，人们已经洞悉了各种可能性；已认识到遗传事件关联的错综复杂，不会再作出粗糙的和过于简单的解释。生命处于遗传关联中，遗传在生命基本过程中所起的决定性作用令人无比震惊。人们知道了自己的无知。初步探索的徒劳无功以及过多地假设未知量，这类经验让人清楚认识到，迄今获得的原始事实构成只具有粗糙的经验意义。

像生活中经常发生的那样，我们目前处于这样的境地：的确看到了不可思议的复杂性，但却看不透它。我们暂时只是从外围接触到生命事件，展开后无限丰富、无限多样的生命事件，其基本特征也许很简单，可我们恰恰没有切中那个简单的基本特征，而只是绕着无穷无尽的各种关系的多样性转圈圈，虽然多种多样的关系在某处跟那个根基有关联，其累积的数量也很多，但不能带领我们接近那个根基。

3. 遗传学在心理病理学中的应用所遭遇的失败，越来越明确地逼迫人们转向躯体方面的研究道路，而这是唯一充满前景的方法上的着力点。关键在于找到疾病的躯体特征标志，而它们可能就是遗传单位。现象一直是不确定的，而对心理疾病遗传的认知即以此为界限。

然而，这样的安分知足反过来也可能让人产生如下疑问：是否可能存在无法在迄今为止的遗传学范畴内把握的某种遗传。虽然自然科学上的精确认识与遗传学研究道路紧密相连，但如果我们把遗传学绝对化，索性对其他类型的心理显现之遗传关联的未知领域置之不理，那么视野将变得过于狭窄。因此，我们万万不能轻视对家族的历史直观。不能被普遍化的那些资料却能提供一个意象，敞开了在可普遍化的科学知识之狭隘领域以外的空间。普遍知识局限于清晰明确的遗传单位，局限于可以通过分析予以确定的内容；生命史包含的内容远远不止于此。迄今获得的遗传学基本概念和理念很有可能不足以解释全部的遗传事件,尤其是人类中的遗传事件。

## §4. 向一种临时性的经验统计学的回归

有人希望从诸多遗传单位各自的遗传模式来认识遗传,如此的高要求在心理病理学中暂时还实现不了。但即使人们无法用孟德尔的方式通过统计来作出精确的遗传预测,也还是想粗略地从经验上知道,已知有家族遗传倾向的人,其疾病预测估计会有多高。人们不再追问遗传单位的遗传模式,而是重新追问复杂显现类型的遗传性,比如智力低下、精神分裂症、躁狂-抑郁症、癫痫的遗传性。古老的基本表象曾经获得的结果现在重新有了价值。不能因为这些结果无法从遗传学角度把握就弃之如敝屣。但我们现在的处理方式跟早先的群体统计学存在明显差异:第一,人们现在清楚地知道自己在做什么,现在的研究工作以真正生物学上的遗传事件的知识为背景,而在过去那种单纯的群体统计学研究的情况下,人们还没有能力认识这些知识。第二,人们的资料搜集工作做得比过去远远更为仔细、更具有批判性。目标是实践性的,人们渴望作出可能的预测。对人类遗传的认知不能等到生物学上的基本解释完成后再来进行。没有争议的是,遗传在精神病中发挥了作用。人们应该确定的不是遗传性,而是遗传性的程度。自古以来,家谱学就已直观揭示了精神疾病如何在个别家族里集中出现。人们早就了解那种恐惧——这种或那种情况下,父母必定会在其子女那里看到已给先前数代人带去极大痛苦的同等恐惧;人们也早就了解那种冒险精神——一旦遇到整体看似有利的机会便慨然赴险。如今,批判性的统计学想要揭示在不同类型的家族遗传倾向的情况下患病概率的数值。

人们可以在卢森布格尔那里找到关于近期研究结果的图

表。① 例如，如果以躁狂-抑郁症患者为出发点进行调查，那么，其兄弟姐妹的患病概率是 13.5％，子女的患病概率是 32.3％，堂兄弟姐妹或表兄弟姐妹的患病概率是 2.5％，侄子或外甥的患病概率是 3.4％，而一般人群的亲属患病概率是 0.44％（施特勒姆格伦（Stroemgren），0.20％）。

先天性癫痫患者各类亲属的患病概率：其兄弟姐妹的患病概率是 3％，子女的患病概率是 10％，而一般人群的亲属患病概率是 0.3％（施特勒姆格伦，0.35％）。

精神分裂症患者各类亲属的患病概率：其兄弟姐妹的患病概率是 7.5％，子女的患病概率是 9.1％，孙子或外孙的患病概率是 2.4％，而一般人群的亲属患病概率是 0.85％（施特勒姆格伦，0.66％）。

但患病概率不仅局限于精神病，人们发现患者亲属中还有大量的精神变态者和其他类型的异常者。

人们在个案中估计患病危险有多高，视乎以比较的基点而定。人们看到，若父母一方是精神分裂症患者，其子女大约有 10％的概率会患精神分裂症，也就是说，每十个孩子里有一个会得病；患病的危险确实存在，但根本不是毁灭性的。如果将其与一般人群的子女作比较（一般人群的子女大约有 0.8％的概率患精神分裂症，也就是说，患病概率少于百分之一），那么，若父母一方是精神分裂症患者，则子女患病的危险系数将极大地提升（此外，没得精神分裂症的其他孩子经常出现异常，而且自身没有患病的孩子可能会把患病倾向继续遗传下去）。父母一方是躁狂-抑郁症患者，其子女的患病危险最大，患病概率为 32％，

---

① *Luxenburger*，*H.*：Psychiatrische Erblehre. München 1938.

也就是约三分之一的子女会得病。

如果父母双方都是精神分裂症患者,那么子女的患病概率不是翻了一倍,而是翻了四倍;患病概率从大约 10％跃升到大约 40％[①]。

心灵疾病的遗传学说在我们这个时代形成之后,我要提出一个警告(我在 1913 年写下的话,时至今日依然有效)。有人曾打算在一种"种族优生学"中利用残缺不全的、完全不适合于实践应用的遗传学说来强行控制人类婚姻和繁殖行为。由于缺乏足够充分的知识,这样的做法应绝对禁止。但就算更好地了解了实际上的遗传关联,自然科学研究者也应竭力避免从自然科学中得出伦理结论。对于自己决定自己的自由人格而言,这些伦理结论必定总是显得平淡、粗糙、无意义。自然科学的使命不是提出要求,而是发现事实。除了告知事实以外,自然科学不需要越俎代庖做其他事情。基于自然科学的事实和后果意识而作出的行为决断,只取决于个体或源于其他世界观的力量(个体屈从于其超强力量),但绝不取决于科学。

---

① *Schulz*,*H.*: Kinder schizophrener Elternpaare. Z. Neur.**168**,332.

# 第三章　论理论的意义与价值

## §1. 理论的特征

**a) 理论的本质。** 当人们想要确定与把握一种因果关联时，就要额外考虑到作为显现之基础的东西。因果范畴的主导地位以及对于一种基础性事件的表象是所有理论的两个要素。

在心理学中，这些理论涉及某些外意识的基础，被设想为有意识的心灵生命的基础的东西。人们可以根据这些本质上不能被直接认知、而总是只能被推导出来的基础性的东西描绘出可能的意象。正是这种关于什么是基础的表象可被称为理论。

理论上的因果关联是一种双重关系：外意识基础对外意识基础的作用，以及外意识基础在意识显现中和在直观的个别事实构成中的作用。外意识基础中的因果关系引发了显现。

不管选择了何种理论表象，人们总是把这些理论表象作为因果范畴中的基础；也不管考虑的是何种因果关联，人们总是把这些因果关联作为基础的东西。研究最终总是会遇到极限（这里就产生了理论问题)。可直接认识的东西,只是主观现象与客观数据。可理解的关联,仍然是直观的。理解的终点,就是因果设问的起点。因果关联确立的地方,就是理论的切入点。

我们不能把理论与其他的假设或建构性的思想构造相混淆。对于尚有待发现的事实构成的事先猜测,不是理论;因此,脑部定位学说中的问题是,它是否涉及特定的猜测(一旦有一个诊断检查结果,这些猜测便不再是猜测),或者,脑定位学说是否涉及有关心灵生命本质的整体思想(依其意义,脑定位学说只能得到间接的证实,因此,始终总是有关心灵事件的一个理论)。另外,我们不把对于可理解关联的理想类型的直观建构称为理论。最后,我们也不把整体性的理念称为理论;整体性的理念意味着研究的一条道路,正如疾病单元与体质的理念一样。

理论的价值应该是把各种各样的显现,"回溯"到一种基本事件中去。"回溯"这个表达,在不同的视角下(把某些心灵现象回溯到别的东西上,或把复杂的东西回溯到简单的东西上)会有不同的意义。例如,"回溯"意味着:在现象学上分析为直接体验的要素;把一次经历理解为源于另一次经历;把一种心灵的给予性认作依赖于未被察觉的条件(例如,空间感知依赖于眼部肌肉运动);从因果上去认识一种心灵构成物的此在(例如,通过遗传认识一种人格类型)等。此外,"回溯"还意味着,把事实构成回溯到一种理论上的、基础性的因果事件。

**b) 心理病理学中的基本理论表象。**理论表象的领域是外意识。所有的理论都涉及某些被设想为有意识心灵生命的基础,并导致有意识的心灵生命的东西。有很多词指的是这些作为基础的东西:禀性

（Anlage）、性情（Disposition）、潜能（Potenz）、权能（Vermögen）、能力（Fähigkeit）、力量（Kraft）、机制（Mechanismus）等。

有大量典型的表象总是在理论当中一再出现。人们按照类比把基础性的东西设想为：要么是机械-化学的（元素及其联结的表象，心灵中的解离表象），要么是能量的（心理的或生物的力量及其转化），要么是有机的（organisch）（等级与目的论秩序的理念），要么是心理的（或是通过个别心灵现象的绝对化，或是被设想为无意识的心灵，就好像一切都在意识中发生，只是没有被注意到），要么是未分化的外意识（它们只能被思考，而不能以任何方式被直观地表征到）。在心理学思考中，无法避免这些可能性。这总是涉及比喻式的、基础性的模型表象，亦即源于无机世界、生命和心灵体验的比喻。我们首先要简要概览一下这些表象。

### 1. 机械理论

aa）心灵由相互关联的元素构成的表象，已在联想机制中得到了阐述。元素之间的关联被设想为一种相互激发、积木块式的有序结构，像化学上的化合物那样化合成新的统一体。人们谈论起混合与分解、凝缩与移置。

bb）心灵可以解离这种表象，有一系列参差不齐的观察作为直观前提。有的人有双重自我体验，另外，在有些患者的体验中，自己思维的内容以声音形态（这些声音的内容形成了完整人格）与他本人对峙而立。有的人丧失了整个记忆，只有在记忆重新被意识到的可能情况下，才表明其本人实际上一直持续存在。有的人思想与行为是矛盾的，不管是思想与行为彼此之间互相矛盾，还是思想、行为与"现实"之间互相矛盾。所有这些观察导致的结论是：心灵中有一种分裂——人们称之为解体（Dissoziation）、联想中断（Sejunktion）、意识瓦解（Bewußtseinszerfall）、个体性的瓦解。

## 2. 能量理论

能量理论将外意识的心灵看作一种具有量化属性的力量。这种力量会流失，可变化，遭遇阻力时会拥塞积聚并由此变强，会与内容相结合并从一种内容转移到另一种内容。这种关联被设想为能量转化（能量转化具体表现为各种显现的变化）。

有时候，一种力量的表象被用来说明瞬间的心灵历程。恰好处于注意力中心的内容被认为具有最强的力量。

有时候，力量的表象涉及的是情绪、激情与冲动。这些就是心灵力量。这种力量会增长、爆发和耗尽；这种力量会被压抑、会变化；这些力量还会转移到其他的内容中。

有时候，力量的观念涉及的是心灵生命的整体状态，而且人们认为不同状态下的心灵力量是非常不同的。因此，每个生命体都有决定所有器官、脑及心灵的速度与功能的本己的生命能量，主观上表现为力量感和生命活力感，客观上表现为机能能力。在作用能力呈现出虚弱、无力与衰退的其中之一时，性格以及气质（Temperamente）被解释为"衰弱的"。冲动弱化了，情感消沉了，意志无力了。[①]

## 3. 有机理论

aa）生命理论。这种理论（以完全不确定的方式）认为生命整体不仅仅是纯粹的此在，而是生命流、生命充实（Lebensfülle）、一种基本生成（Grundwerden），据此来看，所有躯体的东西（形态学和生理学的东西）、所有意识、所有自我，都只是某种更高存在的微不足道的工具（这受到尼采思想的影响）。这种理论根据一种决定性的意义与目的去解释显现，而维持此在的生存只是一种次要的、有条件的部分目的。这种

---

① 能量理论在李普斯、让内与弗洛伊德那里，发挥着重要的作用。应用能量理论的一个实例是基威特·德容（Kiewiet de Jonge），他认为心理能量与意识高度是精神疾病的原因。*Kiewiet de Jonge*：Psychiatrische en Neurologische Bladen，1920.

理论从生命力的生命整体障碍出发,去解释个体心灵生命的病态显现。这时,人们谈到的"生物学思想"不是自然科学的、通过化学与物理来认识生命的思想,也不是生物学家的形态学与环境研究,根本不是特定的、个别的洞见。其实,生命成为了整体的概念,正如在青年黑格尔哲学、浪漫主义以及后来的生命哲学那里一样。现在围绕这种理论的是新的生物学研究的成果(由于被用作比喻或被绝对化,其意义发生了移置)。

bb) 等级与层次理论。与有机体的类比存在于心灵功能的等级构造思想中。心灵生命被设想为一个整体;在这个整体中,所有的东西都有其位置,但仿佛一切都被编排在一个层次分明、具有最高顶点的金字塔中,最高顶点被看作目的或最有生命力的实在。各部分之间的关联就在于此在意义的目的-手段关系中。

> 以下是层次理念的例子。让内[1]从一个依次向下的序列来看待功能：位于顶点的是"实在的功能"(表现在意志、注意力与瞬间的现实感中),然后是"不感兴趣的活动",然后是"意象"功能(幻象),然后是"情感的内脏反应",最后是"无用的躯体运动"。科恩斯塔姆(O. Kohnstamm)[2]区分了：1. 上意识(Oberbewußtsein)；2. 负责体验的潜意识(Unterbewußtsein)和负责整理排序的潜意识；3. 最深层的、非人格的潜意识。诺伊达(Paul Neuda)区分了"低级的因果性(它在本质上只能影响情感,因为它恰恰只能作为刺激,而不能作为动机起作用)",以及与这种因果性相反的、通常

---

[1]　*Janet*: Les obsessione et la psychiasthinie. Paris.

[2]　*Kohnstamm*, *O.*: Das Unterbewußtsein. J. Psychiatr. **23**, Erg. -H. 1 (1918). 他最重要的工作是：*Kohnstamm*, *O.*: Medizinische und philosophische Ergebnisse aus der Methode der hypnotischen Selbtstbesinnung. München 1918. 参见格鲁勒的批判特征学：Zbl. Neur. **17**, 458(1919)。

不能没有动机的行为。① 类似地,克雷奇默区分了三个层次:1. 体验动机-目的行为;2. 体验刺激-违拗、自动服从指令、肌肉紧张等;3. 感觉刺激-反射弧-肌肉收缩。他认为以下这三个层次是依次上升的:反射系统、意志减退(Hypoboulik)、目的审级(Zweckinstanz)*,而且这三个层次在个体发生与种系发生的发展中是依次连续的,也存在于当今的成人中。②

层次理论可用来说明高级层次的崩解引起的某些症状。层次理论的拥护者构想出与神经病学的事实构成相类似的一种去抑制(Enthemmung)。由于解除了抑制,心灵生命的低级层次变得独立自主、地位上升,并有效发挥了作用。或者说,他们构想出类似于睡眠中的一种去张力(Entspannung)。由于解除了张力,现在被孤立的系统的各种个别功能变得自由了。按照让内的理论,在精神衰弱中,更高层的功能弱化了,因此更低层的功能变得独立自主了。在杰克逊**(John Hughlings Jackson)③看来,错觉并非由疾病引起,而是残存于患者那里的低级层

---

① *Neuda*: Zur Pathogenese der Neurose (das Willensphänomen). Z. Neur. **52**,129.

\* "Hypoboulik"(意志减退)是克雷奇默在其癔症理论中创立的核心术语,已被精神病学界普遍接受,被用来描述精神病的征象。"Zweckinstanz"(目的审级)是心灵的高级功能,"Instanz"原本是法律术语,意思是具有司法管辖权的主管机关——"审级",大多数国家的司法体系都采用"审级制度",不同等级的法院具有不同的管辖权限,比如,某个案件的一审、二审、再审可能分别由中级人民法院、高级人民法院、最高人民法院审理。类比于司法审级,"Zweckinstanz"指的是心灵的分级审查、监督功能。比如,心中所想是否符合本人欲望、是否符合社会道德理念、是否符合自我价值的实现,便是三个由低到高的目的审级。——译者

② *Kretschmer*: Der Willensapprat der Hysterischen. Z. Neur. **54**,251.

\*\* 杰克逊(1835—1911)是英国神经病学家,以对癫痫的研究闻名于世。1878 年成为英国皇家学会的会员。他对欧洲大陆的精神病学家和心理学家让内、弗洛伊德以及艾伊都产生了很大的影响。——译者

③ *Jackson*,*Hughlings*: Aufbau und Abbau des Nervensystems. Berlin: Karper 1927; *Sittig*, *O.*: Hughlings Jacksons hirnpathologische Lehren. Nervenarzt **4**,472.

次的生命表现。杰克逊还谈到原来处于更低层中、如今却成为最高层的结构层次之幸存。去抑制使"原始反应"成为可能（克雷奇默）。

也可联系人的种系发生或历史发展来看待"崩解"。人的生命在过去时代里的样子，会在崩解中被重新恢复，因此古代的功能层次会重新出现，由于位居上层结构的现代功能层次的荒芜、病态，远古的功能层次获得了解放（但是，我们实际上既不知道过往实存的生物学层次，也不知道过往实存的远古层次，通常这只是一种无法得到证实的理论）。

### 4. 心理理论

当人们把心灵现象看作是本真的心灵生命，并且把心灵现象的特殊性与所有的心灵生命作类比时，心灵现象就成为理论的出发点。过去，人们经常把思维视为心灵的本质，并从思维和表象出发对所有的现象进行"理性主义的"说明。因此，感受（感觉主义）、自我体验、时间体验、情感生命、冲动（力比多）（Libido）等被视为本真的东西。心理理论源于个别心灵显现的绝对化。于是，这些理论表象在绝对化的心灵显现中看到了一切心灵事件的相似性。

## §2. 心理病理学理论建构的案例

如果要从理论出发去获得一个表象，人们就必须有目的地、批判性地报告一些极其异质的构思。所有的构思都兼容并包了大多数的理论表象。韦尼克与弗洛伊德在世纪之交时，开创了直到今天仍然最有影响力的理论建构。我认为，最近这些年来最独特的理论是冯·葛布萨特尔、斯特劳斯等人所尝试的"发生-建构心理学"。

**a) 韦尼克**[①]。当人们能把精神障碍定位于脑中的时候，就接近于

———————————

① *Wernicke:* Grundriß der Psychiatrie，2. Aufl. 1906.

开辟了这样的研究进路：人们预先建构出了后来在解剖学上认识到的东西以及应该成为经验性的诊断检查结果的东西。但如果精神疾病被看作如下意义上的脑部疾病——人们可以根据脑部过程或将其作为脑中的过程而完全把握它，那么解剖定位思想就成为了理论。即便在那些没有指望发现直接的脑检查结果的场合，从脑出发去把握心灵，也被视为富有意义的最终目标。在韦尼克的构思中，以下两种动机统一了起来：一是以猜测的方式预先建构经验，二是心灵生命的总体理论。心灵生命被设想为是这样的：心灵生命的元素和关联，与脑的元素和结构是相同的。心灵以空间的方式得到表征。如果人们采纳这种观点，那么从原则上说，人们面向的不是心灵生命，而是脑与神经病学。只有在暂时缺乏直接进路时，人们才不得不求助于心灵现象本身。诱导人们接受上述观点的原因，除了纯粹自然科学的世界观之外，首先就是失语症障碍的发现。因此，失语症是引导韦尼克的指南针。韦尼克把失语症与脑区有关这一事实以及对他的分析有利的那些理念(尽管他的观点在这里已经很成问题)转用于心灵生命的整体障碍，并且忽视了失语症只是工具中的一种障碍，而非心灵生命本身中的障碍。他说："我们认为，每一种表现为语言表达颠倒的精神疾病，都是经皮层性失语症的例子。"经皮层性失语症不是由脑皮层投射区域的损伤引起的，而是由不同投射区域之间传导通路的损伤引起的，因此，韦尼克主张把主要的精神疾病说明为"联结器官"（Assoziationsorgan）* 的疾病。在他的理念里，解剖学上的传导纤维和心理学上的联结是彼此融为一体的。

韦尼克力图把精神疾病看作脑部疾病，不仅在一般意义上如此，而

---

* 韦尼克的"Assoziation"有两重含义，第一层含义是指神经传导通路、神经传导纤维的"连接"，第二层含义是指心理理念之间的"联想"。韦尼克的思想属于极端的还原论：把心理理念之间的"联想"全部回溯到脑解剖结构中的神经"连接"。汉语中找不到兼有"连接"和"联想"双重含义的词，勉强用"联结"来译。——译者

且在详细个别的意义上也是如此。与这种努力相应的是,他被心理反射弧的理念所支配,只承认客观症状,也就是说,反射弧中的神经信号运动(能动性)连同其特殊方式(语言)是值得研究和真实存在的。他说:"最终,需要观察和发现的只有神经信号的运动;精神疾病的整个病理学只在于神经信号运动行为的特殊性之中。"进行原则性的探讨时,韦尼克很少注意到或忘记了一点,即尽管神经信号的运动是交流的唯一工具,但在绝大多数情况中,我们感兴趣的不是这种工具,而是通过这种工具所表达出来的东西。

但事实上,韦尼克也必须建构许多纯粹的心理学概念。他必须这样做,以便让这些心理学概念能够充当可定位的元素。这些心理学概念必须得到精确的定义,心灵生命仿佛外化了,变成了元素的积木块的总和。对韦尼克而言,粗糙的联结理论是达到目的的绝佳途径。联结理论处处指引着韦尼克。心灵生命中的一切都是元素的联结,由此就有了记忆意象的"联结之和"的概念。对所有个体来说"大致相同"的那些联结(心理联想),对韦尼克来说是"普遍有效的联结"。因此,正确性也就被回溯为机械性的东西,即平均性的东西。在联结通路中运动的是刺激电流。元素居于特定位置上,并且可以被定位。即使是"心理内容的"变异(最广义的偏执),也被认为是可定位的,而且这种变异具有"病灶症状的价值",尽管这些病灶的存在只是解剖学上的假设。对这些内容症状的特定分类,也反映了联结通路中的特定解剖结构。因此,韦尼克反对所有其他对心理障碍进行分类的尝试,并提出了他自己的分类:"我们最近的划分原则是解剖结构的原则,换言之,自然分类的原则与心理内容变异的前后相继系列的原则。"

对那些使他能够到处进行分类的心理学概念、心灵元素,韦尼克实际上当然不可能去参考解剖学。他建构了这些概念,但没有说他是如何做到的;基于他的杰出才华,他大体上看清了心理元素,并且做出了中肯确切的区分。首先,他一个接一个地列出了"心理反射弧"的各部分、感受能力、内心理功能、有机体的能动性,并且在每一部分中都看到了功能亢进、功能减退与功能障碍三种可能性领域。然后,他在运动方面区分开了表达运动、反应运动、启动运动;在内容方面区分开了对外部世界的意识、躯体性意识、人格意识(患者由此具有了外界定向力、躯体定向力与自我意识定向力)。但他首先做了一个区分,区分开了"释义性妄想"(Erklärungswahn)与真性妄想。他认为,这个区分把真正病理学的东西单独隔离出来了。由于受脑部过程的病理因素的侵袭,正常可理解的心灵生命发展出来的异常心理显现本身并不是病理性的东西,尽管这些异常心理显现在显现过程中有时涵盖的范围非常广。通过这样的分析,韦尼克创立了一系列纯粹心理学的概念,这些概念很有说服力,逐渐长久地支配了心理病理学的思考。这些概念包括释义性妄想、茫然无措、超价观念、记忆力(Merkfähigkeit)*、互易感觉(Transitivismus)、对震颤性谵妄中出现外界定向力障碍时的外界定向力与自我意识定向力的区分,等等。

这种分析心理学是理论得以具体贯彻的最本质的前提。因此,现在所有的障碍都是通过定位于特定脑区(具体位置目前仍然未知)的刺激或瘫痪来得到说明的。大多数心理障碍的基础都是联结通路的切断,即联结中断(Sejunktion)**。当一个人的错误表象与判断不仅彼此矛盾,而且与现实相矛盾时,心理障碍的基础就是坚固的"联结"接合点

---

\* 根据词根"merken""fähigkeit","Merkfähigkeit"可直译为"觉察能力",但该词不只有"觉察力"的意思。据《杜登德语词典》释义,"Merkfähigkeit"的意思是"Fähigkeit, sich etw. zu merken,etw. im Gedächtnis zu behalten.",强调的是将觉察到的内容保存在记忆中的能力。记忆分为"记""忆"两个过程,"记"是"接受并存储信息","忆"是"提取存储内容"。"Merkfähigkeit"侧重的是"记",把觉察到的信息存储进大脑的能力。——译者

\*\* 这里,"Sejunktion"兼有"联想中断"和"神经通路联结中断"两层含义。——译者

的"松动"。通路"连续性"的中断、"某种联结机能的失灵"会导致一个个体中同时产生大量不同的人格，从而发生一种"个体性的瓦解"。另外，很多幻觉是通过联结中断得到说明的（如果幻觉不是由于投射区域中的直接刺激而引起的话）：联结中断时，刺激过程拥堵积聚在一起，并形成一种日益增长的刺激，从而引发幻觉。"自发观念"（autochthone Idee）（所谓的"外力制造的思维"）同样也由此得到说明：自发观念的基础是一种连续性中断的刺激过程，而强迫思维则可以回溯到不断维持连续性的刺激过程。异常运动也是由于联结中断而产生的（运动倒错）（Parakinesien）。因为幻觉以联结中断为基础，所以在韦尼克看来极易理解的是，幻觉没有与之相反的对立表象，因此不可能对幻觉进行批判，此外，幻觉经常具有强制的特点。关系妄想以一种病态的刺激之增强为基础，不断增强的刺激作用于跟幻觉同样的部位，但还没有达到与幻觉同样的水平。韦尼克在很多解释中特别偏爱器官感觉，假设了器官感觉的实存、刺激或停止。

援引一下个别的理论解释就已经足够了。如果我们追问这种理论的意义，就要区分开两个层面。对于失语症障碍来说，或一般而言，对于心灵生命的工具中、基础中的神经病学上可把握的障碍来说，韦尼克的理论是富有成效的，可以引导人们提出问题、进行验证。从韦尼克到李普曼（失用症的发现者）的研究道路结出了累累硕果。可一旦把这种理论转用到所有的心灵现象上，一旦只进行单纯的类比，这种理论就不再是真正有益于认识的思想建构。它仅仅是一种游戏式的解释，迎合了世界观与体系化的需求，是一种以单一方式使描述变得清晰明了的教条模式。韦尼克有时明确意识到这一点，例如当他说他的理论图式应该服务于"沟通交流"，或当他说出这样的话来制止游戏式的冲动时："我们临床研究的纯粹描述倾向逼迫我们放弃那些对理解而言并非绝对必要的假设。"不得不说，韦尼克仅偶尔有几次在理论建构方面有失水准,奇怪地失控犯错,更确切地说,尽管他的理论思想原则上是错误的,但凭借对直观现象的清晰洞察力以及兼顾可理解性与趣味性的绝佳技巧,他完成了心理病理学中最杰出的开创性工作之一。没有研究者可以不去认真钻研他。

**b) 弗洛伊德**[①]。通过在心理学的理解方面的新颖尝试,弗洛伊德在精神病学中开辟了新纪元。几十年来,人们几乎只研究理性的内容(偏执狂学说)、客观症状和神经病学方面的内容,后来,在心理显现重新进入人们视野的时代,弗洛伊德登场了。自从那个时代以来,理解再次成为了自明的事情,即使是在不想了解弗洛伊德理论的研究者那里,也是如此。甚至连弗洛伊德的反对者们,现在说的也是遁入精神病之中、情结、压抑。但无论对当时的精神病学理解来说是多么新颖,可从精神史的角度来看,弗洛伊德的理论本质上不是什么新的东西(参见本书第508页及以下);他真正的独特之处,除了世界观立场(参见本书第1131页及以下),从通观历史的角度来看,就是理论的建构、原理的创立。弗洛伊德是医生,他不是纯粹和自由的,而只能在自然科学的理论完形中去追求理解。

但是,弗洛伊德本人没有把理论推到前台,而是让他的理论表象保持着流动——他以经验为依据,经验是他的唯一源泉,而且不允许一种理论体系固定下来,因此,他的理论核心是很难把握的,因为在卷帙浩繁的著作中各种说法如此丰富多样。人们没有看到他坚持一种理论,

---

[①] 有关弗洛伊德学说的文献:*Freud*: Über Psychoanalyse, fünf Vorlesungen. Wien 1912;*Freud*: Vorlesungen zur Einführung in die Psychoanalyse. Wien 1917;*Pfister*: Die psychoanalytische Methode. 1913。批判性的文献:*Isserlin*: Z. Neur. **1**;*Bleuler*: Die Psychoanalyse Freuds. Leipzig 1911;*Bleuler*: Allg. Z. Psychiatr. 1913;*Mittenzwey*: Z. Pathopsychol. **1**。关于理论思想的建构,弗洛伊德的《释梦》最为详细深入。如果人们想要了解弗洛伊德学说中富有成果的部分,可以去读《癔症研究》(*Josef Breuer und Sigmund Freud*: Studien über Hysterie.)。

从各方面检验该理论,清楚明白地修正该理论。假如用真正自然科学的方式操作,那么在任何时候,理论在整体上以及在每个具体方面都将是清晰的。但在精神分析中,情况从来不是这样。下面我从弗洛伊德极其丰富的理论概念里择取若干,作为示例加以复述。

在弗洛伊德看来,所有的心灵显现都是"决定的",也就是说,在我们的意义上是可理解的。这是一个预设,与自然科学的预设"一切事情都环环相扣地受因果性支配"相平行。存在一种特殊的心理因果性,就是那种可理解的决定性。在有意识的心灵生命中,这种心理因果性总是断裂和中断。人们必须想到一种无意识作为有意识的心灵生命的基础,而有意识的显现表明了无意识的实存。无意识是本真的心灵生命,根本不会直接进入意识当中,而是首先由于要接受一种审查而把自己改头换面之后,经由前意识领域来到意识领域的门槛处。意识仿佛只是把握心理性质的一个感觉器官(要么朝向外部世界的感性知觉,要么朝向内心的无意识思维过程)。这种自我知觉的欺骗建立在有意识的心灵生命的基础上。

在无意识中,有一种能量;它具有数量特征,流失、转移、拥积。这种能量是一种情绪能量,并且最终可回溯到一种唯一的力量,弗洛伊德称之为"性欲"(Sexualität),而荣格称之为"力比多"(Libido),它是心灵中真正的驱动力,显现在冲动的各种形式中,其中最主要的是性冲动(因此,冲动的整体被命名为"性冲动")。

心灵活动不是原封不动地由无意识进入到有意识中(这只发生在天真的幼儿的极早期),而是经历了变形,隐藏其本真意义。精神分析相信,从各式各样的意识现象(尤其是不由自主的意识现象)出发往回推溯,通过不同的心灵审查机制能渗透进本真的心灵活动。因此,梦、日常生活中的失误、神经症和精神病的内容,成为认识无意识以及心灵的主要源泉。

对无意识中的过程的内容来说，自然只有意识中的可理解的过程能够让人直观到无意识内容。理解心理学是理论内容的源泉。弗洛伊德描述为压抑和审查的东西，能够在意识中以可理解的方式经验到，遁入幻象和错觉、通过逃避现实来达到愿望的满足，同样也是如此。这些过程发生在无意识之中。治愈它们的唯一方式是保持自我清明、看透自己、消除自我欺骗。

对弗洛伊德学说的批判集中于以下论点（我曾在 1922 年的著作中提到过）：

1. 弗洛伊德关注的实际上是理解心理学，而不是他以为的因果说明。

2. 弗洛伊德以令人信服的方式教我们认识到了许多个别的可理解关联。我们理解了被压抑的、无意识中的情结如何在象征中重新显示出来。我们还理解了被压抑的冲动的反向形成（Reaktionsbildung）*，以及原发的、真正的心理过程与继发的、仅作为伪装与替代而存在的心理过程这两者的区别。在这里，弗洛伊德部分地详述了尼采的学说。他深入探索了未被察觉的心灵生命，并把这种心灵生命提升到意识之中。

3. 弗洛伊德错误地要求心灵生命中的一切心理过程都是可理解的（在意义关联方面被决定的），而这种谬误的基础在于，他混淆了可理解的关联与因果关联。合理的只是对无限因果性的要求，而不是对无限可理解性的要求。与这种错误相关联的是另一种错误。弗洛伊德由可理解的关联出发，得出了有关整体心灵过程的原因的理论，然而依其本质，理解绝对不能通向理论，与此相反，因果说明必定总是通向理论（对个别心灵过程的理解只是给出个别的解释，当然不是理论）。

---

\* “反向形成”是弗洛伊德提出的心理防御机制之一，指人的外在言行举动表现得与其无意识的冲动完全相反。——译者

4. 在很多情况下，弗洛伊德关注的不是一种理解以及提升到意识中的未被察觉的关联，而是外意识关联的一种"貌似的理解"。如果人们考虑到，面对急性精神病的精神科医生，只查明了迷惑混乱、定向力障碍、机能缺损或无意义的妄想观念（定向力仍然完好），除此之外别无其他，能够通过"貌似可理解的"关联，成功在这些混乱中暂时刻画与整理出一些有序的内容来（例如，早发性痴呆的妄想内容），看起来这也是一种进步。同样地，之前的做法也是一种进步——人们从与患者粗糙的解剖学表象的可理解的关联出发，刻画了癔症性感觉与能动力障碍的分布方式。另外，让内的研究尤其表明，在癔症当中，实际上出现了心灵关联的解离。在极端的情况下，人们要在同一名个体中处理两个彼此完全不知道对方的心灵。在这类事实上的分裂中，"貌似的理解"具有一种现实的意义。这样的解离在多大程度上存在（让内式的案例是非常少的），早发性痴呆中是否真的存在一种解离（例如，如荣格与布洛伊勒所主张的那样）？这不是一个能通过论证来回答的问题。在这里，人们最好悬搁最终的判断。弗洛伊德式的研究者总是会非常轻率地快速假设解离，这些"貌似可理解"的关联（例如，荣格相信自己在早发性痴呆中发现了可理解的关联），在部分情况下没有说服力。

5. 弗洛伊德学说的一个错误在于：理解的日益简单化，把可理解的关联变成了理论。理论力求的是简单性，而理解则发现有无限的多样性。弗洛伊德相信，差不多所有的心灵现象都可以可理解的方式被回溯到广义的性欲，性欲仿佛是唯一的原发力量。尤其他的一些学生的著作，由于理解的单一性，枯燥无聊到令人难以忍受的地步。人们总是已经提前知道，每项研究工作中都是相同的那一套。在弗洛伊德这里，理解心理学不再有任何进步。

**c) 构造-发生心理病理学。**冯·葛布萨特尔给出的"构造-发生心理病理学"这个名词，应被理解为一股思潮，包含了各式各样的变化、不同的名称(斯特劳斯的理论心理学、孔茨的哲学-人类学解释、斯道希的实存分析学、宾斯旺格的实存人类学),就像开启了心理病理学中的一场精神运动,虽然没有最终完结(尽管有一些重要的个人成就),也没有产出代表性的著作。这里,他们所取得的描述性成果是无可质疑的(例如,参见本书407页以降),但我认为,构造-发生心理病理学在原则上的新观点和方法方面所意图且已实现的目标,是所有理论都不可避免会犯的那些错误之一,它们必须发生,以便被超越。①

内源性抑郁、强迫症、某些妄想之形成,应该以生命力事件的一种障碍为基础,不同的疾病只是这种障碍的不同显现方式。这些基本事件的变异,叫作"生命力的抑制"、"人格生成的障碍"、"基本的生成障碍"、"本己的内时间事件的"抑制、"人格性生成推力的抑制"(自我实现的冲动)、"人格生成之流的停滞"。

症状源于基本障碍。抑郁症就是这样产生的(斯特劳斯):生成抑制使得时间体验变成了时间停滞的体验。因此,没有未来,过去就是一切。一切都是最终的、被确定的、被决定的,因此有了自贬妄想与贫穷妄想、自罪妄想(精神变态的疑病症患者要求得到鼓励与支持,而抑郁症患者没有这样的要求),对当下的焦虑(由于被

---

① 引自下列文献:*Straus*,*E.*:Das Zeitlebnis in der endogenen Depression. Mschr. Psychiatr. **68**,640 (1928);*Straus*,*E.*:Ein Beitrag zur Pathologie der Zwangserscheinungen. Psychiatr. **98**,61 (1938);*v. Gebsattel*,*Freiherr*:Die Welt der Zwangskranken. Psychiatr. **99**,10ff (1938);*v. Gebsattel*,*Freiherr*:Zeitbezogenes Denken in der Melancholie. Nervenarzt **1**,275 (1928);*v. Gebsattel*,*Freiherr*:Die Störungen des Werdens und des Zeiterlebens (in:Gegenwartsproblem der psychiatrisch-neurologischen Forschung, herausgeg. Von Roggenbau. Stuttgart,1939,S. 54);*Schneider*,*Kurt*:Fschr. Neur. **1**,142 - 146 (1928);**4**,152ff;*Scheid*,*K. F.*:Existentiale Analytik und Psychopathologie. Nervenarzt **5**,617 (1932)。

切断了未来,但没有对未来的畏惧,正如精神变态者在其面对未来时的抑郁中所受的威胁那样)。快乐的前提是未来的周围世界可能充实富裕,而悲伤的前提是未来的周围世界可能贫乏穷困;如果因为生命力的抑制,未来体验被完全抹去,就会产生一种时间真空,因此快乐与悲伤都会丧失其现实化的可能性。

强迫思维的症状,源于同样的生成抑制的基本障碍(斯特劳斯):由于生成抑制使时间停滞了下来,没有了未来,因此没有事情能够被完结。心灵中没有了将要到来之事的推动力:实际上,没有完全完结的东西,通常会由于将要到来之事的力量而被容纳进生命史中。但是,没有未来的体验,无法达成终结。过去的力量强大起来,超过了未来。患者始终无法做出决定。"无法完结"、"没有尽头"成为患者心灵的内容。冯·葛布萨特尔的表达有所不同:强迫症患者的"基底的基本事件"的趋向(生命力的生成障碍),不是朝向本己生命构形的展开、增长、丰富、自我实现,而是朝向生命构形的衰减、没落和消散。患者把生成受阻经验为生命构形消散的作用结果,尽管不是直接经验到,而是在此在的构形消散的潜能中得知,充实心灵的内容只有世界中的负面意义、死亡、尸体、腐烂、脏污,以及毒药、粪便和污秽的景象。在患者的疾病基本事件中发生的事情,表现在他们世界的意义、伪魔幻的现实中(防御这些便是永远徒劳无果、直到筋疲力尽的强迫行为的意义所在)。对于冯·葛布萨特尔来说,"基底的基本事件"的障碍的本质可以更清晰地被把握为生成障碍与分裂之间的一种紧密关系:"不勤练,则荒疏"(wer rastet,rostet)、"不进则退"(wer nicht fortschreitet, geht zurück)、"水不流则腐"。但这种分裂只是生命构形衰减的一个特殊情形(它侵袭了停滞的生命)。"通常,通过全心投入未来之力,未来要求我们完成的任务使自身生命得到净化。如果由于人的自我实现运动的停滞,人无法偿还此在的罪责,一种模糊的罪责感就会滋生起来。"因此,分裂感只是一般罪责感的一个变种。同样的关联可用另一种方式来表达:健康的生命向着未来进发,持续不断地摆脱过去,并净化着自身。但是,强迫症患者却陷入过去之中,过去作为未完结的东西持续不断地压制着患者。总而言之,生命是一种始终在生成的构形,与之相反的是一种敌对的无构形(Ungestalt)。一种本身已扭曲变形的过去居于主导地位,用脏污、腐烂与毁灭威胁生命。强迫行为应被理解为防御。但这种防御是无力的,因为由于紊乱的基本事件,由于未来被切断,朝向无构形的反生成(Entwerden)的趋向是难以克服的,且这种趋向总是一再得到贯彻。当患者与一个世界斗争时,这个世界收缩成一幅令人讨厌的、只有负面意义的面貌,因此患者是在与他自己的影子进行斗争。只是因为强迫症患者在生成抑制中丧失了其本己的生命构形,构形消散的潜能意义才获得了超越其想象的力量。强迫症患者防御的是他本己的时间性的生成障碍的作用结果,但他并不知道这关乎什么。

为了理解构造-发生心理病理学的理论结构(前文只以举例的方式介绍了其大致框架),需要回顾以下要点:

1. 生命力基本事件中的障碍以及事件本身,不能被说明为心理学的。它们是直截了当地被给予、只能被接受的东西。"对我们来说,未来的切断在其本质上,最终是未知的。"(冯·葛布萨特尔)生命力进程本身——生命根基中发生的一种事件——对我们来说是完全未知的,本质上是神秘难解的(斯特劳斯)。

2. 这些紊乱的基本事件发生在强迫症患者、躁狂-抑郁症患者、精神分裂症患者中。基本事件表现为非常不同的症状。强迫症患者加工时间事件的基本障碍的方式有别于其他疾病患者的加工方式,在其他方式中,那个基本事件可以发生转化。在这些不同于强迫症的方式中,每个基本事件都会变化,例如:抑郁内向者的无所事事、"空虚综合症"、妄想,这些不同于强迫症的疾病,都以相同的"生成领域中的基底障碍"为基础。我们不知道,为什么相同的基本障碍一会儿以这种症状显现,一会儿以那种症状显现。

3. 患者不能观察到自己生命力基本事件的障碍,而且也不知道是怎么回事。抑郁症患者根本无法从本质上表达他们的体验,比如时间体验(斯特劳斯)。"强迫症患者防御的是他本己的时间阻滞的威胁效应,但他不知道这跟自己有什么关系。"这种威胁是如此深藏于他的本质基础之中,以至于他不能直接意识到,而只能由此在的构形消散的潜能得知(冯·葛布萨特尔)。

4. 我们必须区分基本事件、体验与相关的知识。基本事件无法直接被体验到,因此也无法被观察到。生命事件不是体验。但体验者可以知道他在体验,知道他体验到的内容。因此,人们可能有时间体验,但不可能知道时间之发生。理论之为理论,在于它回溯到了一种无法体验、而只能推断的生命力的基本过程。

对这种理论进行批判,从一开始就要指明其真实起源:"精神病学家的惊讶感,遭遇莫名其妙的他人的经历","一种亲密熟悉的、人与人之间的显现跟奇特异样的、我们完全无法通达的实存方式之间的矛盾"(冯·葛布萨特尔)。我们必须看清,(没有这样的惊讶感,实际上精神病学家的认识欲就不可能产生)从这种惊讶感中是否产生了真正的问题、给出了真正的回答。我们对此的怀疑可以表达如下:

1. 人之存在的总体性与起源不能成为认识研究的对象。但这里讨论的理论,涉及的是人之存在的整体。然而,人之存在的整体是哲学思考的主题,而科学总是只关注统摄中特定的、有限的那些方面。当冯·葛布萨特尔驻足于人之存在的整体时,他的那种真正的惊讶感可能转化成了对这种整体密码的形而上学式解读,而非科学认识。也许还有可能,"一种与我们完全不同的此在方式的异样疏远性"成为了认识对象,但"其人之总体性中无法说明的他者"违背了我们的知识。冯·葛布萨特尔说,他新颖的构造-发生学考察,想要超越单纯的功能、行为与体验分析,超越单纯的性格与体质分析,超越神经生理学的建构(人们受脑炎后综合征患者的强迫显现的激发而进行这样的建构)。但这意味着他超越了一切可知性。葛布萨特尔对超越所有的可知性、上升到哲学的内觉察(Innewerden)的热情有根有据,同时,这种热情紧紧依靠所有的可知性,把可知的知识作为他的"构造-综合方法"的前提。作为心理病理学家,他想成为相面术士,但他没有成为心理学的相面术士,而是成为了形而上学的相面术士。他想把理论作为"洞察看透"(Durchschauen),看透显现的实质。如果他本身的理解是正确的,他的出发点和目标完全无可指摘。但他由此出发得出了一种精神病学的认知,用自然科学与心理学的范畴表达出来,并且把他的构造-发生学考察理解为一种方法,"这种方法展示了一个疾病领域中生物学症状与精神-心灵症状的存在论的共属一体性"。他的目标是"一种奠基性的现象学-人类学的结构学说;在此基础上,分析式研究进路的成果才能获得其真正的意义",亦即一种关于统摄人的存在的理论。知性认识的成果"应该被合并到实存-人类学关联的这个新秩序中"。关于强迫型人格障碍的精神变态类型,他认为患者"实际上作为整体者生活在一个本己的、特殊的实际当中",因此对实存-人类学的考察方式来说,这种患者具有案例性的意义。他在其他地方也谈到了实存人类学的目标。在这里,我们要考察的不是这种理论方法的哲学成果,而是认识论成果。①

---

① 几乎没有任何关于哲学内容的讨论。我承认,我相信自己在冯·葛布萨特尔关于强迫症患者的研究工作中察觉到了一丝丝那种罕见的、隐藏在深层的意蕴,尽管这一丝丝意蕴无法被认知。

2. 理论上推断出来的基本障碍是含糊不定的，其意义是闪烁多变的。首先，我们必须承认，在迄今为止只能通过心理显现才变得可见的疾病中，人们不由得产生这样的印象：有一种基本的、以生物学因素为条件的过程。库尔特·施奈德描述了生命力的抑郁（die vitale Depression）*，而且没有把这种描述与理论相结合。冯·葛布萨特尔强调了强迫症患者的一种类型，在此类型的强迫症患者那里，治疗的毫无效果、遗传的意义、极端情况下疾病的绝对摧毁，这一切都让人想到一种不可战胜的基本进程，类似于一种器质性疾病（尽管始终是心理学的、功能性的）。通过生命力的障碍，这样的表达措辞把这种印象固定下来，看起来并非不合理。所有对于强迫显现的心理学理解，都没有理解强迫本身，没有理解"压倒一切的强力"，应该用"生成抑制"的论点切中"压倒一切的强力"。然而，这种抑制的意义是如此多样（从外意识的生命力过程，到时间体验；从一种内心无法当下呈现的过程，到一种心理学的直观状态），其外意识的本质是如此含糊不定（尽管这种本质被称为"生物学"，但生物学研究进路却无法通达这种本质），如此非直观，以至于最终只是谜一般的整体（这种整体就是生命本身，通过任何途径都无法认识，因为它绝对不能成为一个可明确把握的对象）。

3. 人们无法提供特定种类的生成障碍的经验证据。生成障碍理应显现在直接的体验中，尤其是时间体验中。一旦有经验上可检验的立场，反驳就是可能的（例如，克洛斯所说的内源性抑郁中的时间体验）。

4. 用理解的方式从基本障碍出发推导出病理显现，是有问题的，因为这样的推导可以是多种多样的，甚至可以任意为之。强迫过程、妄

---

* "die vitale Depression"是施奈德创造的术语，特指内源性抑郁症，也有学者译为"生命的消沉"。——译者

想、抑郁心态,都可以通过基本障碍去理解。这应该最直接地体现于时间体验的变异中(时间停滞的体验、无未来的体验、被过去吞噬的体验)。但是,在每个显现综合症中,都可以找到另外一种理解方式,在方法上与葛布萨特尔的理解方式具有同等的合理性。冯·葛布萨特尔这样树立了无构形和强迫显现之形成的合理性:"生成的阻滞能够在原则上被这样经验到,对我们很有意义。因为,生命构形只有在生成的过程中才能完成……本己构形的不能生成与不能现实化,只是同一基本障碍的两个方面。"但是,所谓的"意义"会随着不同的作者与显现复合体的不同把握方式而变化。有时,它是典型适用于若干显现的相同特征;有时,它是具有直观力的观察者用相面术在显现中可见的根基:被设想为基础的东西。有时,这种意义是未曾体验过的、无法体验的,对于从外部进行的观察来说只具有目的论的意义;其他时候,它是一种被体验的意义——强迫症患者在领会与加工基本事件时其心灵中发生的体验意义。有时,意识中的显现是外意识的基本障碍导致的变异的结果(这种推导在外意识中看到了一种生物学的意义);有时,意识中的显现,是原发的、已经意识到的体验障碍(时间体验)的结果,作为更广泛的意识关联的可理解的结果;但这种原发症状并非是真正原发的,因为真正原发的是生命力的基本过程:"思维抑制、意志与情感抑制、妄想与强迫,只是核心障碍的症状,即生成抑制的症状。"(冯·葛布萨特尔)

斯特劳斯的下述思考过程是一个例子:通过跳跃到生命力的生成过程的完全不同维度,一种理解如何变成假理解。[①] 人们在作用能力(Wirkenkönnen)的意识中,预期到人格在未来的可能发展。如果伴随着作用能力的意识、发展的冲动的同时,人们体验到

---

① *Straus:* Mschr. Psychiatr. **68**(1928).

他们无法给流逝的时间提供一种内容,无聊感就产生了;如果没有这样的冲动,就会产生其他的体验,例如,逗留在均匀的时间流逝中(例如在疲劳状态下)享受这种无内容的状态、下班心境(享受自己的平静,将其看作今日与明日忙碌劳作之间的间歇)。另外,在生命史中,过去的体验被未来的事件所照亮、澄明;只有当通向未来的道路敞开时,过去才获得意义;如果未来的体验发生变化,过去也会发生变化。这些以及许多其他的可能性会在正确的理解中显现,这些显现最终植根于作为绝对无条件者的历史严肃性的人之存在。必须从人之实存切入,这些显现才能被照亮、澄明。如果与此相反,这些体验的根基被放置到生命力的生成进程及其障碍中,不可理解的东西的对象性物化中,那么就会出现一种无法澄清、无法理解的东西,生命力取代了实存,实存是不可理解的,但可以被无限地澄明。在理解心理学的道路上(本应由实存之澄明来引导),这是思维的致命一跃——突然坠落到一种生物学的层次。这种生物学研究必须遵循经验性的躯体事实构成的方法论。理解心理学与生物学都有存在的必要,但是,对二者的混淆总是会导致一种任意为之的探讨(披着哲学外衣的的非哲学探讨),取代了科学研究的地位。

5. 有时,这种构造思想也许会促进患者的自我理解。构造思想会把患者引领到哲学意识的道路上。但患者不会真正进行哲学思考,而是会被引诱到一种伪认识。我们也许会问:我们为什么而活? 我们为什么还活着? 如果所有的经验和一贯的思想必须把世界此在树立为对理智而言是违背目的的、无意义的、绝不正确的,这种洞见的真理在实践中表现为自杀,那么,什么才能让我们有可能活下去呢? 于是,我可以通过哲学信仰或启示信仰的开展来回答,或者我可以说,因为与所有理智相悖的生命的生成进程催逼人活下去。彼岸的是神圣,此岸的是生命力(或者用陀思妥耶夫斯基的话来说,是卡拉马佐夫式的卑鄙下流);疾病源于彼岸的神隐藏起来了或消失不见了,此岸的生命力生成的无忧无虑受到了扰乱。但是,这两种领会都没有心理病理学认识的痕迹。认识总是要寻找特定的现象与特定的关联,能够证实或反驳其论断。然而,在这些理解方式(理解突变为异质的、不可理解的东西,神或生命力的生成)当中是没有认识的。如果把关于如是存在的一种知识冒充为认识,那么真正的哲学也将不复存在。

**d) 对上述理论的比较。**最后,我们来回顾、比较一下上述所有的理论构造。

韦尼克的理论从"外部"、从脑出发,与此相反,弗洛伊德的理论从"内部"、从可理解的心灵出发。他们两人都看到了一个事实的领域,都把有限适用的东西普遍化地推广到心理病理学及心理学的整体当中,都终结于抽象的构造。虽然他们理论的内容与旨趣截然相反,韦尼克要寻找绝对不可理解的东西,脑部过程造成的结果,与他相反,弗洛伊德想要完全由内心出发去理解几乎所有的心灵障碍,但他们思维方式的精神结构是相似的。两人是对立的,但却处于同一层面上,并且具有类似的思想局限与束缚。两人的理论同时共存于一位精神病学家的头脑里,是可以理解的、且已经发生的事(例如,在格劳斯那里;韦尼克与弗洛伊德都是迈内特的学生)。这些理论与历史上响当当的学者姓名关联在一起。似乎研究者的重要地位与理论的创造力有关。但在这些人的认识成果中,从一开始就有啃咬理论大厦的蛀虫——某种破坏性与瘫痪性的因素、一种荒谬与不人道的精神。

新近在构造-发生学方面的努力则是另一番情形。他们没有明确设计创立一套总体理论,与先前两种理论的狂热倾向相反,他们抱有一种温和的态度,发挥的作用有时像一种人道的意义赋予或亲切的游戏——有时可能也为患者的利益着想,能让患者的自我理解在这条道路上找到立足点,或者以博爱-怀疑的态度容许那些具有一种意义特征的观点:解释有益于宽慰人心,但解释无非只是解释。

所有理论在构形上不仅仅是理论,而通过构形,理论变成了研究者对心灵生命的整体领会的筹划设计。我们在方法论上明确称之为理论的东西,处处都必须事先与实际的研究结果以及世界观的思想划清界线。

## §3. 对一般理论思想的批判

**a) 自然科学理论的蓝本。**理论思想的蓝本是物理、化学、生物学的理论。人们在这些理论中(但在生物学理论里已经很受限制)构想出作为显现基础的东西(原子、电子、波等),它们具有量化属性,人们由此出发,前后一致地推导出现实中可通过测量实验被证实或反驳的结果。于是,理论与事实发现之间发生了持续不断的交互作用。自然科学的理论富有成效,因为它们指明了通往新的事实的道路;这些理论始终主导一切,因为所有的事实都遵循这些理论。如果某些事实不符合理论,研究就由此着手探究其原因。理论的意义不在于解释与描述已知的东西,而在于让人发现新东西。自然科学理论的巨大成就启发了所有的科学。因此,心理学与心理病理学中也开始构建理论。心理学与心理病理学的理论完全没有取得重大成果的原因在于,它们本质上不同于自然科学的理论。首先,这种差异可见于证实与证伪的方式。在心理病理学中,理论乃是构思,人们在其中编排已知事实,寻找与之相适合的事实,为将来可能发现的事实构成腾出空间,但人们完全没有使用系统方法去通观所有事实,并持续不断地寻找反例。这是一个与理论类似情况下的编组归类,理论不是研究的工具。其次,这些理论不是一个搭建在另一个之上，没有显示出变化，没有在变化中变得更为统一与接近事实。理论逐渐发展扩充，然后作为整体被遗忘。再次，很多理论互不一致、彼此没有关联。

因此人们会说，心理病理学中不像自然科学那样有真正的理论。所谓的"理论"失灵了，形式上是关于臆想存在的欺骗性的推测，其形式源于自然科学理论，但通常没有逻辑上清晰的方法。

**b) 理论思维的精神。**尽管理论之间有很大的差异，但所有的理论都有一种共同的精神，并且不同于真正的自然科学理论。理论思维有一种本己的氛围，充满了一定要把握心灵现实的本真之处与心理现实整体的热情。由于表象的特殊内容所意指的是总体，研究者在表象的特殊内容当中意识到的东西，多于它们实际上能够表达出来的东西，即表象图景中所传达的一种现实原初体验。因此，影响理论思想家的是如下愿景：无机物及其规律，生命及其动力学运动的形态构造，体验及其充实，纯粹形式及其无时间性。从这些基本经验的每一类当中，形成了这种思维直观方式中的一种求知意愿的心境。人们将躯体学理论称为物质主义（Materialismus）与生物主义，将心理学理论称为心理主义，将逻辑理论称为唯心主义，对之进行分类的是思维产物的内容，而不是这里表明的基本经验与驱动力、心境与世界观立场（因此，理论通常与一种强烈情感相结合，如果缺乏这种强烈情感，理论思想产物很快就会变得空洞、无聊）。

理论习惯于要求掌控整体。理论家具有如下的本能意识：最终一定要以某种方式从根基上认识事实本身，一举把握整体。但换取这样的满足感需要付出高昂代价。他们的观点不可避免地会固定下来，尽管形式上还富于变化；他们强行推广自己的理论；通过自己理论的"眼镜"去看待一切，也许把一些东西看得特别清晰透彻，但有更多的东西是看不见的。如果这些人是生气勃勃的理论家，而不只是游戏般的建构设计者,他们就会有固定的理念。他们富有吸引力,因为他们极深刻的认识洋溢着激情,更因为他们似乎使用了相对简单的思维方法直抵实事的本质。他们富有诱惑力,因为他们通常也满足了形而上学的需求。人们对理论兴致勃勃,就像着魔于一种人们意图把握的自在存在一样。因此,理论的内容与世界观及其时代精神密切相关。

在理论建构的历史起源中,开端期通常硕果累累。对整体的预先直觉,为观察开启了新的空间,仿佛同时创造了新的领会官能。但后来,恰恰是这种理论自以为已经在业已完成的设计中把握住了真正实在的、基础性的存在,由此打断了理论初创期的硕果累累。这是理论发展的根本错觉,开始时全面看见了整体,后来却把自己锁进理性产物的外壳里。开始时与现实相连相通的热情,变成了认识的狂热(发展为教条后就是错误的)。产生这场错觉的危机的根源在于,对新的可见事实的占有转变为主观臆测的认知,由此发展为新的盲目——盲目套用理论、盲目归类。体验过起源热情的理论家们拒绝人们对其真理性的怀疑。但是,理论家们不是从起源出发,而是用僵化理论的空洞运作进行斗争,或者,从关于真正实在的一种知识的普遍要求出发去反对他们所摒弃的真正经验知识的前基础性。对于第一真理的陶醉使人们执着于理论的无休止的理性运作。

历史经验是富有教益的,而它告诉我们,所有为理论兴趣所支配的心理病理学,很快也会变成教条,然后不再富有成效。只有一门对现实的多样性、主观观点与客观事实构成的丰富性、方法的多样性以及每种认知倾向的特征具有无法抑制的兴趣的心理病理学,才适合承担它作为专业科学的任务。这种心理病理学拒绝如下的理论思维方式——"这种思维方式展现出少数到处重复出现的生物学基本机制,大量令人困惑的、丰富的现实生命可以还原为这些生物学基本机制"。这种心理病理学想要在一个主观臆想已经认清的理论世界面前捍卫其自由,想要离开上述理论世界,不断返回到现实的完全当下性中(这种心理病理学想要阻止人的敞开状态被研究者的理性存在知识所掠夺,并且实存是心理病理学的边界,而非心理病理学的研究对象)。这种心理病理学在所有理论中都觉察到了危险:理论会偏离不带成见的经验,通往一个狭窄领域,这个狭窄领域里充斥着僵化的概念、模式化的领会,理论家总是在有了新发现后验明自己通过理论早已知道会有这样的新发现。我们必须明白理论的意义与魅力,同样也要明白理论的贫乏与廉价。

**c) 理论的原则性错误。** 理论思想总会走向错误。人们倾向于把可思性(可能性)当作现实性;把不可证实性(任意性)与可证实性(可判定性)相混淆;把在比喻中设想出来的基础立刻当作对现实的直观。我们仅突出强调一些经常发生的错误。

**1. 绝对化。** 心理学理论的方法论考察的结论是:一种"正确的"理论是不可能的。没有理论可以掌控整体。每种自以为认识本真的基本事件的理论,都源于一种特殊认识、一个特殊视角、一些特殊范畴的绝对化。特殊不应被当作整体,而这是一个特别简单的方法洞见。显然,我们要把绝对化揭示出来,由此摆脱思维给自己套上的枷锁。但一直令人惊讶的是,我们很大程度上总是一再倾向于绝对化,而又注意不到自己正在绝对化。

**2. 错误的认同。** 很多理论表象适用于一个有限的领域,仅当人们用其来说明所有的心灵事件时才是错误的,还有另外一些理论在原则上就已经是错误的。在一个地方是直接和清晰地已知的某个东西(脑和另一方面是可理解的关联),被假设为心灵生命的唯一实在。这类理论可分为两组:1. 对脑的解剖被改造为幻想式的、毫无教益的与心灵平行的过程建构。2. 可理解的关联被解释为外意识的"规律"、因果关联,并由此形成了理论。韦尼克与弗洛伊德的思想建构都犯了原则性的错误。

**3. 混杂**。一位研究者创立理论时，习惯于把若干理论表象结合在一起，把这些理论表象与现实的观察、可理解的可能性、理想类型的设计全部融合为一体，以至于需要对其作为整体的理论工作进行一种方法论的分析。如果人们清晰地把不同的方法元素整合在一起，那么就不会犯错误。但如果人们糊里糊涂地把一种方法元素与另一种方法元素混杂在一起，就总会发生从一种方法元素向另一种方法元素的转化，异质元素的混杂是无法克服的错误的根源。主观体验现象、客观事实构成、因果关系的可确认性、可理解的关联在基础理论中毫无章法地混杂在一起，意识中的直接给予物与外意识基础融汇为一体，导致一种错误的混乱，最后，一切都是真实的，一切都是可能的，一切都是错误的，一切都是模糊的。

**d) 理论表象在心理病理学中的不可避免性**。领会心理现实时，人们不可避免地会额外想到外意识的基础。如果这种外意识的基础不是一种可在直接经验中把握的生物学对象，那它就是理论。就此而言，心理病理学中的理论表象是无可避免的。因此，我们在几乎所有章节中，都在没有意识到理论表象的情况下触及了理论表象。在理论思维中，有一个本己独立的心理学概念的领域。人们必须从一个回避不了的视角出发，去把握这些心理学概念。因此在本章中，这些心理学概念是我们特别强调的对象。

先是按照理论所使用的图式表象，然后按照已创立一种理论思维方式的原创者们，可以对各种理论进行整理分类。现在，让我们追问理论产生积极意义的方式。理论有其有用性，但我们每每可以指明其运用范围的界限。

1. 理论有助于带来秩序。思想的理论构思，使人们可以统一地领会零散的内容，并进行条理清晰的描述。

2. 理论引导人们提出问题。人们通过理论获得了研究途径：通过一种被设想出来的基础,预先构思出一个可观察的东西。

3. 理论对于因果认识来说是不可或缺的。我们不能在其连续性中、纯粹用心理学视角去领会与把握时间中的心理现实的先后序列。处处都缺少中间环节。我们力图通过躯体研究去填充这些缺失的中间环节。但缺口会重新出现。因此,因果认识会催逼出理论,以便通过一种基础的东西去领会事件的连续性。但心理病理学中的理论建构一直是分散的、特殊的、专门的。理论不是全面的、总体的。这始终是所有心理病理学的因果认识的特点。

4. 特定的理论表象与特定的研究领域具有亲合力。当人们在这些领域中思考因果关系时,相应的理论表象总会出现。因此,关于元素与联结、联想机制、行为与格式塔效应的理论,属于实验机能心理学的领域。从理解心理学中发展出解离、外意识机制、移置等的理念。

5. 根本问题是:一种心灵整体的理论是必需的吗? 回答是否定的。因为所有在心理病理学中表明其意义的理论,都是为了说明有限的事实构成可以使用的表象。这里,理论仅仅由于其可用性、而非由于其所思的可能的实在性获得其合法性。根本无法回答下面这个问题:作为关于显现之基础的思想的理论,是否多多少少接近了"实在"、"本真"? 在每种情况下,理论只涉及一个特殊的方面,从不涉及心灵整体。没有通用的心灵理论,而只有人之存在的一种哲学。因此,人们总是一再提出下列问题:理论在所有情况下都是一个错误吗? 难道任意多样的理论表象不都只是各种描述与整理某些现象的方式吗?

**e) 对待理论的方法论态度。**鉴于理论是不可避免的、成问题的,明确表达对待理论的方法论态度终归是有益的。

1. 人们必须在其原则与可能性中去认识理论思想,这样才能在有界限的领域中去利用理论思想的成果,整体上统揽、掌握理论思想,但又不能沉溺于理论,也不能相信理论,不要认为理论真能切中存在本身。每种理论思想在其领域内都有适用时机,但任何一种理论、所有理论之整体都不值得人们为之抛洒一腔热情,以为沿着理论道路就能逼近人的深处。

2. 每当人们追随理论思想时,必须要理解适时停止追随理论,从理论中后撤,而仅在理论的成型过程中、在可能丰富经验的情况下追随理论。人们应该相信在理论解释中出现的反感:理论创立者不是亲自经验,而是对已知经验以及模糊不定的普遍经验做出无穷无尽、一再重复和组合性的解释。

3. 人们应该对经验边界上模糊不定的理论表象常怀知足之心:这些表象放弃扩大其范围,局限于断定,我们无可避免地必须额外考虑外意识基础(对于外意识基础的研究无法直接进行,而只能通过找出其中的因果关系才能成功)。这里,人们致力于尽可能地选择中性的表达,例如"外意识机制"、"转化"、"切换"等。这些理论思想不再有独立的意义,而单纯只是确认边界,单纯只是限制现有认识的意义与适用范围。

4. 全部的文献都掺杂了理论表象,并在一定程度上受理论表象的支配。尽管理论表象的适用性是有限的,但是理论思想经常会过分蔓延开,整体上就像一株攀缘植物那样过度滋长、强占地盘,扼杀了现实的洞见、鲜活的直观与认识的进步。明了理论思想的本质与趋向,要求清晰领会、区分辨明全部的精神病学文献的清晰资料。出于相同的理由,我们必须完整、充分地意识到理论思想,必须在理论思想每次出现时都能立刻重新识别出它。研究者的精神态度可分为两种:一种是臣服于理论、不知不觉中让理论束缚自己;另一种是了解理论且有意识地运用理论,但当理论越出了它作为一种方法论工具的相对有效性的范围时,便对其漠然视之。